AF340274

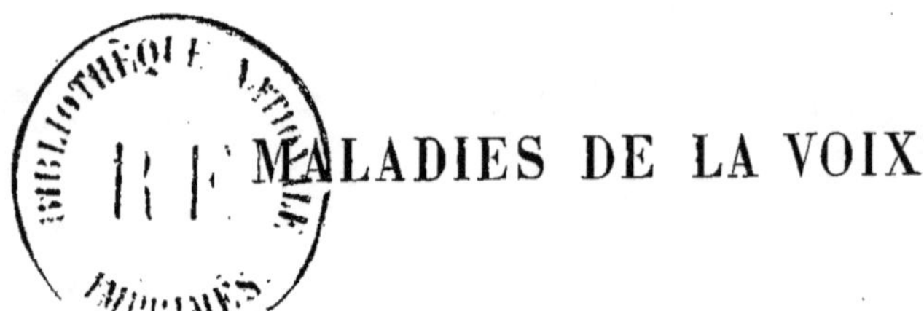

MALADIES DE LA VOIX

Maladies de la Voix

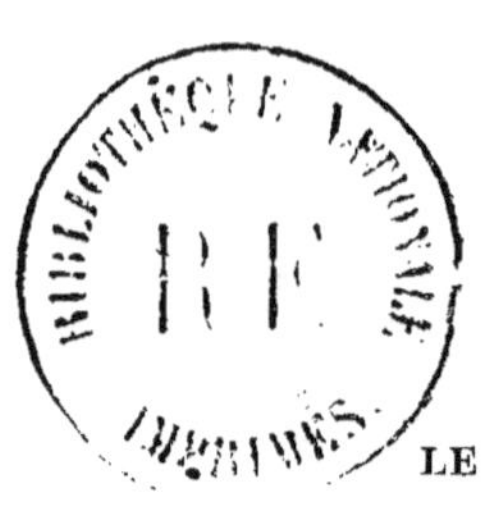

PAR

LE DR André CASTEX

Chargé du cours de laryngologie à la Faculté de médecine de Paris
Médecin-adjoint
à l'Institution nationale des sourds-muets de Paris.

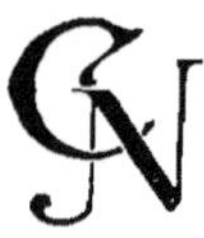

PARIS

C. NAUD, ÉDITEUR

3, RUE RACINE, 3

—

1902

INTRODUCTION

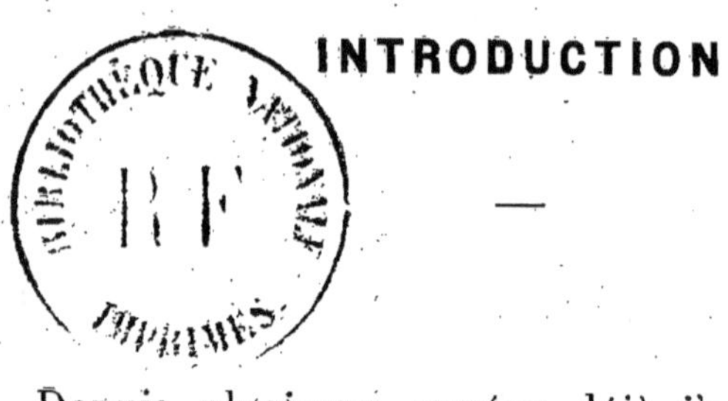

—

Depuis plusieurs années déjà j'avais l'intention
d'écrire ce livre, car je ne crois pas que notre rôle
doive se limiter au maniement du laryngoscope.

S'adonner au larynx, c'est se mettre en face des
multiples et diverses questions qui se rattachent à
cet organe délicat. Un premier ouvrage sur « l'Hygiène de la voix parlée et chantée » qui a paru en
1894, dans l'Encyclopédie de M. Léauté (de l'Insti-
tut) (1), m'a été dicté par cette idée ; j'espère, avec
celui-ci, pénétrer plus encore au vif de la question.

Comme d'autres travaux plus urgents m'empê-
chaient jusqu'alors de classer et d'exposer tout au
long les divers documents que j'avais recueillis
durant plusieurs années consécutives et à des sources très diverses, j'en ai donné quelques fragments,
en 1897, dans une communication au XIIᵉ Congrès
international de médecine, à Moscou, sous ce même
titre « *Maladies de la Voix* ». Ce ne fut d'ailleurs

---

(1) Castex. Hygiène de la voix. (Masson, Gauthier-Villars et fils, 1894.)

qu'une tentative pour savoir ce qu'on penserait d'une étude sur ce sujet et sous ce titre. Après cet essai, j'ai cru comprendre que ces travaux, réunis dans le livre que je publie aujourd'hui, pourraient rencontrer quelque faveur.

Il arrive souvent que nous sommes consultés par des professionnels de la voix : avocats, magistrats, professeurs, prédicateurs, artistes lyriques ou dramatiques, venant nous dire que leur voix ne fonctionne plus à leur gré et nous demandant un diagnostic avec un traitement. L'examen du larynx et de l'ensemble de l'appareil vocal, fosses nasales, pharynx, trachée, bronches, poumons, ne nous révèle en ces cas que des lésions minimes et même quelquefois rien.

Les divers troubles qu'accusent ces malades ne sont guère inscrits dans la pathologie connue. « Docteur, diront-ils, il me vient des crampes dans la gorge », ou « mon médium est déséquilibré », ou « je manque mon passage », ou encore « je n'ai plus de demi-teinte », etc. Une bonne instruction musicale ne suffit pas toujours à faire comprendre exactement ce dont se plaint l'artiste. L'art du chant n'emploie pas, jusqu'à présent, des termes techniques d'une signification acceptée par tous. C'est une difficulté pour le laryngologiste. Dans la conversation avec son client, quelque confusion risque toujours de se glisser. Que deux chanteurs lui parlent, l'un après l'autre, de leurs registres, médiums, passages ; ils n'auront peut-être pas parlé des mêmes particularités vocales. J'ai cherché à débrouiller cette confusion, résultat de la diversité des écoles.

En m'aidant d'études personnelles, de renseignements puisés auprès des maîtres les plus experts, de questions précises et variées aux malades qui me consultaient, j'ai pu arranger, pour mon usage personnel, une technique d'examen spécial qui sera exposée dans le cours de cet ouvrage (1) et qui permet d'aller au diagnostic sans plus d'erreur que les autres méthodes usitées en médecine.

Mais, pourrait-on me dire, pourquoi « maladies de la voix » et non pas « maladies du larynx » ?

Je répondrai que ce sont choses bien différentes, puisque tel trouble vocal aura sa cause dans les fosses nasales ou dans les poumons, voire même dans la santé générale, tandis que le larynx restera indemne. Il y a maladie de la voix lorsque l'altération de la fonction est de beaucoup le symptôme dominant, celui pour lequel le spécialiste est consulté. S'agit-il, au contraire, d'une affection véritable du larynx : cancer, tuberculose, etc., ce sont les autres troubles qui importent : douleurs, oppression, etc. La question *voix* devient en ce cas négligeable.

Par contre, une voix excellente peut aller de pair avec un larynx en mauvais état. J'ai vu des cordes épaissies, rouges, présentant enfin tous les caractères de la cordite, chez des artistes dont la voix n'avait aucun trouble. Le Pr Krause (de Berlin) et d'autres avec lui ont fait la même observation. Ce distingué professeur dit avoir soigné un jeune ténor dont les cordes étaient transformées en deux bourrelets rouges charnus. Un traitement énergique n'amena aucun changement et pourtant la voix était

---

(1) Voir p. 234.

« *douce, insinuante* ». C'est que par le talent on arrive à triompher de difficultés qui pourraient passer pour insurmontables.

S'il était nécessaire de justifier plus encore le titre de mon livre qui accouple le terme *maladie* au nom d'une fonction, j'ajouterais que le sujet l'exigeait. Ne dit-on pas : « maladies mentales », au lieu de maladies du cerveau ? et n'a-t-on pas écrit sur les « maladies de la volonté » (1), sur la « pathologie de la volonté » (2) des pages dont le titre fait autorité ?

Les observations publiées jusqu'ici sur les maladies de la voix l'ont été sous les noms de dysphonies, asynergie vocale, mogiphonie, dyslalies.

Mon but est de mettre mieux à même de guérir ces maladies, en exposant ce que j'ai vu. Ces affections sont déjà très préjudiciables aux professionnels de la parole qui sentent leur voix s'éteindre ou ne peuvent s'en servir sans une grande fatigue locale et générale. Berryer, dit-on, n'avait de préoccupation que pour sa voix. Peu lui importaient les difficultés de la plaidoirie, pourvu que son larynx fonctionnât sans défaillance. Combien plus déplorables encore les maladies vocales, lorsqu'elles frappent des artistes au début ou dans le cours de leur carrière. Elles ne sont pas déjà si nombreuses, les années qui leur sont données pour réaliser leurs espérances. Si le mal les atteint, ce ne seront plus qu'engagements résiliés ; outre que n'étant plus sûrs de leur voix, ils deviendront timorés et ne sauront

---

(1) Ch. RIBOT. Maladies de la volonté, 15e édition (Alcan et Cie, Paris, 1901).

(2) J. DALLEMAGNE, professeur de médecine légale à l'Université de Bruxelles. *Encyclopédie des aide-mémoire.*

plus mettre en valeur les ressources que leur organe conserve encore. Combien de voix meurent jeunes, faute de soins. Il faut bien dire que la responsabilité n'en revient pas ordinairement au médecin.

Le chanteur ne se soigne pas toujours comme il importerait. Ne parlons pas de son hygiène générale, défectueuse malgré lui. Mais si du moins, quand les tristes jours d'une maladie vocale sont venus, il se traitait avec discernement et persévérance, s'il renonçait aux empiriques et ne courait pas de l'un à l'autre, au hasard de ses tournées, sans attendre l'effet d'un traitement commencé! Débrouiller son cas n'est pas toujours facile, malgré le savoir, le zèle et la réflexion qu'on y peut apporter. Ceux-là seuls m'ont instruit qui m'ont permis de suivre toute l'évolution de leur maladie par des examens réitérés et alors même que la santé était définitivement reconquise.

Au reste c'est le diagnostic d'une maladie de la voix qui est difficultueux; le traitement qui en découle est simple et facile. A de rares exceptions près, je crois pouvoir déclarer que l'artiste qui se soignera bien, et assez longtemps, guérira.

Tout laryngologiste a pu être témoin du découragement qui envahit chanteurs et cantatrices surtout, lorsque leur voix périclite. Rien ne leur tenait plus au cœur et rien ne leur paraît plus heureux que de la recouvrer. N'ai-je pas entendu des femmes me dire : « Entre mes enfants et ma voix, vraiment je crois que j'hésiterais ! » Qu'on en sourie chez l'amateur, soit, mais non pas chez l'artiste, quand la passion de l'art, ou simplement le pain quotidien sont en question.

J'entrevois bien des lacunes, des casiers vides, des chapitres d'attente, bien des explications à reviser dans ce livre. Je n'ai pourtant pas hésité à l'écrire, l'expérience écrite étant toujours plus sûre et servant bien à séparer ce qui est acquis de ce qui reste encore à élucider.

La cause d'une maladie vocale doit être cherchée non seulement dans le larynx, partie essentielle de l'appareil, mais encore dans la poitrine (soufflerie), dans le pharynx et dans le nez (résonateurs) et même dans l'appareil auditif et la santé générale.

Pour composer les divers types de *phonopathies*, j'ai eu recours à la méthode usuelle en médecine. Depuis plusieurs années, j'ai pris l'observation de tous mes malades, inscrivant d'abord ce qu'ils me disaient, les entendant parler ou chanter, notant les remarques des professeurs de chant et assistant à la leçon si le cas le comportait, puis je notais l'examen physique, pour arriver à mettre en regard le trouble vocal avec la lésion correspondante.

Certains professeurs se sont fait une spécialité d'entreprendre les voix avariées par le surmenage ou le malmenage : c'est chez eux comme un hôpital des voix ; je me suis très utilement renseigné auprès d'eux.

J'ai commencé mes recherches sans idée préconçue. C'est seulement après les avoir recueillies que je les ai rangées méthodiquement d'après leur importance naturelle.

Je n'ai pas éprouvé la tentation de dévoiler les petites misères. Toutes mes observations sont restées anonymes. Je les ai même déguisées, quand c'était utile, en y changeant quelque trait révélateur mais insignifiant pour les conclusions. Ici, autant qu'ailleurs, le secret médical professionnel doit être gardé, pour des raisons multiples qu'il est superflu de dire. J'ai condensé le plus possible ces observations laissant de côté tout ce qui n'était pas important.

Parmi ces pages sont intercalés divers articles épars que j'ai déjà publiés sur la voix, leur lecture complétant ou commentant cette étude.

Il est telles altérations dont un bon professeur de chant ou d'élocution pourra très bien indiquer les causes. Une méthode rationnelle, dans le chant comme dans la parole, est pour beaucoup dans la conservation d'un appareil vocal, et les données de l'anatomie ou de la physiologie ne sont certes pas à dédaigner pour en déterminer les règles. Un artiste de haute valeur, s'occupant dernièrement du perfectionnement à introduire dans le chant, écrivait : « La physiologie semble devoir nous offrir le remède tant cherché. Il faut aller résolument à elle (1) ».

La *phonologie* est la science de la voix. Elle embrasse toutes les notions relatives à cette fonction et étudie spécialement les phénomènes physiologiques que l'art met en œuvre.

Au siècle dernier, Dodart et Ferrein inaugurèrent les premiers ce genre de recherches. Après eux sont venus Magendie, Savart, Malgaigne, Dequevauviller, Longet, Manuel Garcia, Czermak, Segond, Moura, Battaille, Krishaber, E. Fournié, Morell-Machenzie, Lennox-Browne, Carl Michel, puis enfin

---

(1) Victor MAUREL. Un problème d'art. (Chez Tresse et Stock, éditeurs, Paris.)

Gouguenheim, Poyet, Lermoyez, Curtis (de New-York), Joal (du Mont-Dore), French, le Pr Krause (de Berlin), Botey (de Barcelone), et je pourrais encore ajouter à cette longue liste de noms.

La phonologie ne prétend pas gouverner l'art de la parole et du chant, car à lui seul il appartient d'utiliser, pour le mieux de ses effets, les découvertes de cette science qui révèle surtout son utilité dans le diagnostic des maladies de la voix et dans leur traitement.

On ne trouvera pas dans mon livre ce choix de formules (gargarismes. pulvérisations, etc.) qui figuraient dans les ouvrages du même genre parus antérieurement. Je m'en suis abstenu pour deux motifs : d'abord parce que mes confrères seront mieux à même de composer la formule, sur le vu du cas particulier, puis j'ai craint que les artistes y eussent recours sans connaissance de cause. Ayant l'illusion d'un traitement, ils laisseraient évoluer leur maladie, sans la thérapeutique voulue, jusqu'au jour où il serait trop tard. On n'a pas idée de l'illogisme, de l'absurdité de quelques moyens choisis par les malades eux-mêmes.

Avant d'entreprendre le traitement d'une voix, le spécialiste doit s'assurer que cette voix a existé réellement ou existe encore. On vient nous trouver parce qu'on n'est pas satisfait de sa voix. On subit plusieurs années durant, chez nous ou chez d'autres, cautérisations de la muqueuse nasale, résection des cornets ou d'éperons du nez, galvano-cautérisations du pharynx, électrisations et massages du larynx, saisons aux eaux. Puis on viendra se plaindre que toute cette thérapeutique n'a rien fait. Eh bien, mais s'il s'agit simplement d'une voix finie par l'âge, ou même qui n'a jamais existé ! Le cas peut se produire si un professeur n'a pas été consulté, et de la meilleure foi du monde des personnes demanderont au médecin, qui acceptera de non moins bonne foi, de réparer des moyens vocaux que la nature n'a pas donnés. Faute d'attention, on compromet ainsi le crédit de la thérapeutique laryngée.

L'ordre méthodique m'a obligé de mettre à part les maladies de la voix parlante et de la voix chantante. Je ne saurais pourtant trop engager parleurs et chanteurs à lire les deux parties. Celle qui n'est pas de leur emploi habituel les concerne aussi, car parler et chanter ne sont que les deux modalités d'une fonction unique.

Tout professionnel qui vise à la perfection gagnerait à pratiquer, dans la mesure de ses moyens naturels, la parole et le chant. Je crois bien ne pas me tromper en disant, qu'à intelligence égale, de deux orateurs, celui qui nous prend le plus, sans que nous nous en rendions compte, c'est celui qui a développé, dans tous les registres, son clavier vocal, celui qui a de la musique dans la voix. Je pourrais bien citer des noms. Réciproquement, les maîtres de chant donnent à leurs élèves le conseil de réciter les paroles du morceau avant de les chanter, de mettre de la parole dans le chant; le procédé leur assure une grande action sur l'auditoire.

Aujourd'hui, plus encore qu'autrefois, l'art de la parole et du chant se combinent dans la déclamation lyrique ; les chanteurs aspirent à devenir des tragédiens lyriques.

Il arrive qu'un trouble vocal se montre sur le chant

bien avant d'apparaître sur la parole, et ce serait un moyen de le découvrir que de faire chanter le sujet.

C'est le cas de rappeler ce qu'a écrit Cicéron (L'*Orateur*. Traduction Charpentier, p. 188) à savoir que, s'il ne dépend pas de nous d'avoir une belle voix, il dépend de nous de la cultiver et de la fortifier. « Tractatio atque usus in nobis. » La gymnastique pulmonaire y concourt puissamment. Elle est d'autant moins à dédaigner qu'on a pu dire de l'éloquence de nos jours qu'elle résidait surtout dans les poumons. Est-il besoin de faire ressortir l'importance d'une bonne voix pour un orateur ? Si l'on fait l'éloge d'un avocat, il est bien rare qu'on n'y parle pas de ses moyens vocaux.

Je me borne à transcrire ici l'impression causée par une belle voix.

« Quant à Agar, les masques rigoureux de Racine,
« de Corneille seuls s'appliquaient à sa voix. Oh !
« sa voix ! Pour l'avoir entendue, on l'entend tou-
« jours. On se demande ce qu'était ce clavier d'or-
« gues intérieures, cette musique vivante, ce quel-
« que chose qui fut bien, certes, une voix humaine,
« une sensibilité de muqueuses où fondaient des
« baisers et des larmes, mais qui paraissait quelque
« chose de plus, un alliage d'infini, un tumulte de
« cloches, oui, des cloches de chair, semblait-il. »

D'une manière générale, les phonopathies procè-
dent de la fatigue fonctionnelle, d'où l'importance majeure du repos dans ces sortes de maladies. Il faut bien le reconnaître, les compositeurs écrivent parfois des partitions difficiles pour la voix et ces difficultés, loin de lui servir, l'altèrent. On me permettra cette assertion, si l'on veut bien avoir égard

à mes vingt années d'études personnelles, pratiques et théoriques, appuyées de réflexions fréquentes sur le sujet.

Le traitement à conseiller n'est pas évident toujours. En ce cas ne vaudrait-il pas mieux s'abstenir que de dire, comme dans un cas que je connais : « mariez-vous, ça passera. »

Sans doute il faut de l'hygiène, mais sans exagération. Que deviendrait l'art de dire si on renonçait à l'*action* qui fatigue ?

D'ailleurs, si le sujet est exempt de maladies constitutionnelles, s'il est assez jeune encore et persévérant dans le traitement, il guérira de ses divers troubles vocaux.

L'étude des maladies de la voix me semble d'autant plus opportune que notre époque s'intéresse activement aux divers problèmes qui touchent à la voix humaine. Voici que deux distingués spécialistes, le Dr Natier et M. l'abbé Rousselot, Directeur du laboratoire de phonétique expérimentale au Collège de France, viennent de fonder une Revue où les études de laryngologie, rhinologie et otologie marchent de pair avec d'intéressantes recherches sur cette branche nouvelle des connaissances humaines : la phonétique, qui fait un tout de la physiologie vocale et de la linguistique.

Ce mouvement de recherches se montre si actif que j'ai presque été tenté d'attendre encore pour publier ce livre, mais, même ainsi, aurais-je été certain d'y mettre l'ensemble de ce qui paraîtra sur cette intéressante question ?

Comme je rédigeais les derniers chapitres, mon ami Ricardo Botey (de Barcelone) faisait paraître dans les

Annales des maladies de l'oreille et du larynx (septembre 1899) une étude importante, d'une observation très poussée, sur « Les maladies de la voix chez les chanteurs ». J'y ai vu avec plaisir que, de son côté, il a poursuivi ces recherches depuis le temps où nous en causions longuement avec lui et le Pr Krause, au Congrès de Moscou, en 1897. Son travail abonde en considérations sur la physiologie artistique et les misères de la profession vocale. Je ne pouvais manquer d'y faire des emprunts.

D'autre part les professeurs de chant tendent de plus en plus, pour leur enseignement, à s'éclairer des données de la physiologie et de la laryngologie. Les uns cherchent les meilleurs modes de respiration ; d'autres s'intéressent surtout à la gymnastique respiratoire, jusqu'à étudier l'art de respirer dans tous les actes de la vie. L'un d'eux m'écrivait : « Il est utile que les médecins vulgarisent la gymnastique pulmonaire. Cela manque au Codex. » D'autres encore inscrivent sur leurs programmes : « Leçons de chant ; application des dernières découvertes scientifiques ; l'hygiène pulmonaire par le chant. »

Ils vont jusqu'à écrire : « Les recherches des acousticiens et des physiologistes sont capables de nous apporter de puissantes lumières ». « Je soutiens, écrit Mme Marchesi (1), que les connaissances scientifiques sont indispensables aux professeurs de chant pour pouvoir traiter l'instrument vocal d'une manière naturelle et rationnelle. » Les connaissances anatomo-physiologiques ont au moins cet avantage de faire éviter ce qui est nuisible.

----

(1) Mathilde Marchesi. Méthode de chant théorique et pratique.

Nous ne demandons pas aux artistes d'être des anatomistes consommés, mais qu'ils sachent au moins où sont les cordes vocales, pour ne pas tomber dans l'erreur de l'un d'entre eux qui, persuadé qu'elles étaient « en haut », derrière le voile du palais, renversait sa tête pendant le gargarisme dans l'espoir de les atteindre.

J'ai causé avec des chanteurs qui pensaient que les cordes vocales étaient verticalement disposées et isolées comme celles d'une harpe. On m'a même parlé d'une débutante qui supposait qu'elles étaient transversalement placées dans l'arrière-bouche et que la luette agissait sur elles, comme le marteau d'un piano.

Si le lecteur trouvait parfois dans ces pages des idées différentes des siennes, je puis l'assurer d'avance qu'il s'agirait simplement de divergences de détail, car mon livre est écrit sans ombre de parti pris.

Le travail peut beaucoup pour développer la santé vocale. Chacun de nous n'a-t-il pas connu, chez de jeunes sujets, des voix qui semblaient chétives, et que trois ou quatre ans d'un travail intelligent et soutenu transformaient en voix merveilleuses assurant une brillante carrière. Bien entraîné, l'organe s'affranchira mieux que d'autres des mille petits inconvénients inhérents au fonctionnement professionnel.

Plutarque rapporte dans ses « Vies parallèles des hommes illustres » que Démosthène se rendait sur le rivage de la mer, pour déclamer ses harangues, en plaçant dans sa bouche de petits cailloux, autant pour assouplir son articulation que pour s'habituer au tumulte des assemblées.

Ce livre est divisé en cinq chapitres principaux où j'étudie successivement:

1° L'historique des travaux qui ont paru sur la question.

2° L'anatomie et la physiologie de l'appareil vocal, car ces notions sont indispensables pour se bien rendre compte des maladies de la voix et de leur traitement.

3° Les causes communes aux diverses maladies vocales.

4° Les maladies de la voix parlante.

5° Les maladies de la voix chantante.

Tout ce qui est dans mon livre ne vient pas exclusivement de moi. Pour qu'il répondît à son titre il devait contenir tout ce qui a été dit sur la question, et qui pût intéresser le lecteur.

Je me suis attaché à parler simplement d'anatomie, physiologie et pathologie, avec l'espoir d'introduire plus de précision et d'exactitude dans la phonologie, car c'est par là qu'elle pèche jusqu'ici. On s'en aperçoit bien quand on a à en parler souvent et beaucoup. Ce défaut ne m'a pas permis, à mon grand regret, d'utiliser des observations écrites que je devais à des maîtres de chant ou à leurs élèves et qui auraient pu être des plus profitables. J'ai cherché à appliquer la méthode scientifique sur un domaine peu exploré jusqu'ici. Je ne me défends pas d'avoir écrit ce livre surtout pour les divers professionnels de la voix. Montrer aux orateurs, aux artistes, à quelles maladies particulières est exposé leur appareil vocal, leur prouver qu'il est des moyens rationnels de les guérir, de les rendre à l'euphonie, n'est-ce pas faire œuvre légitime de médecin ? La question des

« maladies de la voix » est tout autre d'ailleurs que celle des malformations et maladies de l'appareil vocal. Celles-ci se trouvent exposées dans mon « Hygiène de la voix ».

Cette question du reste n'est pas uniquement d'ordre médical. Les professeurs de diction ou de chant ont beaucoup à dire sur ce sujet. Du moins me suis-je appliqué à signaler, dans ce volume, l'ensemble des observations que peut faire le laryngologiste, à son point de vue particulier.

En relisant mon manuscrit, pour la dernière fois, j'ai bien vu que je n'étais pas toujours resté dans les limites strictes du titre. Je ne regrette pas ces écarts, car ils se rattachent par quelque côté à mon sujet et l'éclairent davantage. Le nombre des questions qui touchent aux maladies de la voix est très considérable, beaucoup plus même que je ne pensais avant de me mettre à cet ouvrage. Pour ne pas l'allonger outre mesure et pour ne rien négliger cependant de ce qui s'y rattache, j'ai eu soin de mentionner au chapitre « Ouvrages à consulter » les documents que j'étais contraint de ne pas analyser.

Si les lignes qui vont suivre sont utiles à tous ceux qui font profession de la parole ou du chant; si elles contribuent à leur donner la santé de cette merveilleuse fonction, j'aurai réalisé le but dès longtemps caressé.

PREMIÈRE PARTIE

HISTORIQUE

I

Il est difficile de trouver des notions écrites sur les questions qui font l'objet de ce livre. Bien qu'elles aient été étudiées surtout par des Français, nos bibliothèques parisiennes en sont pauvres.

Dans l'antiquité, un des premiers, Lucrèce s'est intéressé à la voix humaine (1). « Souvent la voix blesse le gosier et les cris causent de l'irritation dans la trachée » et plus loin « lorsque les sons ont été chassés du fond de la poitrine, la langue, cette mobile ouvrière de la parole, les articule et l'inflexion des lèvres les modifie de son côté ».

A Rome, les orateurs du Forum connaissaient bien les conditions de la santé vocale. Cicéron nous a laissé dans son livre « L'Orateur » d'importants préceptes sur le fonctionnement de la voix. « Tel est le caractère merveilleux de la voix. Elle a trois tons : l'aigu, le grave et le moyen qui forment toute la puissance, toute la douceur et la variété du chant...

------

(1) Lucrèce. Livre IV. Édition Garnier, p. 193 et 194.

Castex.   2

L'orateur étudiera donc les diverses inflexions de la voix et devra en parcourir tous les degrés, tous les tons, hauts et bas. » (1)

L'empereur Néron, rapporte Suétone, mettait une plaque de métal sur son abdomen quand il s'exerçait à la parole ou au chant, car il avait remarqué que sa voix devenait ainsi plus sonore. Il y avait à Rome trois genres de professeurs distincts pour l'entraînement des voix : les *vociferarii,* qui faisaient travailler l'intensité et l'étendue, les *vocales,* qui donnaient la souplesse, les *phonasci* enfin, qui lui assuraient ses divers ornements.

Dans son « Institution oratoire », Quintilien a laissé des considérations sur le fonctionnement de la voix.

Les acteurs de l'antiquité parlaient sous le masque. Je me suis demandé si ces masques n'avaient pas, outre leur effet scénique, le but pratique de favoriser la voix. J'ai institué dans ce but quelques expériences qui ont été publiées en 1897 (2). Il en résulte que : 1° pour l'auditeur, la voix porte mieux, gagne en netteté et en qualités diverses ; 2° pour l'artiste, elle semble aller plus aisément devant lui, tout en sonnant nettement à ses oreilles.

Mon savant confrère, le Dr Moura (3), nous a fait connaître les importants progrès du chant sous les règnes de Pépin le Bref et de Charlemagne.

En l'an 754, Pépin ayant délivré le pape Étienne II, assiégé dans Rome par Astolphe, roi des Lombards,

---

(1) Cicéron. L'orateur. Traduction Charpentier, p. 188.

(2) Castex. Effets du masque antique sur la voix (Journal : *La Voix,* janvier 1897).

(3) Moura. Voix et registres. Lecture à l'*Académie de médecine,* 6 novembre 1888.

reçut, en signe de reconnaissance, deux chantres de la chapelle pontificale pour instruire ceux de l'abbaye de Saint-Médard en Soissonnais.

Quelques années plus tard, Charlemagne était à Rome. Ses chantres ordinaires qu'il avait amenés se prirent de querelle avec leurs collègues romains qui leur reprochaient d'altérer le chant grégorien. La discussion fut portée devant l'empereur qui répondit : « Quelle est l'eau la plus pure ? Celle des sources vives ou celle des rigoles qui en découlent. » C'était donner raison aux chantres du pape. Deux nouveaux maîtres de chant furent cédés à Charlemagne par Adrien Ier. Ils avaient nom : Théodore et Benoît, et fondèrent à Metz une école de chant où se formèrent les premiers maîtres de l'art français.

Les chantres et les enfants de ces maîtrises primitives vivaient en commun sous la direction d'un chef intitulé Préchantre. « Châtiez les enfants, disait Gerson, qu'ils s'habituent à être sobres. A ce prix, ils conserveront leur voix. »

Au moyen-âge, les chantres utilisaient les voix de poitrine et de tête. Il semblerait même, d'après le Traité de Marchetto de Padoue, que déjà ils considéraient comme une des plus grandes habiletés du chant de passer de la voix de poitrine à la voix de tête et réciproquement.

L'Espagnol Cerone, dans le *Melopeo,* paru en 1613, exposait les règles de la vocalise, de la prononciation, donnait des conseils pour la tenue du chanteur et pour l'hygiène de la voix. Un grand nombre d'exemplaires de cet ouvrage périrent dans un naufrage du navire qui les transportait de Naples en Espagne.

Dans « l'Art de chanter », paru en France, en 1671.
Bacilly étudiait la voix de fausset chez les Castrati.

Le mot « Registre », d'après le Dr Moura, remonte
au xviie siècle. Dès cette époque on l'employait
comme synonyme de « voix ».

Tosi (de Bologne) nous apprend qu'en 1723 on
enseignait, dans les écoles, d'après la *classification
des registres,* qu'on distinguait en registres de poitrine, de gorge, de tête et de fausset (1).

A partir du xviiie siècle, nous voyons apparaître,
sur la physiologie de la voix, diverses théories dont
une certaine part est acceptable encore.

Dodart étudiait *les causes de la voix de l'homme et
de ses divers tons* (2). « Le son, écrivait-il, a pour
cause les vibrations des lèvres et de la glotte.....
tous les tons viennent de *l'anche* de l'homme, c'est-
à-dire de la glotte... On ne peut comparer la cause
qui met en branle les lèvres de la glotte qu'au vent
impérieux donnant dans le papier entr'ouvert qui
joint un châssis mal collé avec la base d'une fenêtre. »
Cette théorie est connue sous le titre de *Théorie du
châssis bruyant.*

Elle était attaquée en 1741 par Ferrein. Après avoir
expérimenté sur des larynx de cadavres, il concluait :
« J'ai cru trouver dans les lèvres de la glotte dés
cordes capables de trembler comme celles d'une viole.
J'ai regardé l'air comme l'archet et l'effort de la poitrine
comme la main qui fait promener l'archet. » Cette
théorie est bien moins établie que la précédente.

---

(1) Dr Moura. *Congrès international de laryngologie.* Paris, 1889.
(2) Dodart. *Mémoires de l'Académie royale des Sciences,* 1700, 1706,
1707.

Magendie, en 1816, revient, dans ses *Éléments de physiologie*, à la comparaison du larynx humain avec les instruments à anche, et il insiste sur le fait que les cavités sus-laryngiennes modifient leur forme pour se mettre à l'unisson du son laryngien. Il entrevoyait déjà le rôle important des résonateurs, si bien étudié plus tard par Helmholtz.

En 1835, Lehfeldt (1) émet l'idée que les voix de tête et de poitrine diffèrent en ce que, pour la première les bords libres des cordes vibrent seuls, et que pour la deuxième elles vibrent dans tout leur épaisseur.

En 1833, paraît à Paris un ouvrage de Bennati : « Organes de la voix humaine. Étude physiologique et pathologique.» où l'on trouve quelques idées, assez vagues, du reste.

L'Académie des sciences, en 1838, trouvant insuffisantes les diverses théories, mit au concours la question du mécanisme de la voix.

Dequevauviller remporta le prix. Dans son mémoire est relatée cette intéressante expérience : Sur un larynx de plâtre qui ne rendait d'abord aucun son, il enlève les cordes vocales pour les remplacer par des languettes de caoutchouc. Variant la tension de ces languettes avec des poids différents, il obtient des sons variés.

L'invention du laryngoscope par Czermak (de Buda-Pest), a fait faire un grand pas à la solution du problème. Il serait injuste cependant de ne pas dire que déjà Longet et d'autres physiologistes

---

(1) LEHFELDT. De vocis formatione. Berlin, 1835.

avaient vu fonctionner la glotte chez le chien, en amenant au dehors le larynx de l'animal à travers une incision pratiquée sur le devant du cou. Grâce au laryngoscope, nous avons eu les importants travaux de Manuel Garcia, Ch. Bataille, professeur au Conservatoire, Édouard Fournié, Moura, Gouguenheim et Lermoyez.

II

Tandis que les savants s'ingéniaient à expliquer la voix, les artistes donnaient un grand essor à l'art du chant.

A la fin du siècle dernier, les maîtrises étaient très prospères. La voix des enfants y était prudemment entraînée, avant comme après la mue. La puberté franchie, ces jeunes larynx possédaient déjà une éducation vocale très avancée, et plusieurs artistes de grande valeur sont sortis de ces maîtrises, devant leurs succès à l'entraînement précoce qu'ils y avaient subi.

Alors aussi, sous l'impulsion du célèbre maître napolitain Porpora (1686-1767), prit son essor la grande École italienne de chant. Porpora eut pour élèves Cafarelli et Farinelli, Porporino, la Molteni. Ces artistes, pour la plupart, cultivaient avec prédilection la *gymnastique,* la *virtuosité* que les Bouffes italiens portèrent à son plus haut degré.

En même temps brillaient en France Garat (1764-1823), remarquable par le charme de sa voix et qui fut professeur au Conservatoire de Paris dès sa fondation, Manuel Garcia, Rubini. Laruette et Trial, qui

ont laissé leur nom à des emplois définis, inaugurèrent la comédie chantée. C'étaient plutôt des chanteurs sans voix.

Après Garat et le baryton Martin, qui mit en vogue
la voix de tête, se forma l'École française avec Pon-
sard, Damoreau-Cinti, Levasseur, Elleviou, Falcon,
Stolz. Je m'abstiendrai de nommer les grands artistes
encore vivants et si souvent applaudis sur les scènes
les plus illustres.

Le 23 juin 1819, le baron de Gérando avait proposé à
la Société pour l'instruction élémentaire d'introduire
le chant dans les écoles populaires. Des essais com-
paratifs de méthodes furent faits à l'École modèle de
la rue Saint-Jean de Beauvais ; mais ce fut seulement
en 1835 que, sur le rapport d'une commission spéciale
dont faisaient partie Orfila, Cochin, Bouvatier, Périer
et Boulay (de la Meurthe), le conseil municipal vota
à l'unanimité l'enseignement du chant dans les écoles
communales de Paris. Il fut immédiatement introduit
dans trente écoles.

Aujourd'hui, des Conservatoires existent dans la
plupart des grandes villes, non seulement en France
et en Italie, mais en Allemagne, en Angleterre, en
Russie, en Amérique, formant des artistes dans la
langue nationale.

Et cependant, de nos jours, le chant ne semble
pas en voie de prospérité. C'est l'avis de ceux qui
ont qualité pour en parler. Parmi eux je citerai
MM. Faure, Gailhard, Capoul qui voient les causes
de cette infériorité temporaire dans la disparition
d'un grand nombre de maîtrises où les voix étaient
exercées dès l'enfance, dans la composition musicale
actuelle, dans le développement qu'a pris l'intensité

des orchestres, enfin dans l'abandon des études d'agilité et de la méthode vocale italienne (école rossinienne) qui forma de si grands chanteurs. Les directeurs de nos scènes lyriques ne manquent pas d'appeler l'attention sur cet état de choses. Ils ne regrettent pas seulement les maîtrises, mais encore le « pensionnat du Conservatoire » où les élèves pouvaient, à l'abri des petites misères de l'existence, s'adonner entièrement à l'art du chant, dans les meilleures conditions possibles.

On raconte qu'un premier ténor, Sontheim, soutint un procès pour n'avoir pas à sacrifier sa voix dans certains opéras de Wagner. C'était l'époque où le maître renonçait à la représentation de son Tristan et Yseult à Vienne, les artistes ayant déclaré que leurs rôles n'étaient pas chantables.

La remise en honneur du plain chant, selon la tradition grégorienne que poursuit la *Schola Cantorum* de l'Église Saint-Gervais, à Paris, ne pourra que servir utilement au développement des voix.

III

Quelques travaux *récents* sur les altérations de la voix sont encore à citer.

En 1869, Rossbach (1) faisait imprimer à Wurtzbourg une « Physiologie et Pathologie de la voix humaine. »

Mon maître, Krishaber, donnait en 1876, dans les

______

(1) ROSSBACH. Physiologie und Pathologie der Menschlichen Stimme. Würtzburg, 1869.

Annales des maladies de l'oreille et du larynx, un intéressant article sur le « nasillement », trouble que nous aurons à étudier.

Puis c'est, en 1880, le livre important de Colombat fils (de l'Isère) : Traité d'orthophonie, où sont analysés le bégaiement et les vices de la parole avec les procédés du redressement (Paris, Asselin, 1880).

La même année, Thaon (de Nice), lisait au congrès laryngologique de Milan un mémoire sur « L'hystérie et le larynx » où l'aphonie hystérique est particulièrement bien étudiée.

Au Congrès international de Londres (1881), Bayer (de Bruxelles) communiquait une étude de : « L'influence de l'appareil sexuel de la femme sur l'organe vocal et sur la formation de la voix. »

En 1884, c'est Bosworth (de New-York), qui, au Congrès international des sciences médicales, à Copenhague, vient étudier la *Voix dans le Chant* et son *Éducation méthodique*. Il établit que les principes de l'éducation vocale doivent être basés sur les lois de la physiologie, que la découverte du laryngoscope a fait naître un grand nombre de méthodes reposant sur des idées trop étroites, qu'aucune méthode respiratoire n'est rationnelle si elle est exclusive. Il montre que les registres sont jusqu'à un certain point arbitraires, chaque individu ayant son propre registre.

Haudmann, en 1887 (1), donne une étude sur la voix et la parole humaine au point de vue physiologique et psychologique.

-----

(1) HAUDMANN. Die Menschliche Stimme und Sprache in physiologisch-psychologischer Beziehung. Munster, 1887.

Un des premiers, en 1887, Trifiletti (1) étudie la voix eunuchoïde. Un homme de 41 ans avait gardé sa voix infantile, bien que son larynx eût acquis les dimensions normales. La glotte, dans la phonation, présentait un espace triangulaire à base postérieure.

En 1887 encore, Morell-Mackenzie fait paraître son « Hygiène de l'organe de la voix ».

A signaler aussi le livre de G. Nuvoli sur la physiologie, l'hygiène et la pathologie des organes vocaux (1889, L. Vallardi, éditeur, à Milan).

Puis l'étude de G. Leuch sur le mutisme hystérique, qui peut apparaître comme une endémie et qui est d'origine psychique (1790, Münch, Med. Woch. n° 12). G. L. 91, 49s.

En 1891, la ventriloquie attire l'attention de deux laryngologistes allemands : R. Wagner (2) et E. Bleuler (3). Ayant étudié un ventriloque viennois, en photographiant sa cavité buccale, ils ont vu que le mécanisme se produit par le rétrécissement de la cavité buccale (abaissement du voile du palais, soulèvement de la langue) et surtout par le ralentissement de l'expiration.

A la Société de laryngologie de Berlin (20 mai 1892), Rosenberg parle des troubles de la voix et de la parole dans la paralysie agitante.

La même année, nous trouvons dans le *New-York med. Journal* un article intéressant de Bach (4) sur le traitement de l'aphonie hystérique. Comme il s'agit souvent d'une faiblesse dans l'expiration, il cherche

---

(1) Trifiletti. *Archivii italiani di laryngologia*, juillet 1887, p. 129.
(2) R. Wagner. *Münch. med. Woch.*, n° 17, 28 avril 1891.
(3) E. Breuler. *Ibid.*, 26 mai 1891.
(4) Bach. *New-York medical Journal*, 22 octobre 1892.

à rendre la tension à la colonne d'air expirée en faisant appliquer la langue contre les dents supérieures ; ou encore ses malades essayaient de tousser en donnant à la toux le son des diverses voyelles. L'amélioration était rapide.

Le journal *La Voix* a inséré, en 1892 (page 113), un article du Dʳ Hobbs (d'Atlanta), président de la Société américaine de Laryngologie, sur les maladies de la voix, mais il y étudie plutôt l'anatomie pathologique des diverses parties de l'appareil vocal « sans s'occuper de l'étiologie et de la pathologie des formes si variées qui produisent des troubles de la fonction vocale. » Or, c'est bien là ce que je veux étudier dans ce livre.

En février 1892, Collet (de Lyon) insère dans les *Annales des maladies de l'oreille et du larynx*, une intéressante étude sur « le tremblement des cordes vocales et les troubles de la phonation dans la sclérose en plaques ».

Entre temps on trouve signalés des mutismes hystériques. Tel celui qu'ont observé MM. Troisier et Lermoyez (1). Un homme de 36 ans, après de copieuses libations, est pris d'hémiparésie avec hémianesthésie droites et mutisme absolu, de nature hystérique. Ce dernier trouble persista seul. Le malade ne pouvait émettre le moindre son, bien que les mouvements des lèvres et de la langue fussent intacts. Au laryngoscope, les cordes, d'ailleurs normales, restaient en abduction permanente quand le malade voulait donner l'effort phonatoire. La guérison fut obtenue avec

---

(1) Troisier et Lermoyez. *Bulletins et Mémoires de la Société médicale des hôpitaux*, 14 avril et 22 avril 1892.

quelques électrisations extérieures. Ces paralysies phonatoires hystériques sont susceptibles de guérir aussi par suggestion ou par une vive impression morale. Elles avaient été étudiées par G. Ficano au premier Congrès de la Société italienne de laryngologie (Rome, 26, 27 et 28 octobre 1892).

En 1893, à la Société française de laryngologie, M. Poyet appelait l'attention sur les hémorragies à répétition des cordes vocales.

Que d'obscurités seraient éclairées, s'il était possible d'obtenir de bonnes épreuves photographiques du larynx en fonctionnement! Reprenant les premiers essais de Czermak (1860), Musehold (de Berlin) (1) a imaginé, en 1892, un nouvel appareil avec lequel il a obtenu quelques clichés intéressants.

Garel (de Lyon) a perfectionné notablement la laryngo-photographie, comme on a pu s'en rendre compte par les épreuves qu'il a présentées en 1899, à la Société française de laryngologie.

Holbrook Curtis (de New-York), se range au premier rang parmi les laryngologistes qui se sont occupés des troubles de la voix. On lui doit un mémoire sur « les effets des mauvaises méthodes de chant sur la voix. (2) »

En 1893, Paul Garnault nous donne une traduction de l'excellent ouvrage de MM. Lennox Browne et Émile Behnke sur « la voix, le chant et la parole ». Ce livre mérite d'être souvent feuilleté par les phonologistes.

---

(1) A. Musehold. Un nouvel appareil pour la photographie du larynx. *Annales des mal. de l'oreille et du larynx*, 1893, p. 25.

(2) H. Curtis. *Congrès médical Pan-Américain*. Washington, 5, 6, 7, 8 septembre 1893.

Dans la Revue de laryngologie, en 1894 (1ᵉʳ et 15 février, 1ᵉʳ mars), Joal étudiait « les influences des odeurs sur la voix », intéressante question sur laquelle nous aurons à revenir.

Le grand nombre d'ablations des ovaires que les gynécologistes ont pratiquées dans ces dernières années indiquaient des recherches au point de vue de leurs conséquences sur la voix. Moure (1), d'après deux observations personnelles, a constaté que la voix de la femme devenait plus grave, comme enrouée, que le soprano se transformait en mezzo-soprano. Ce serait l'inverse de ce que la castration produit chez l'homme. J'ai pour ma part (2) fait des recherches sur la question. Elles sont consignées plus loin (page 149).

Enfin, au XIIᵉ Congrès international de Moscou, mon distingué confrère le Pʳ Krause (de Berlin), analysait dans un important mémoire « Les maladies de la voix, leurs causes et leur traitement », et tout dernièrement Ricardo Botey (de Barcelone) donnait dans les *Annales des maladies de l'oreille et du larynx* (3) sa contribution personnelle à la question qui m'occupe.

Ces deux derniers travaux représentent ce qui a été écrit de plus précis et de plus étudié sur la question. Je ne pouvais me dispenser de leur emprunter ce qui manquait à mes recherches personnelles.

---

(1) MOURE. *La voix parlée et chantée*, n° 55, p. 217, juillet 1894.
(2) CASTEX. *Société française de laryngologie*, 1896.
(3) R. BOTEY. *Annales des mal. de l'oreille et du larynx*, septembre 1899.

DEUXIÈME PARTIE

ANATOMIE DE L'APPAREIL VOCAL

J'expose ici les dispositions et le fonctionnement des organes vocaux. Ce chapitre tient une large place, parce qu'il m'a paru très important pour rendre plus faciles à comprendre les maladies variées de cet appareil et les moyens d'y remédier. Je tâcherai de décrire le plus simplement possible afin d'être à la portée des lecteurs étrangers à ce genre d'études.

La voix est produite dans un ensemble de cavités superposées qui, en les considérant de bas en haut, se répartissent en trois parties principales :

1re partie (poumons, bronches, trachée).

2e partie (larynx).

3e partie (pharynx, bouche, nez).

POUMONS, BRONCHES, TRACHÉE

Les poumons, au nombre de deux, droit et gauche, sont contenus dans la poitrine et subissent des alternatives de dilatation et de resserrement (*inspiration*

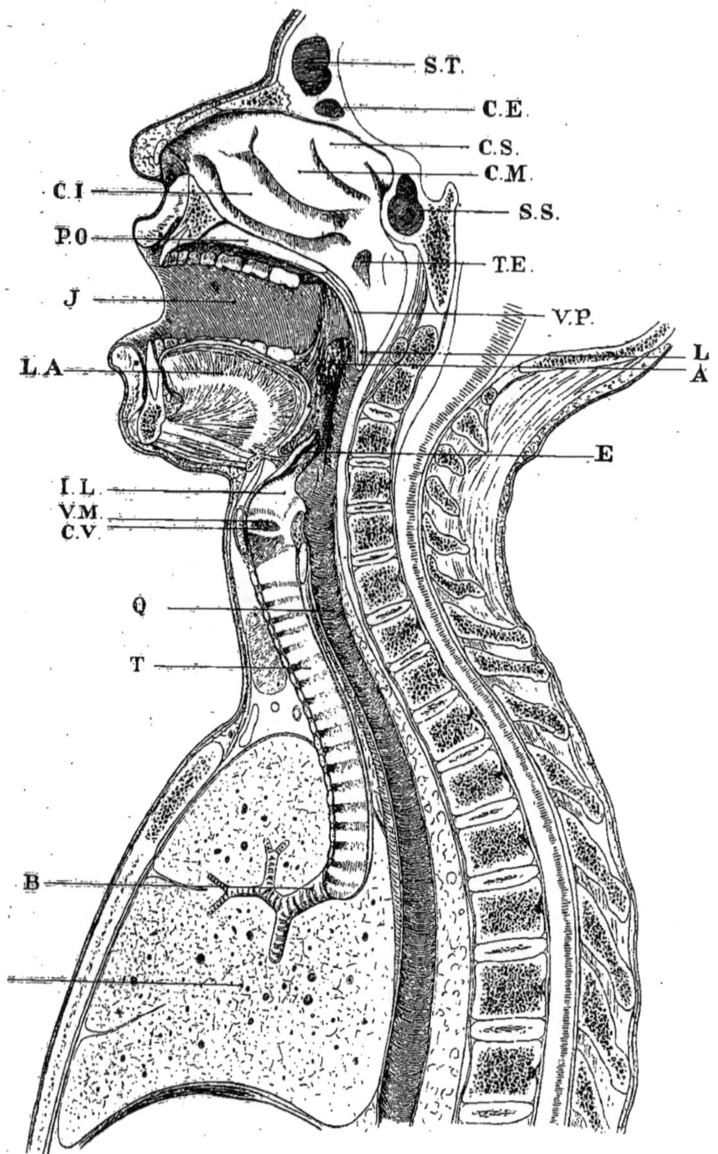

FIG. 1. — Appareil vocal dans l'attitude du chant.

P, poumon. — B, bronche droite. — T, trachée. — O, œsophage. — CV, corde vocale inférieure droite. — VM, ventricule de Morgagni. — IL, intérieur du larynx. — E, épiglotte — LA, langue. — A, amygdale. — L, luette. — VP, voile du palais. — PO, voûte palatine. — J, face interne de la joue. — TE, entrée de la trompe d'Eustache. — CI, cornet inférieur. — CM, cornet moyen. — CS, cornet supérieur. — ST, sinus frontal. — CE, cellule ethnoïdale. — SS, sinus sphénoïdal.

et expiration). Ils sont formés par le groupement d'un grand nombre de petites cavités en culs-de-sac (*vésicules pulmonaires*) où pénètre l'air extérieur afin d'oxygéner le sang qui revient des diverses régions du corps chargé d'acide carbonique. Les vésicules pulmonaires sont appendues à de petits canaux (*canalicules bronchiques*) qui, en se réunissant les uns aux autres comme les racines d'un arbre, forment des canaux plus gros (*petites bronches*). Les petites bronches se fusionnent à leur tour en deux canaux (*grosses bronches*), dont la réunion en un seul tronc forme la *trachée*.

La trachée monte verticalement jusqu'au larynx qui la surmonte à la façon d'un chapiteau. La surface intérieure de ces divers canaux est tapissée par des *cellules à cils vibratiles*, ainsi désignées parce qu'elles sont pourvues d'appendices très ténus analogues à des poils. Ces appendices oscillent de bas en haut pour transporter au dehors les mucosités qui encombreraient les voies respiratoires.

Les poumons sont enfermés dans une sorte de cage osseuse (*thorax ou cage thoracique*) formée, en avant par le *sternum*, en arrière par la *colonne vertébrale*, sur les parties latérales par ses *côtes*. A la base du thorax se trouve le muscle *diaphragme*, cloison molle, en forme de dôme qui, en s'abaissant, augmente la cavité thoracique dans ses trois diamètres, vertical, transversal et antéro-postérieur. A ce moment les poumons s'emplissent d'air, tandis que la masse des intestins est refoulée et fait saillir le ventre, qui se creuse au contraire quand les poumons s'affaissent.

A la fin de l'expiration, le poumon n'a pas entière-

ment chassé l'air de ses vésicules et le peu qui en
reste est nommé air résidual. L'expiration achevée,
tout l'appareil reste un instant au repos. C'est ce troisième temps de la respiration que Del Sarte a appelé
suspension. Pour que le poumon, dans ses mouvements de dilatation et d'affaissement, puisse glisser
facilement contre la surface intérieure du thorax, il
existe tout autour de lui une membrane séreuse, *la
plèvre*, formée de deux feuillets dont les surfaces
juxtaposées sont constamment lubrifiées par une sé-
rosité filante.

LARYNX

Le larynx proémine en avant, sous la peau du cou,
surtout chez l'homme (pomme d'Adam), comme si
la pomme offerte par Ève avait imprimé à la gorge
d'Adam une saillie indélébile dans sa descendance.
Le larynx subit des oscillations très apparentes dans
le sens vertical et peut être déplacé latéralement sans
altération sensible de la voix. Il nous intéresse surtout
par sa conformation intérieure, car c'est dans sa cavité
que la voix se produit d'abord.

Plaçons, sur le sujet vivant, un petit miroir rond
(*miroir laryngien*) au fond de la bouche et au-dessus
du larynx. L'image que nous obtiendrons a des parties périphériques et des parties centrales.

Parmi les premières, on aperçoit sur le haut du miroir la base de la langue avec une accumulation de
tissu glandulaire qui constitue la *quatrième amygdale* ou *amygdale linguale*. Au-dessous *l'épiglotte* qui
a généralement la forme d'un chapeau de gendarme

mais avec des variétés assez nombreuses qui viennent souvent gêner l'inspection de la cavité laryngienne.

Il s'en trouve qui, très aplaties dans le sens transversal, ont quelque peu la forme d'une oreille de la-
pin, ou bien la face antérieure de cet opercule n'est
pas excavée et toute la partie antérieure du larynx

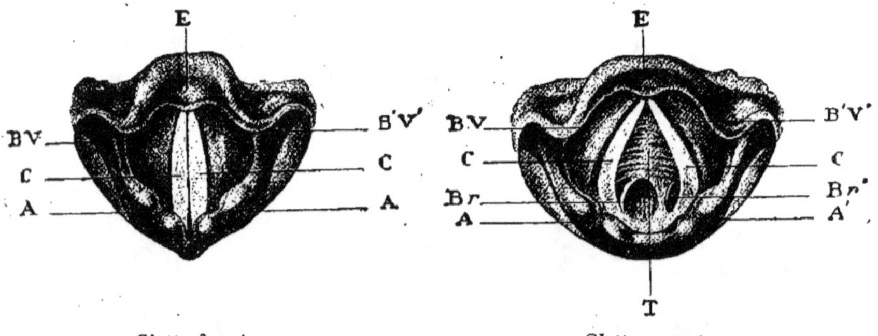

FIG. 2 et 3. — Intérieur du larynx.

BV, bande ventriculaire droite. — B'V', bande ventriculaire gauche. —
C, corde vocale droite. — C', corde vocale gauche. — T, intérieur de la trachée.
— Br, bronche droite. — Br', Bronche gauche. — A, cartilage aryténoïde
droit. — A', cartilage aryténoïde gauche.

reste cachée. L'épiglotte agit comme une soupape
qui se relève quand l'air est chassé de la poitrine et
qui s'abaisse pour protéger le larynx quand les aliments passent de la bouche dans l'œsophage situé en
arrière du larynx. Sur les côtés de l'image sont les
replis aryténo-épiglottiques, ainsi nommés parce
qu'ils se portent à deux petites saillies : les cartilages aryténoïdes.

Les *parties centrales* sont les cordes vocales supérieures (*fausses cordes ou bandes ventriculaires*), saillies
bien reconnaissables à leur coloration rouge. Au-
dessous l'orifice allongé des ventricules de Morgagni.

En dedans les *vraies cordes vocales,* nacrées à l'état naturel, mais toujours un peu congestionnées chez les professionnels de la voix chantée. L'extrémité antérieure des cordes vocales est souvent cachée sous l'épiglotte.

L'espace triangulaire que délimitent les cordes inférieures porte le nom de *glotte*. Au-dessous de la glotte on peut apercevoir des bandelettes jaunâtres circulaires. Ce sont les premiers anneaux de la trachée.

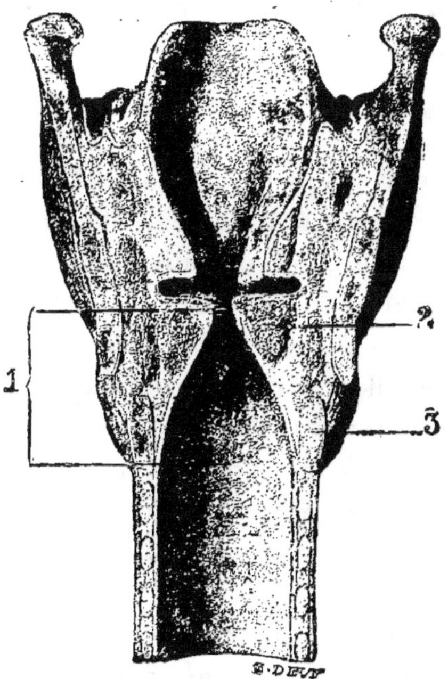

Fig. 4. — Coupe transversale du larynx (segment antérieur).

1, région sous-glottique. — 2, Coupe du muscle thyro-aryténoïdien (dans l'épaisseur de la corde vocale). — 3, coupe du cartilage cricoïde.

Les cordes vocales ne sont donc pas isolées dans le vide comme les cordes d'un violon, ce sont des reliefs en forme de prismes adhérents à la surface intérieure du larynx et vibrant seulement par leur bord interne libre.

Ces cordes sont l'agent essentiel de la voix, car si l'opération de la trachéotomie détourne l'air de son passage à travers la glotte, l'aphonie est inévitable. Entre les deux cordes supérieure et inférieure, de chaque côté s'ouvre une petite cavité, le ventricule de Morgagni.

Dans ces ventricules existe une arrière-cavité, *appendice* ou *diverticule,* bien étudiée par le Pr Fränkel (1), mais signalée antérieurement par Luschka et Gerlach. Si on isole un larynx et si on le fend verticalement sur sa face postérieure, on voit, en écartant les lèvres des ventricules, tout près de leur fusion, en avant, un petit orifice circulaire qui conduit généralement dans un cul-de-sac, mais parfois ce diverticule peut monter jusqu'au bord supérieur du larynx, voire même jusqu'à la base de la langue. Plus rarement encore les deux diverticules convergent et vont se fusionner à la base de la langue établissant une communication entre les deux ventricules. Cet appendice offre la structure adénoïde des amygdales. Ce serait donc une amygdale laryngée et le ventricule aurait une double fonction : résonance et absorption des cellules nuisibles (*phagocytose*), dans un lieu si souvent envahi de parasites nuisibles.

Telle est l'image du larynx dans le miroir d'examen. En réalité cet organe est constitué par divers éléments anatomiques : cartilages, muscles, muqueuse ou revêtement intérieur, vaisseaux et nerfs.

Cartilages du larynx. — Au nombre de quatre, ils sont superposés et attachés les uns aux autres par de petits ligaments fibreux. Il en résulte des articulations qui leur permettent de jouer les uns sur les autres. Ces cartilages sont, en procédant du bas vers le haut de l'organe :

1° Le cartilage *cricoïde* du mot grec χρίχος (anneau),

---

(1) B. FRÄNKEL. *Archiv. für laryngologie,* n° 2, p. 250, 1893.

en forme de bague dont le chaton serait tourné en arrière vers l'œsophage.

2° Le cartilage *thyroïde* (θυρεος, bouclier), comparé souvent à un livre entr'ouvert. Il fait saillie en avant

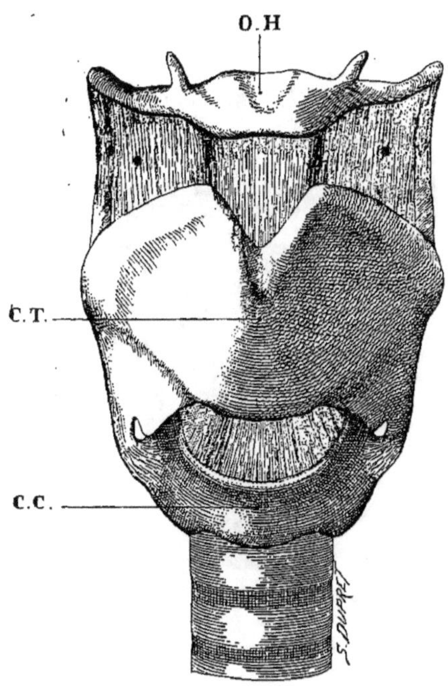

Fig. 5. — Cartilages du larynx (face antérieure).

OH, os hyoïde. — CT, cartilage thyroïde. — CC, cartilage cricoïde.

sous la peau du cou (pomme d'Adam) ; à l'arrière de ses parties latérales il présente, en haut, les *cornes supérieures* qui vont s'attacher immédiatement à l'os hyoïde, et en bas les *cornes inférieures* qui vont s'insérer sur les côtés du cartilage cricoïde. De la sorte les cartilages thyroïde et cricoïde peuvent osciller l'un sur l'autre, et ce mouvement contribue à tendre les cordes vocales par un mécanisme que nous étudierons plus loin.

3° Les cartilages aryténoïdes (αρυταίνα, entonnoir), au nombre de deux, l'un droit et l'autre gauche, sont posés sur le bord supérieur du cricoïde, en arrière. Ils ont la forme d'une pyramide à base triangulaire ou d'un entonnoir. A signaler, sur la partie antérieure de leur base, une sorte d'éperon (*apophyse vocale*) qui donne attache à l'extrémité postérieure de la corde vocale correspondante. Ces deux petits cartilages exécutent des mouvements de pivot qui concourent à fermer et à ouvrir l'orifice glottique compris entre les cordes vocales. Leur rôle est ainsi très important dans le mécanisme de la respiration et de la phonation.

4° *L'épiglotte* (ἐπί, sur, γλῶσσα, langue), ainsi nommée parce qu'elle semble attachée à la langue, au-dessus de laquelle on peut l'apercevoir parfois dans l'examen de l'arrière-bouche. Son rôle est de se rabattre sur l'orifice supérieur du larynx pour en interdire l'accès quand les aliments passent de la bouche dans l'œsophage. L'émission de la voyelle É la relève et permet d'apercevoir la glotte dans le miroir laryngoscopique;

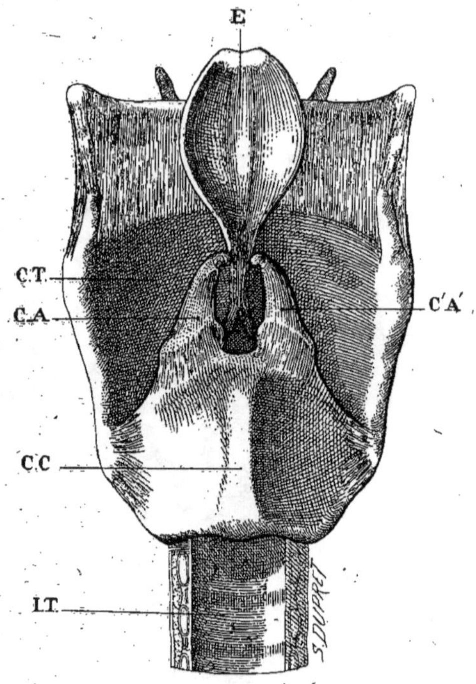

Fɪɢ. 6. — Cartilage du larynx (face postérieure).

E, épiglotte (face postérieure). — CT, cartilage thyroïde. — CA, cartilage aryténoïde gauche. — C'A', cartilage aryténoïde droit. — CC, cartilage cricoïde. — IT, intérieur de la trachée.

5° Je ne ferai que mentionner les petits cartilages de Santorini et Wrisberg placés entre les aryténoïdes, et ceux d'Elsberg, dans l'extrémité antérieure des cordes vocales.

L'ensemble de ce squelette cartilagineux est comme appendu à l'os hyoïde, petit arc osseux situé au-des-

sous de là mâchoire inférieure et qui donne insertion
à la base de la langue.

Muscles du larynx. — Ces divers cartilages sont
mobilisés par de petits muscles disposés autour
d'eux. On nomme muscles, en anatomie, des organes en chair rouge qui, par leur contraction, rapprochent leurs deux extrémités et agissent ainsi sur les

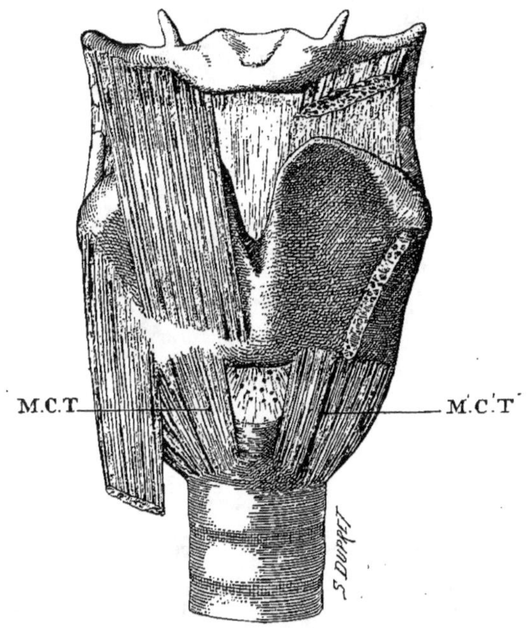

FIG. 7. — Muscles du larynx (face antérieure),
MCT, muscle crico-thyroïdien droit. — M'C'T', muscle crico-thyroïdien
gauche.

pièces osseuses ou cartilagineuses auxquelles ils sont
attachés.

Il serait trop long de décrire ici les muscles du
larynx, je me contenterai de les signaler en indiquant leur siège et leur forme. On les désigne d'après
les cartilages auxquels ils sont insérés ; ce sont :

1° Le *muscle crico-thyroïdien*, à l'extérieur du larynx, étalé en forme d'éventail. Il fait basculer en avant les deux cartilages, l'un sur l'autre, et allonge ainsi les cordes vocales en éloignant leurs deux

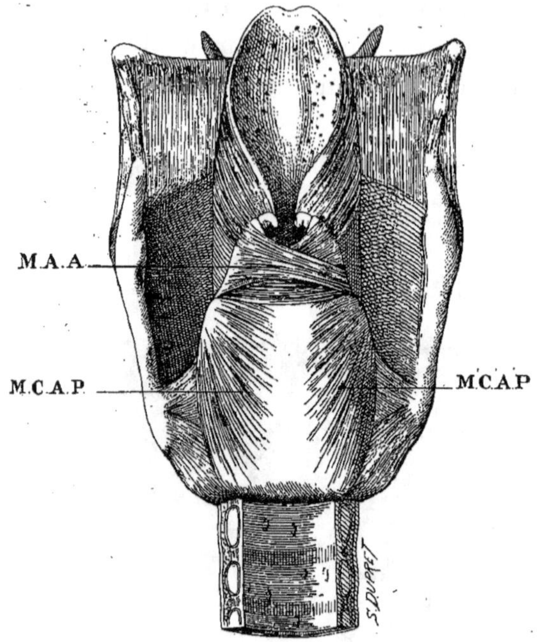

Fig. 8. — Muscles du larynx (face postérieure).

MAA, muscle ary-aryténoïdien ou interaryténoïdien. — MCAP, muscle crico-aryténoïdien postérieur gauche. — M'C'A'P', muscle crico-aryténoïdien postérieur droit.

points d'attache. Il est un des muscles les plus importants. Sa situation superficielle le rend très sensible aux effets de l'électrisation et du massage.

2° Le *muscle crico-aryténoïdien postérieur*, situé sur la face postérieure de l'organe. Inséré sur le cricoïde en bas, il monte obliquement en dehors pour s'attacher à l'aryténoïde. Par ses contractions, il le fait pivoter sur lui-même, l'apophyse vocale se porte en dehors et la glotte s'ouvre. C'est un dilatateur de la glotte.

3° Le *muscle crico-aryténoïdien latéral,* situé entre

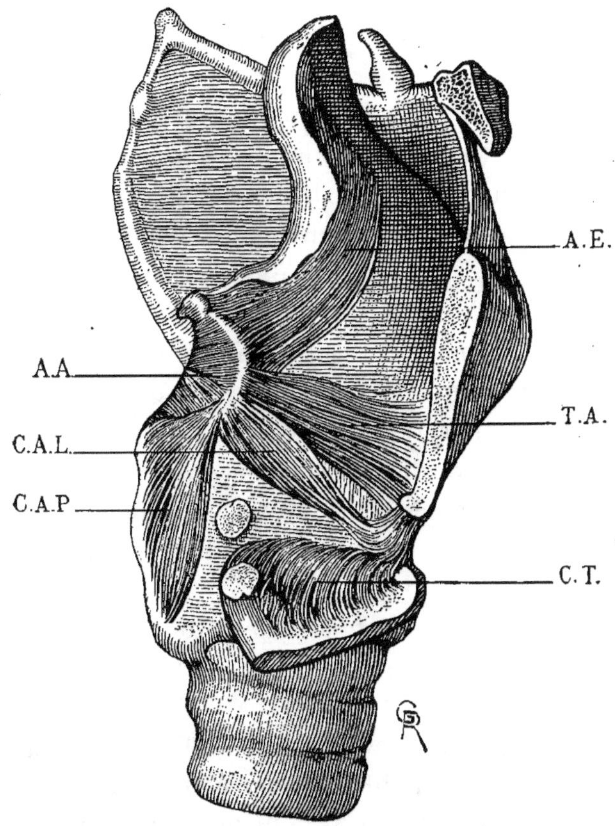

Fig. 9. — Muscles du larynx (face latérale et couche profonde).

CAP, muscle crico-aryténoïdien postérieur. — CAL, muscle crico-aryténoïdien latéral. — AA, muscle ary-aryténoïdien. — CT, muscle crico-thyroïdien (attache supérieure renversée). — TA, muscle thyro-aryténoïdien (muscle inclus dans la corde vocale). — AE, muscle ary-épiglottique.

le cricoïde et le thyroïde. Il va des parties latérales du cricoïde à l'aryténoïde pour le faire pivoter en sens inverse du muscle précédent. C'est donc son antagoniste, un constricteur de la glotte.

4° Le *muscle inter-aryténoïdien,* situé entre les deux aryténoïdes et reconnaissable à la disposition de quelques-unes de ses fibres entre-croisées en forme d'X. Par ses contractions, il transporte les deux aryténoïdes l'un vers l'autre et concourt ainsi à fermer la glotte.

5° Le *muscle thyro-aryténoïdien* s'étend de l'angle rentrant du thyroïde à l'apophyse vocale de l'aryténoïde. On lui distingue deux parties : l'une interne en forme de cordon, située dans l'épaisseur de la corde vocale, l'autre externe, en forme de lame qui enveloppe en dehors le ventricule de Morgagni. Par ses contractions ce muscle tend la corde vocale en la raccourcissant. D'après Ludwig quelques fibres émanées de l'aryténoïde se fixeraient au bord libre de la corde vocale (muscle ary-vocal de Ludwig) ; en se contractant elles empêchent le contact des cordes dans une certaine étendue et diminuent la partie vibrante.

6° Le *muscle ary-épiglottique,* situé sur les bords de l'épiglotte et qui a pour effet de la rabattre sur l'ouverture du larynx.

7° Enfin, John Macintyre (de Glascow) a signalé, en 1893, quatre petits *muscles hyo-épiglottiques* que Luschka et Chauveau avaient entrevus déjà chez les mammifères. Deux médians s'insèrent à la face postérieure du corps de l'os hyoïde, deux latéraux partent de ses grandes cornes. Ils se dirigent en bas et en arrière dans le tissu cellulo-adipeux pour aller s'attacher, en se fusionnant entre eux, à la face antérieure de la base de l'épiglotte. Leur rôle est de relever en avant et en haut l'épiglotte attirée en sens inverse par ses muscles dépresseurs.

Les divers muscles que je viens de signaler sont dits *intrinsèques*, mais il y a encore les muscles *extrinsèques*, plus grands, disposés autour du larynx et sur le rôle phonatoire desquels a insisté particulièrement M. Bonnier.

Neumann (de Budapest) a bien analysé expérimentalement le mécanisme des muscles du larynx. Cette étude est importante, car on ne saurait faire le diagnostic intégral d'une paralysie des cordes, sans une connaissance exacte des actions musculaires qui les mettent en mouvement. A cette condition d'abord on ne sera pas exposé à prendre pour la paralysie d'une corde sa contracture, ce qui pourrait arriver dans un examen superficiel. J. Müller, Liscovius, Harless et Merkel (1) ont eu le mérite d'étudier ce point de physiologie avant la découverte du laryngoscope, mais combien plus fructueuses ont été les recherches, depuis qu'il est possible de voir, dans le petit miroir, fonctionner la glotte vivante. Les noms de Schech, Schmidt, Jelenffy se rattachent à ces études.

Les observations faites par Neumann le conduisent à admettre que la corde vocale, en se contractant, s'abaisse et que, par suite, une corde paralysée reste à un niveau supérieur à sa congénère dans l'effort vocal du larynx. La différence de niveau pourrait atteindre un millimètre et plus, autant qu'on en peut juger par l'examen laryngoscopique, en même temps l'aryténoïde du côté paralysé resterait situé *au-dessous* de l'autre. Il a particulièrement bien cons-

---

(1) Merkel. Anatomie u. Physiologie des Menschlichen Stimme u. Sprachorganes. Leipzig, 1863.

taté ces différences chez une chanteuse qui avait perdu ses notes élevées : la corde gauche, dans les sons aigus, se plaçait au-dessus de l'autre et l'aryténoïde gauche au-dessous de son homologue. En ceci, Neumann est en opposition avec Jurasz (d'Heidelberg) (1) qui arrive à conclure qu'en cas de parésie unilatérale la corde la moins tendue sera la moins élevée.

Dans la phonation, le larynx monte proportionnellement à la hauteur du son, de 4 millimètres environ, dit Harless, pour chaque mot de la gamme, de sorte que dans les sons aigus il s'élève à la hauteur de l'os hyoïde et s'y fixe solidement pour permettre l'énergique tension des cordes. De là une difficulté d'observation.

Par des expériences pratiquées sur neuf chiens, Neumann a vu, chez des animaux anesthésiés et mieux encore sur ceux qui ne le sont pas, l'insertion postérieure des cordes s'abaisser pendant la phonation, c'est-à-dire pendant leurs adduction et tension. Ces recherches ont été poursuivies au moyen de diverses ouvertures dans le larynx et la trachée avec excitation électrique des muscles laryngiens ou des nerfs récurrents qui les animent.

Les expériences ont bien confirmé que le muscle crico-thyroïdien est l'agent de la tension des cordes. Conformément aux résultats graphiques obtenus par Hooper (de Boston), elles établissent que l'action des muscles crico-thyroïdiens consiste à soulever le cartilage cricoïde contre le thyroïde, celui-ci restant

---

(1) Jurasz. Die phonischen Kehlkopflähmungen. *Deutsche med. Woch.*, 1878.

fixe. Dans ce mouvement, le cartilage cricoïde oscille autour d'un axe transversal qui passe par les deux articulations crico-thyroïdiennes ; il est comparable à un levier du 1er genre à deux branches, dont la plus courte, située en arrière du point d'appui, s'abaisse quand la branche antérieure monte : ainsi s'abaisse l'aryténoïde et, en même temps que lui, l'extrémité postérieure de la corde. En même temps s'allongent les cordes de 20 à 30 pour 100 (Harless).

En résumé, on voit que tous les petits muscles insérés aux cartilages du larynx sont répartis en deux groupes : ceux qui ouvrent la glotte, *muscles dilatateurs, respirateurs* (crico-aryténoïdiens postérieurs) et ceux qui la ferment, *muscles constricteurs, phonateurs* (crico-thyroïdiens, crico-aryténoïdiens latéraux, interaryténoïdiens, thyro-aryténoïdiens). Le *sens musculaire* est la sensation particulière qui nous indique le degré de contraction des muscles dans les actes de la respiration et de la phonation.

Muqueuse du larynx. — L'intérieur du larynx est tapissé par une membrane muqueuse qui se continue en haut avec celle du pharynx et en bas avec celle de la trachée. De coloration rosée dans son ensemble, elle est blanche et nacrée au niveau des cordes vocales. Elle est pourvue de petites glandes qui, par leurs sécrétions, lubrifient sa surface.

Par ses recherches microscopiques sur le larynx, le Pr Fränkel (de Berlin) (1), ajoutant encore aux études de Coyne, Rheiner, Gerhart et Luschka, nous a bien fait connaître les papilles et les glandes de la muqueuse au niveau des cordes vocales.

------

(1) B. FRÄNKEL. *Archiv. für Laryngol.*, Bd. I, hft. 1, 1893.

Les papilles sont plus développées à la face inférieure qu'à la face supérieure. Là elles pénètrent jusque dans les assises épithéliales pavimenteuses.

Les glandes acineuses, en forme de grappes, s'ouvrent sur les deux faces. Leurs culs-de-sac pénètrent jusque dans les faisceaux des muscles sous-jacents, de sorte que si la phonation dessèche les cordes, la contraction simultanée des muscles expulse le mucus et les lubrifie. Ces glandes sont nombreuses, surtout vers la partie moyenne des cordes et sur la région inter-aryténoïdienne.

Une coupe transversale de la corde vocale montre qu'elle est constituée, en procédant de son bord libre vers son bord adhérent, par : 1º la muqueuse; 2º un ligament fibro-élastique; 3º le muscle thyro-aryténoïdien interne; 4º le muscle thyro-aryténoïdien externe.

Vaisseaux et nerfs du larynx. — Le larynx a des artères, des veines et des vaisseaux lymphatiques dont l'étude n'importe pas dans cet ouvrage. Les nerfs présentent plus d'intérêt. Ils se détachent du nerf pneumo-gastrique qui descend du bulbe rachidien sur les côtés du cou, le long des artères carotides, et sont au nombre de deux :

Le *nerf laryngé supérieur*, qui par ses rameaux se répand dans toute la muqueuse et par le *nerf laryngé externe* porte la motilité au seul muscle crico-thyroïdien, situé à l'extérieur du larynx, comme s'il était nécessaire, a dit A. Davies, que ce muscle reçût l'influx nerveux avant les autres pour se mettre le premier en mouvement dans l'acte de la phonation;

Le *nerf laryngé inférieur* ou *récurrent*, ainsi nommé parce qu'il remonte après un trajet descendant, et qui se distribue dans tous les autres muscles. Le premier de ces nerfs est donc surtout affecté à la sensibilité de la muqueuse, tandis que le deuxième porte l'influx moteur dans l'appareil musculaire.

La glotte a deux fonctions : la respiration et la phonation.

La première émane du bulbe rachidien et la se-

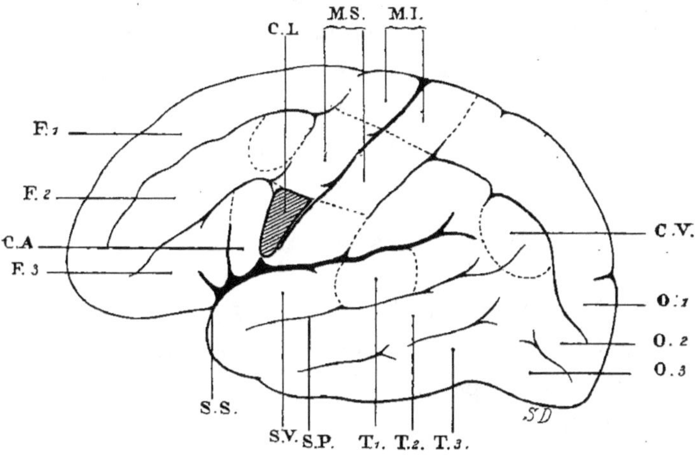

Fig. 10. — Centre laryngien de la surface cérébrale.

CL, centre laryngien. — CA, centre du langage articulé (centre de Broca). — SV, Centre de la surdité verbale. — CV, centre de la cécité verbale. — MS, Centres des mouvements du membre inférieur. — SS, scissure de Sylvius — SP, scissure parallèle. — $F^1F^2F^3$, circonvolutions frontales. — $T^1T^2T^3$, circonvolutions temporales. — $O^1O^2O^3$, circonvolutions occipitales.

conde, dont nous avons seulement à nous occuper ici, émane du cerveau.

Les premiers expérimentateurs cherchèrent sur les circonvolutions du cerveau le « centre de la voix »; mais ils ne purent le découvrir, car la voix se compose d'un ensemble très complexe de mouvements thoraciques, laryngiens et buccaux.

Les investigations du Pr Krause (de Berlin), ont

été plus heureuses parce qu'il s'est borné à chercher, sur l'écorce cérébrale, le centre du rapprochement des cordes. Il l'a trouvé sur le chien, à la partie inférieure de la circonvolution frontale ascendante, sur sa jonction avec la 3ᵉ frontale. Semon et Horsley sont arrivés au même résultat en explorant sur un cerveau de macaque. Quand on excite, sur un animal en expérience, cette région de la surface cérébrale, à droite ou à gauche, on constate que les deux cordes vocales se rapprochent l'une de l'autre. Autour de ce centre laryngien existent, sur l'écorce du cerveau, les centres du langage, de l'écriture, de l'audition.

PHARYNX, BOUCHE, NEZ

La voix, au sortir du larynx, se répand dans ces trois cavités qui représentent le *résonateur,* et y prend son timbre personnel.

Le pharynx, ou arrière-bouche, a la forme d'une gouttière appuyée contre la colonne vertébrale et ouverte en avant. Il se continue avec les fosses nasales par sa partie supérieure (naso-pharynx ou cavum). Dans cette arrière-cavité des fosses nasales s'ouvrent à droite et à gauche les trompes d'Eustache qui se rendent aux cavités intérieures de l'oreille. Cette communication entre le haut pharynx et l'intérieur de l'oreille explique bien des phénomènes physiologiques et des propagations de maladies. Nous aurons à en parler.

La bouche est limitée en avant par les lèvres, derrière lesquelles se rangent les arcades dentaires supérieure et inférieure. Elle présente à considérer sa voûte et son plancher.

C'est sur le plancher de la bouche que repose la langue, attachée en arrière à l'os hyoïde, qui est situé entre la mâchoire inférieure et le larynx, et, en avant, à la mâchoire inférieure, par une petite membrane verticale, le *filet* qu'il faut sectionner lorsque, par sa brièveté, il gêne les mouvements de la langue. Cet organe, formé d'un ensemble de muscles, change de forme à tout instant, sort, rentre dans la cavité buccale, s'aplatit, se courbe en faisant gros dos ou se creuse en gouttière. Cette variété de mouvements sert beaucoup à l'articulation des consonnes. On distingue à la langue deux parties : l'une antérieure horizontale ; l'autre postérieure verticale. A leur union se voit une rangée de petites saillies (papilles linguales) que certaines personnes prennent à tort pour une tumeur de l'organe.

La voûte (voûte palatine ou palais dur), qui la sépare des fosses nasales, est plus ou moins surélevée et ogivale ; à son bord postérieur s'attache le voile du palais (palais mou), partie membraneuse qui s'élève et s'abaisse par moments. Quand elle s'élève, elle se place horizontalement entre le naso-pharynx et l'arrière-bouche, interrompant toute communication entre ces deux cavités. Au milieu du bord postérieur du voile du palais se voit un petit appendice suspendu dans la bouche ; c'est la luette. Quand elle est trop longue elle vient agacer la base de la langue et provoque des quintes de toux. On en pratique alors la section. Du bord postérieur du voile et de chaque côté descendent, à droite et à gauche, les piliers du voile du palais qui ont la forme de pilastres. On distingue un *pilier antérieur*, qui se termine en bas sur les côtés de la langue, et un *pilier postérieur*, qui se perd sur les parties latérales du pharynx. Dans ces piliers sont contenus des muscles qui jouent un rôle dans le mécanisme de la voix. On parle quelquefois de *troisième pilier*. Ces mots ne désignent pas une partie anatomique, car, en réalité, il n'existe que deux piliers, mais on voit quelquefois sur la paroi postérieure du pharynx, immédiatement en dedans des piliers postérieurs, une traînée de granulations qui dessinent un relief vertical. C'est cette lésion qui, par analogie, a été désignée sous les termes de troisième pilier.

L'isthme du gosier est l'ouverture comprise entre le bord postérieur du voile du palais en haut, les piliers antérieurs sur les côtés et la langue en bas.

Les *amygdales* (αμυγδαλή, amande), sont deux petites glandes situées de chaque côté de l'arrière-bouche entre les piliers antérieur et postérieur. Leur surface libre est creusée de cryptes où s'accumulent souvent des matières blanchâtres et crayeuses. Les amygdales sécrètent des cellules dont le rôle serait d'absorber et de neutraliser les microbes nuisibles qui tentent de franchir l'isthme du gosier. Ces glandes sont souvent hypertrophiées et gênent ainsi beaucoup l'émission de la voix. Il y a lieu, dans ces cas, d'en pratiquer l'ablation. Les artistes redoutent que cette petite opération déplace leur voix ou en change le timbre. Ces craintes ne me paraissent pas fondées, car je n'ai jamais constaté que de l'amélioration, à tous égards, à la suite de cette intervention.

Indépendamment de ces deux amygdales palatines bien connues, il existe encore des accumulations de tissu amygdalien : 1° à la voûte du naso-pharynx (troisième amygdale ou amygdale de Luschka); 2° à la

base de la langue, devant l'épiglotte (quatrième amygdale ou amygdale linguale). Comme les deux premières, elles sont susceptibles d'hypertrophie. Quand
cette augmentation de volume atteint la troisième
amygdale, elle constitue les végétations ou tumeurs
adénoïdes qui empêchent la voix de résonner dans
les fosses nasales et la privent de son timbre. De
même si l'hypertrophie porte sur la quatrième amygdale, la voix est sourde, car son émission est particulièrement gênée par cette masse de tissu adénoïde
placé sur son passage.

Le traitement médical ou chirurgical de ces masses
ses hypertrophiées s'impose pour la santé de la
voix (1).

Le nez et ses cavités jouent un rôle important
dans la physiologie et la pathologie de la voix.
M. Segond me disait avoir remarqué combien une
arrière-cavité des fosses nasales, très spacieuse, était
favorable à la voix. A l'intérieur, le nez est divisé
par une cloison verticale en deux fosses nasales,
droite et gauche, creusées dans une direction horizontale. A l'entrée de chaque fosse nasale est une
sorte de vestibule, *narine,* dont les parois sont pourvues de poils, *vibrisses,* qui arrêtent les corps étrangers nuisibles. En bas se trouve le plancher des
fosses nasales qui surmonte la voûte palatine; en
dedans la cloison, *septum,* souvent déviée vers une
des fosses nasales. Ces déviations sont connues sous
le nom d'*éperons.* Elles gênent beaucoup le fonc-

---

(1) Dr ESCAT. Pathologie de l'amygdale linguale. Rapport à la *Société
française de laryngologie,* mai 1898.

tionnement vocal, car elles empêchent d'abord d'inspirer librement, puis nuisent à la résonance. Quand
elles sont très développées, il y a lieu d'en pratiquer
l'ablation par une opération chirurgicale. En dehors,
sur la paroi externe, sont étagés les *cornets,* au nombre de trois. Ils ont la forme de coquilles attachées
par un de leurs bords à la paroi externe de la fosse
nasale, tandis que l'autre bord proémine dans leur
cavité. Ce sont, en procédant de bas en haut,
les cornets inférieur, moyen et supérieur. Leur hypertrophie, généralement plus accentuée sur le cornet inférieur, est une source de troubles vocaux portant en général sur la résonance. Au-dessous de
chaque cornet existe une cavité qui est appelée
méat; il y a trois méats : inférieur, moyen, supérieur.

En haut, la voûte des fosses nasales, lame osseuse,
mince et criblée qui les sépare du cerveau.

En arrière les fosses nasales s'ouvrent dans le
naso-pharynx ou cavum par deux orifices désignés
sous le nom de *choanes.*

Autour des fosses nasales existent des cavités annexes qui communiquent avec elles, si bien que l'air
athmosphérique y pénètre. De ces cavités les unes
grandes sont les *sinus,* les autres, petites, sont les
cellules. A chaque fosse sont annexés :

1° Un sinus maxillaire, le plus vaste de tous,
creusé dans l'os maxillaire supérieur;

2° Un sinus frontal creusé dans le bas du front, à
la partie antérieure de la voûte nasale;

3° Un sinus sphénoïdal, situé dans la base du
crâne, à la partie postérieure de la voûte du nez;

4° Les cellules ethmoïdales, qu'on distingue en

antérieures et postérieures, et qui sont creusées dans l'os ethmoïde au-dessus de la voûte nasale.

Ces sinus et cellules sont en communication par des orifices étroits avec les fosses nasales. Les inflammations de la muqueuse, coryza et autres, s'y propagent facilement. Leur suppuration constitue les *sinusites* qui exigent d'importantes opérations.

TROISIÈME PARTIE

PHYSIOLOGIE DE LA VOIX

La *voix* a reçu des définitions diverses.

Diderot (1) écrivait dans l'Encyclopédie : « La voix est un bruit que l'air enfermé dans la poitrine excite en sortant avec violence et frottant les membranes de la glotte ; il les ébranle et les froisse, en sorte que le retour cause un trémoussement capable de faire impression sur l'ouïe ». Ceci n'a plus d'intérêt que pour l'historique.

La définition à adopter nous paraît être celle de Debay (2) : « La voix est la vibration sonore produite par l'air chassé du poumon à travers la glotte et s'écoulant par le canal pharyngo-buccal. »

La différence qui existe entre la parole et le chant consiste en ce que, dans la première, la voix parcourt des intervalles rapprochés, ne pouvant être ramenés à la gamme ; et que, dans la deuxième, elle observe des intervalles déterminés dont l'oreille peut assigner la place dans l'échelle des sons.

---

(1) Diderot. *Encyclopédie*, V, 36, p. 195.
(2) Hygiène et gymnastique de la voix, 1861.

La physiologie de la voix a deux points de vue différents, selon qu'elle envisage les phénomènes communs à tous les hommes, ou les phénomènes particuliers aux professionnels de la voix. C'est ainsi qu'on peut distinguer une physiologie générale de la voix et une physiologie particulière qui est la physiologie de l'art.

Étudions succèssivement ces deux côtés de la question.

Mouvements d'inspiration et d'expiration. — Quand l'homme veut émettre la voix, il commence, en un mouvement d'*inspiration*, par emplir d'air sa soufflerie pulmonaire, puis, au moment où l'*expiration* commence, il rapproche et tend ses deux cordes vocales pour faire obstacle à la sortie de l'air. Il fait effort, les cordes cèdent un peu, mais, en s'entr'ouvrant, vibrent sous la poussée de l'air comme vibre l'anche des orgues sous le vent qui s'échappe des tuyaux. Cette vibration des cordes se voit avec le miroir laryngoscope, mais on l'observe mieux encore au moyen d'un instrument de laboratoire, le laryngostroboscope. On les voit ainsi se mouvoir de haut en bas et de dehors en dedans comme dans un mouvement de volets.

La colonne d'air qui a mis les cordes en branle, est ébranlée par elles et vibre à l'unisson dans les espaces sus-glottiques et sous-glottiques, condition importante de renforcement, car, par elles seules, les cordes ne donneraient qu'un son faible. Les ventricules de Morgagni isolent les cordes des bandes ventriculaires pour rendre plus aisées leurs vibrations. La vibration des cordes vocales supérieures seules ne peut produire qu'un geignement (Krishaber).

Porté par le courant d'air expiré, le son laryngien arrive dans le pharynx. Si le sujet chante sans articuler, la colonne d'air vient frapper la voûte palatine pour être réfléchie vers l'extérieur à travers l'orifice buccal entr'ouvert. Le sujet veut-il *articuler*, le pharynx, la bouche, les dents et les lèvres se disposent

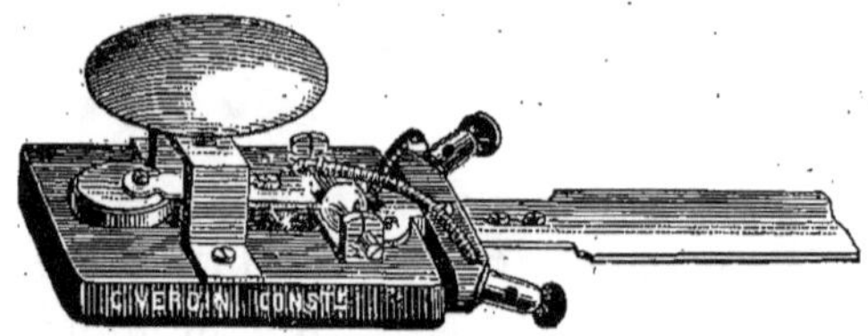

Fig. 11. — Explorateur des vibrations du larynx, du Dr Rosapelly.

en obstacles sur lesquels vient heurter le courant d'air expiré et éclater en voyelles et consonnes.

Le mouvement des deux poumons et de la cage thoracique qui les enserre est très analogue à celui d'un soufflet de foyer, et parfois, dans l'étude des

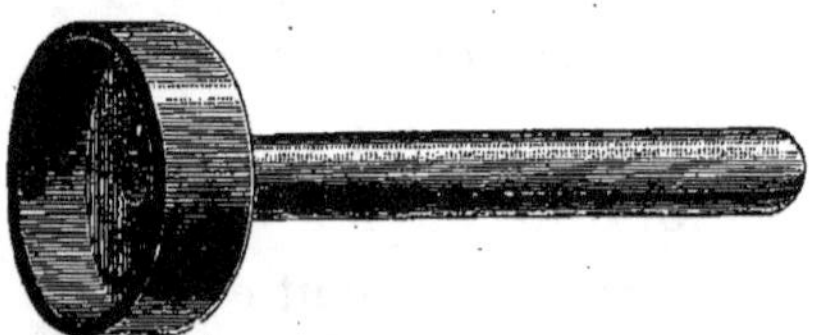

Fig. 12. — Explorateur des vibrations du larynx, appareil employé par M. l'abbé Rousselot.

Ce petit appareil n'est pas autre chose qu'une cuvette ouverte, ayant à son extrémité un tube relié à un tambour inscripteur à membrane rigide ; il peut être suffisant pour recueillir les vibrations du larynx par transmission d'air.

phénomènes de la voix, on désigne l'ensemble de l'appareil thoracique sous le nom de *soufflerie pulmonaire*.

La dilatation de la poitrine est produite par des muscles étalés autour de la cage osseuse thoracique. Le plus important est le muscle *diaphragme*. Il constitue une cloison mobile, en forme de dôme, séparant la poitrine de l'abdomen. Par sa face supérieure il répond aux poumons et par sa face inférieure au foie, à l'estomac et à la rate. Quand il se contracte, sa voûte s'affaisse et le diamètre vertical de la poitrine augmente ; les viscères contenus dans l'abdomen, refoulés en bas et en avant, font proéminer le ventre qui rentre ensuite quand le diaphragme cesse de se contracter. Ce muscle n'est pas moins important pour la phonation, car à lui seul il emmagasine une grande quantité d'air dans les poumons. Pour les orateurs et les chanteurs, une bonne respiration diaphragmatique est des plus avantageuses.

Quelques autres muscles sont à signaler, car ils contribuent aussi à l'ampliation de la poitrine. Les *pectoraux,* étalés sous les seins et qui soulèvent les côtes ; les *sterno-cléido-mastoïdiens,* qui descendent en diagonale de la base du crâne à la clavicule pour soulever la circonférence supérieure de la poitrine. Ils sont très apparents sur les personnes amaigries.

Ainsi, l'inspiration agrandit les trois diamètres de la poitrine : le diamètre vertical parce que le diaphragme s'affaisse ; le diamètre antéro-postérieur parce que le sternum se porte en avant ; et le diamètre transversal parce qu'en s'élevant les côtes se portent en dehors.

L'expiration succède à l'inspiration. Elle est simplement un phénomène passif, le retour des pièces osseuses à leur position d'équilibre. Certains muscles pourtant ralentissent le mouvement d'affaissement pour permettre de *ménager le vent* ou de *filer le son,* tel le sterno-cléido-mastoïdien. Cet antagonisme entre la poitrine qui s'affaisse et les muscles

qui la retiennent a été désignée par Mandl sous le
nom de *lutte vocale*.

Cagniard-Latour, le premier, puis Grützner ont
mesuré la pression du courant d'air expiré dans la
phonation. Ils ont trouvé 160 millimètres d'eau pour
les sons de hauteur moyenne et 200 pour les sons
élevés. Lucæ (1) est l'inventeur d'un phonomètre qui
mesure le courant d'air expiré dans la parole et le
chant.

Plus récemment Botey (de Barcelone) a vérifié,
avec le spiromètre, que la force d'expiration est en
raison directe du volume d'air emprunté par les poumons.

Par des inspirations méthodiques et profondes on
agrandit sensiblement l'ampleur pulmonaire. Lagrange (2) a démontré que les vésicules les plus
éloignées des bronches, ordinairement affaissées,
entrent alors en jeu.

On a cherché quels sont les médicaments qui peuvent accroître la capacité respiratoire. Impens (3),
en mesurant le volume de l'air expiré, a voulu
connaître les *analeptiques de la respiration*. Il résulte
de ses recherches que la caféine, l'oxy-camphre, la
strychnine, l'acétate d'ammoniaque et l'atropine
accroissent dans une faible mesure l'amplitude respiratoire.

Modes divers de la respiration. — La respiration a
des modalités qu'il importe aux professionnels de
bien connaître.

----

(1) *Arch. für Physiologie*, 1878, p. 788.
(2) LAGRANGE. Physiologie des exercices du corps, 1895.
(3) IMPENS. *Archives de pharmacodynamie et thérapie*, 1899, t. VI,
p. 149.

Quand l'ampliation se fait surtout par la base où est le diaphragme, on dit que la respiration est *dia- phragmatique*; si elle se fait surtout par les parties latérales où sont les côtes, elle est dite *costale*; se fait-elle principalement par le sommet de la cage thoracique, où sont les clavicules, on dit qu'elle est *claviculaire*.

Nous avons vu que la respiration diaphragmatique se traduit par un soulèvement de l'épigastre. Elle est la plus naturelle, la plus *physiologique*. La respiration claviculaire est plus spéciale à la femme parce que le port du corset et la présence de l'utérus lui rendent difficile le déplacement des côtes et du diaphragme.

De ces divers modes quel est le plus favorable à la voix?

La majorité des professeurs de diction et de chant prônent la respiration diaphragmatique, comme la plus naturelle et partant la moins fatigante. C'est elle que nous employons en dormant ou quand nous sommes étendus horizontalement. C'est celle des oiseaux que l'on voit moduler des heures entières sans fatigue; c'est encore elle qu'avaient adoptée les maîtres de l'art italien, les Porpora, les Rubini.

Mais la respiration costale a ses partisans. Le Dr Joal (du Mont-Dore) (1), s'appuyant en particulier sur l'expérience personnelle de Jean de Reské, préconise ce mode respiratoire.

« Elle permet, dit-il, d'emmagasiner un plus grand volume d'air. Elle porte sur l'ensemble de la cavité thoracique, répartit le travail total sur un plus grand

---

(1) Joal. La respiration dans le chant, 1893.

nombre d'agents, d'où résistance plus grande à la fatigue. »

La respiration claviculaire est moins recommandable. Elle emmagasine peu d'air, car la partie supérieure du thorax est relativement petite. Elle est fatigante. Lennox Browne lui reproche de comprimer les vaisseaux du cou et par suite de congestionner ceux de la gorge. On raconte que Rubini se fractura une côte en recourant brusquement à la respiration claviculaire pour faire sortir un si bémol récalcitrant.

En général la gymnastique pulmonaire est des plus utiles aux artistes.

Fonctionnement du larynx. — Ce que je vais en dire est exclusivement le résultat des examens au laryngoscope.

Les cordes vocales exécutent des mouvements *simples* pour l'émission des diverses notes, et des mouvements *complexes,* possibles pour certains larynx seulement; ce sont les jeux de la voix chantée.

Si l'on examine au laryngoscope un sujet qui respire naturellement on voit la glotte à demi entr'ouverte.

Si l'inspiration devient profonde, la glotte s'entr'ouvre plus largement. Demande-t-on au sujet en expérience d'émettre un son aigu sur la voyelle É qui relève l'épiglotte, on voit les cordes vocales venir en contact l'une de l'autre et vibrer en oscillations rapides.

Ces vibrations se voient mieux dans les notes graves parce que les cordes sont alors moins tendues. En même temps, phénomène extérieur qu'on peut voir sur le devant du cou, le cartilage thyroïde bascule en avant sur le cartilage cricoïde et plus la note monte, plus le thyroïde incline en avant. Ainsi sont éloignées l'une de l'autre les deux extrémités de chaque corde vocale qui se trouve tendue passivement.

Alexandre Hodgkinson (1) a étudié par un ingénieux procédé les vibrations des cordes vocales. Il insuffle dans le larynx une poudre fine d'indigo qui, se mêlant au mucus, forme un enduit mobile qui dessine des lignes nodales et des zones de vibration comme le sable sur les plaques vibrantes. Je ne puis exposer au long ses résultats. Je signalerai du moins que l'amplitude des vibrations est plus grande au milieu qu'aux extrémités des cordes. Les sons de poitrine ou de fausset donnent des figures différentes.

La note ne doit pas être attaquée sans que les cordes soient bien rapprochées. Il se ferait une déperdition d'air. Les artistes appellent ce défaut : « *chanter sur le souffle* ». Les cordes doivent prendre d'emblée le degré de tension voulue pour une note déterminée, sinon le larynx « attaque en dessous ».

En général le larynx s'élève vers le maxillaire inférieur quand la voix monte pour s'abaisser quand elle descend. Le Dr Drzywicki (de Kœnisgberg) a pu enregistrer ces mouvements avec son laryngographe. Mais ces déplacements ne sont pas nécessaires et d'excellents artistes ne les présentent pas.

Ferrein et plus récemment le Dr Lermoyez ont étu-

---

(1) Association médicale britannique. Section de laryngologie. *British med. Journal,* 1895, p. 472.

dié par des expériences sur le cadavre l'effet phonique de la tension passive des cordes vocales. Avec des poids variés attachés à l'extrémité antérieure des cordes, Lermoyez a constaté que la voix montait au fur et à mesure que les poids étaient plus lourds. Des larynx de cadavre ont pu donner ainsi jusqu'à trois octaves.

Quand les muscles du larynx ont atteint leur con-

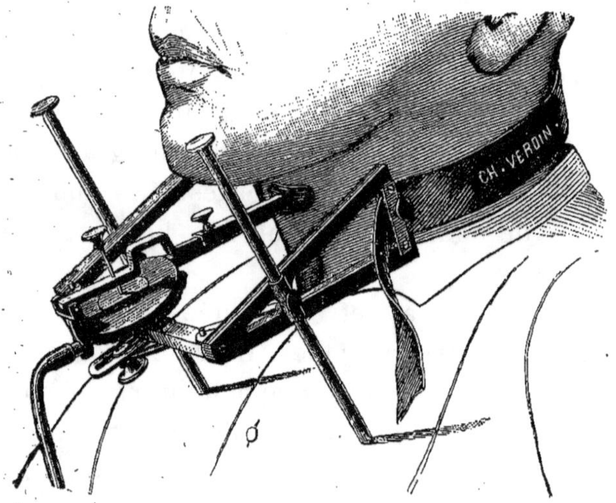

Fig. 13. — Laryngographe pour l'étude de l'élévation et de l'abaissement du larynx.

traction maxima, les muscles expirateurs de la poitrine entrent en jeu pour accroître la poussée de l'air. Cet effort, connu sous le nom de *compensation vocale*, permet au chanteur de soutenir le son et même de le faire monter un peu plus encore. L'artiste lyrique doit modifier incessamment la tension de ses cordes pendant l'émission des divers sons. On comprend ainsi combien doit être parfaite la synergie de ses divers muscles.

Lennox Browne fait remarquer que l'attitude de l'épiglotte peut modifier la qualité de la voix. Et, en effet, pour la voyelle A nous la voyons abaissée, tandis qu'elle se relève pour la voyelle E.

La glotte est comparable à l'anche des instruments de musique, du hautbois, de la clarinette, de l'orgue.

Les ventricules de Morgagni, aménagés au-dessus des cordes vocales, laissent libres leurs mouvements. Ils servent aussi à renforcer le son. Ils sont très développés chez les singes hurleurs d'Amérique.

On ne doit pas confondre la *phonation,* qui a son siège dans le larynx, avec l'*articulation,* qui se produit dans les parties sus-laryngiennes, pharynx et bouche, que Del Sarte désignait du nom de *répercuteurs.* Les opérés, privés de leur larynx, peuvent articuler avec l'air qu'ils font entrer du dehors dans leur bouche.

Les *mouvements complexes* sont le résultat de l'art et particuliers aux larynx chanteurs.

J'expose ici les divers mécanismes de la voix chantée d'après une étude que j'ai présentée à l'Académie des Beaux-Arts (2 février 1895).

Les recherches des physiologistes qui se sont occupés de la *phonation* n'ont porté jusqu'à présent que sur les phénomènes les plus simples. Si l'on parcourt nos plus récents traités de physiologie, on n'y trouve guère que quelques lignes consacrées surtout aux voix de poitrine ou de tête. L'investigation ne va pas au delà. Et cependant l'appareil vocal, envisagé dans son ensemble, offre à l'observateur des phénomènes multiples et divers.

La phonation a deux modes principaux : la voix

parlée et la voix chantée (parole et chant). Nul doute que la voix chantée ne nous présente un ensemble de mécanismes plus nombreux et plus complexes que ceux de la voix parlée.

Voir, sur le vivant, les jeux variés de l'appareil vocal pendant le chant, les analyser par tous les procédés physiologiques dont nous disposons aujourd'hui, enfin les décrire de mon mieux, tel a été l'objet de mes recherches personnelles. J'espère avoir pu, de la sorte, porter plus loin qu'on ne l'a fait jusqu'ici la physiologie de la phonation dans le fonctionnement complexe de l'appareil vocal.

La *méthode* que j'ai adoptée pour ces recherches a fait d'abord table rase de tout ce qui a été écrit sur le sujet. Mes observations successives ont même été prises en oubliant volontairement celles qui les précédaient. Une fois en possession d'un nombre suffisant de documents, j'ai mis en parallèle tous ceux que j'avais obtenus moi-même et pu constater qu'un très grand nombre étaient analogues, superposables, valables pour des conclusions générales. Ayant ensuite relu ce que nous possédons sur ces questions, j'ai contrôlé sur le sujet vivant et fonctionnant l'ensemble des descriptions, confirmant ici, ailleurs infirmant, ajoutant parfois des idées nouvelles.

Je n'ai pas manqué d'utiliser les acquisitions de mes devanciers, car je ne cherchais pas à faire de l'opposition, à renverser, mais bien à serrer de plus près la nature.

Je pouvais mal observer. Pour me garder des interprétations erronées, j'ai prié quelques-uns de mes maîtres, confrères et élèves d'observer à leur tour le phénomène que j'étudiais, sans leur dire ce que j'avais vu. Le plus souvent, ce qu'ils voyaient concordait avec mes constatations personnelles, à quelques petites divergences près, dont je n'ai pas manqué de tenir compte dans mes conclusions. C'est de la sorte que mon maître, M. le Dr Moura, mon ami, le Dr Moure, et plusieurs de mes chefs de clinique ont vu avec moi le mécanisme si curieux du *trille* qui par sa complexité a le premier sollicité mes recherches, voilà déjà un bon nombre d'années. Mes observations ont été faites sur quatre-vingt-sept chanteurs (hommes, femmes, enfants). Je ne compte pas ceux auxquels, dans le cours d'un examen médical, j'ai pu demander, à titre de contrôle, tel ou tel autre mécanisme vocal.

La technique pour ce genre d'études est assez spéciale : observation simple du chanteur en fonctionnement, laryngoscope (en faisant émettre la voyelle é), spiromètre, pneumographe, etc. J'ai successivement tout employé.

Mais, avant tout, il fallait voir les phénomènes dans leur réalité vraie, c'est-à-dire ne s'adresser qu'à de bons chanteurs, classiquement exercés. C'est ce que j'ai pu réaliser. Avant d'écrire mes observations, je m'assurais, en faisant chanter le sujet, que sa méthode était pure, je dirai volontiers orthodoxe pour n'enregistrer que des phénomènes purs ; pour ne pas, je suppose, dire de la voix de tête ce qui est le propre de la voix de poitrine, ou de celle-ci ce qui appartient à la voix mixte : différenciation parfois difficile, je le reconnais. Une pratique personnelle du chant, commencée au Conservatoire de Paris, poursuivie sous la direction de maîtres autorisés et corroborée d'une observation suivie de l'art du chant chez les artistes, m'autorise, je crois, à juger de ces questions.

Tout sujet, même bon chanteur, n'est pas propice à l'observation. Les uns supportent mal le laryngoscope, d'autres manquent totalement ou partiellement du mécanisme dont on poursuit l'étude. Pour ces motifs, j'ai dû éliminer de mes conclusions tous ceux qui portaient une altération maladive quelconque de leurs organes phonateurs, de leurs cordes vocales notamment, car leur épaississement ou toute autre modification pouvait altérer la pureté physiologique du phénomène.

Il faut dire, en outre, que, dans nos examens, ce n'est pas toujours le mécanisme réel que nous pouvons voir, mais seulement ses effets plus ou moins indirects. Pour résoudre le problème cherché, il faut alors prendre des moyens détournés afin de pénétrer au cœur même du phénomène; on s'en rendra bien compte, en lisant ce qui a trait au trille; mais, dès maintenant, je crois pouvoir affirmer que si des divergences se sont produites dans les exposés des divers observateurs, elles ne sont qu'apparentes et tiennent surtout à ce que les uns ont vu le phénomène en lui-même, l'organe actif, et les autres les effets de voisinage du phénomène, les organes qui n'ont qu'un mouvement communiqué.

J'ai pensé que ces recherches pourraient ne pas être inutiles à l'enseignement du chant. Connaissant mieux les procédés de la nature, les professeurs pourront utiliser ces notions pour aider les élèves à vaincre leurs difficultés natives pour tel ou tel autre mécanisme de la voix chantante.

Rien qu'à voir fonctionner l'intérieur de l'appareil

vocal, on se rend compte de la pureté ou des défauts de la méthode du sujet.

Ceux qui voudront bien me lire comprendront, après avoir vu la description de ces mécanismes, combien sont insuffisantes ou même puériles certaines définitions que les professionnels connaissent bien. Il y aura lieu de les reviser. Ne doit-on pas préférer le récit d'un touriste, qui a pénétré dans les diverses parties d'un édifice, à celui de son compagnon de route qui n'a pu qu'en voir l'extérieur ?

Il n'entre, d'ailleurs, aucunement dans mon idée d'apporter ici des *critiques,* encore moins un *système*. Les expériences de laboratoire n'ont pas la prétention de prévaloir contre la longue expérience des maîtres qui se sont illustrés dans l'enseignement ou la pratique du chant. Je me suis borné à observer la nature avec l'espoir que l'art en pourrait tirer quelque profit, me rappelant cette phrase de Claude-Bernard : « La vérité ne peut différer d'elle-même, et la vérité du savant ne saurait contredire la vérité de l'artiste. »

Le larynx et les organes connexes qu'il appelle à son aide présentent à étudier des phénomènes *simples* et des phénomènes *complexes*.

Je range dans les premiers tous ceux que nous devons à la seule nature, que tous les hommes exécutent avec plus ou moins de facilité, sans éducation artistique, et dans les seconds ceux que l'on acquiert par l'étude du chant. J'ai hâte d'ajouter que cette séparation n'est pas rigoureuse, mais l'ordre méthodique pour l'examen des faits impose toujours ces coupures.

Après avoir vu l'instrument en lui-même, le larynx,

j'ai cru nécessaire d'étudier la soufflerie, en d'autres termes la respiration. Cette étude se trouve ainsi distribuée en trois parties :

La *première* étudie les phénomènes *simples* (de la nature) : gammes, voix de poitrine, voix mixte, voix de tête, passages, timbres clair et sombré.

La *deuxième* passe en revue les phénomènes *complexes* (de l'art) : son filé, coup de glotte, trille, appogiature, notes lourées, portamento, son traîné, son coulé, notes rebattues, mordant, grupetto.

La *troisième* est consacrée à la respiration chez les chanteurs.

Gammes montante et descendante. — Pour suivre un ordre naturel, j'ai commencé par l'observation des gammes.

Les mouvements qui les produisent peuvent être étudiés sur le larynx même ou sur les organes qui lui sont annexés. L'observateur qui examine un larynx avec le miroir laryngoscopique doit invariablement demander au sujet en expérience la voyelle *é* : c'est la seule qui relève bien l'épiglotte et montre à découvert la cavité laryngienne.

Au lieu d'étudier les deux gammes, montante et descendante, sur leur parcours entier, j'ai préféré observer des arpéges allant du grave à l'aigu et vice versa. J'y ai trouvé deux avantages : d'abord celui de laisser moins longtemps en place le miroir, que les sujets en expérience auraient malaisément toléré pendant la durée d'une gamme complète ; puis celui de mieux saisir les variations qui pourraient se produire dans la longueur ou le rapprochement des cordes vocales, car, si ces variations étaient réelles, elles devaient se montrer plus tranchées dans les écarts de tierce ou de quarte caractérisant l'arpége, que dans les écarts de seconde qui sont ceux de la gamme.

J'ai pu voir ainsi que, *règle générale,* tandis que l'appareil vocal fait monter ou descendre le son, les cordes vocales ne paraissent ni se raccourcir, ni s'allonger, ni s'épaissir, ni s'amincir. La glotte (on entend par ce mot l'orifice que circonscrivent les cordes vocales) conserve invariablement la même attitude, la même figure. J'arrive, par mes constatations sur le vivant, aux mêmes résultats que M. Lermoyez par ses recherches sur les cadavres. Il écrit dans sa thèse de doctorat (Étude expérimentale sur la phonation, 1886) : « Le degré d'occlusion glottique est absolument indifférent à la hauteur du son. » Müller écrivait déjà, en 1839 : « A tension égale des cordes vocales, le plus ou moins d'étroitesse de la glotte n'a pas d'influence notable sur l'élévation du son. »

Chez quelques femmes seulement (au nombre de trois) j'ai vu les deux cordes se serrer un peu l'une contre l'autre dans l'aigu.

Ceux qui, comme Morell-Mackensie, Behnke, ont cru jusqu'ici définitivement établies les attitudes glottiques que Mandl a indiquées pour les sons graves, médiums et aigus, partageront ma surprise à propos des résultats que j'expose. Mandl nous a dit : « Dans les sons graves, la glotte est largement entr'ouverte sur toute sa longueur, principalement à sa partie moyenne ; dans les sons médiums, les cordes se rapprochent un peu surtout au niveau de leurs apophyses vocales ; enfin, pour les sons aigus, elles s'accolent presque complètement. » Avant de révoquer en doute des faits énoncés par un observateur tel que Mandl, j'ai voulu y regarder à nombre de fois, et je dois dire que mes observations ont toujours été concordantes, à quelques rares exceptions près : la forme glottique ne change pas, que la gamme monte ou descende ; ce n'est donc pas elle qui est l'agent des variations diatoniques. Ces résultats viennent à l'appui de la théorie la plus récente qui attribue les variations dans la hauteur de la voix au plus ou moins de tension des cordes vocales, et non à la longueur ou à la largeur de la glotte.

Dans les autres parties de l'appareil, j'ai noté :

1° Que l'épiglotte s'élève à mesure que le son monte ;

2° Que le voile du palais se relève de même, pour s'abaisser quand la gamme descend ;

3° Aux sons aigus correspond une luette rétractée, crispée sur le bord inférieur du voile.

Ailleurs, rien de particulier.

Les lois des tuyaux sonores ne peuvent s'appliquer à la trachée ou porte-vent de l'homme pour expliquer les variétés tonales de la gamme, car les variations de longueur de la trachée sont limitées pour le plus au quart de cette longueur (Moura) (1).

Voix de poitrine, voix mixte, voix de tête. — C'est principalement sur ces divers mécanismes que l'on a beaucoup discuté et qu'on discute encore.

Examinons d'abord rapidement les principales théories qui se sont produites. Les plus anciennes, un peu fantaisistes, ont fait place à des données d'une plus rigoureuse observation. Nous exposerons ensuite les résultats de notre étude personnelle :

---

(1) MOURA. Sur les vibrations de la glotte. *Acad. de médecine*, 17 juillet 1888.

1° Pour Mandl, dont les idées sont acceptées par Mackensie, Behnke, H. Beaunis, Vacher, *dans la voix de poitrine* la glotte est ouverte dans ses deux parties, antérieure et postérieure, interligamenteuse et interaryténoïdienne, le thorax vibre; *dans la voix de tête,* au contraire, la glotte antérieure s'ouvre plus largement, mais la glotte postérieure se ferme. D'ailleurs, les parois thoraciques ne vibrent pas sous la main qui les palpe.

2° Pour Johannes Müller (1), la voix de tête se différencie de la voix de poitrine en ce que, dans la première, les cordes vocales supérieures ou bandes ventriculaires viennent appuyer sur les inférieures, limitant ainsi leur étendue vibratoire comme fait le doigt du violoniste qui se place sur la corde. On a encore comparé ce procédé à celui de la rasette des tuyaux d'orgue, et il faut reconnaître que cette comparaison était bien naturelle. On la comprend quand on voit fonctionner cette petite tige en métal. Laisse-t-elle libre la languette de l'anche, le son sort vibrant comme une note de poitrine. Vient-elle ensuite appuyer sur la languette et limiter sa partie libre, le son sort plus élevé, mais sans éclat, terne, blanc, comme une note de tête.

Müller semble avoir seulement exagéré le rôle des bandes ventriculaires, car il est incontestable qu'on ne les voit pas complètement immobiles dans la voix de fausset. Gouguenheim et Lermoyez disent les avoir vues s'abaisser vers les cordes vocales sur une basse. J'ai moi-même constaté sur un ténor que les

---

(1) Muller. *Manuel de physiologie.* Traduction française de Jourdan.

bandes ventriculaires se tendaient et s'approchaient ainsi des cordes, mais sans les atteindre, m'a-t-il semblé.

3° D'après Segond (1), la voix de tête serait due aux bandes ventriculaires seules qui entreraient en vibration, mais ce phénomène n'a pas été retrouvé par la majorité des observateurs qui sont venus après. Il faut en excepter le Dr Illingworth (2). Cet auteur admet que les bandes ventriculaires agissent alors comme les lèvres dans le sifflement. Ce serait une sorte de sifflement laryngé. En tout cas, Illingworth n'arrive que longtemps après Segond, et je ne m'explique pas que Morell-Mackensie (3) ait écrit que cette théorie a « le mérite de la nouveauté ».

Pour ma part, je crois devoir attribuer cette vibration des bandes ventriculaires plutôt à un ébranlement communiqué qu'à une vibration proprement dite. Ce ne serait en réalité qu'un effet et non une cause.

4° Avec Battaille nous voyons s'esquisser les théories modernes. Pour cet auteur, dans la voix de poitrine les cordes, tendues d'avant en arrière, vibrent dans toute leur largeur ; dans la voix de tête les cordes, moins tendues, ne vibrent que dans leur bord libre ou interne.

5° J'indique seulement la théorie d'Œrtel et de Koschlakoff (4), d'après laquelle il se forme dans les

(1) Segond. *Archives générales de médecine*, 1849.
(2) Illingworth. The mechanisms of the voice, 1882.
(3) Morell-Mackensie. L'hygiène des organes de la voix, p. 198.
(4) *Archives Pflüger*, 1884 et 1886.

cordes, pour la voix de tête, des « lignes nodales et des ventres parallèles au bord libre des cordes ».

6° Aujourd'hui, après les recherches de Martel (1), Gouguenheim (2), Lermoyez (3), on admet que dans la voix de poitrine la glotte est resserrée et que les cordes vibrent dans leurs couches fibreuses et muqueuses, tandis que dans la voix de tête la glotte s'élargit un peu moins, les cordes vibrent seulement par leur couche muqueuse.

Un autre moyen d'étudier ces mécanismes consiste à éclairer le larynx par transparence, en se plaçant dans une chambre noire et projetant sur le devant du cou une source de lumière intense. Le larynx devient transparent. Si alors le sujet émet une note de poitrine, une raie noire se dessine dans la cavité du larynx parce que les cordes se sont gonflées et rapprochées. Cette ligne noire disparaît avec la voix de tête ; c'est pourquoi John Curwen et les auteurs anglais appellent *Registre épais* la voix de poitrine et *Registre mince* la voix de tête.

La voix de tête est quelquefois désignée sous le nom de *fausset,* qui vient de falsetto (faux) ; c'est-à-dire remplaçant le vrai.

Quelques professeurs désignent, chez la femme, la portion inférieure du registre de tête sous le nom de médium.

Voici ce que j'ai constaté dans mes observations personnelles :

---

(1) Martel. *Archives de physiologie,* 1883, et *Revue bibliogr. univ. des sc. médicales,* 1885.

(2) Gouguenheim et Lermoyez. Physiologie de la voix et du chant, 1885.

(3) Lermoyez. *Thèse inaugurale,* 1886.

Quand je demandais au sujet en expérience de passer alternativement de la voix de poitrine à la voix de tête sur la même voyelle *é,* je voyais invariablement la glotte, serrée dans la voix de poitrine, s'élargir, s'entr'ouvrir un peu dans la voix de tête. En outre, la glotte se refermait un peu d'arrière en avant, dans la voix de tête, sur l'étendue d'un tiers de sa longueur environ. Chez les femmes, surtout chez les mezzi et les soprani, j'ai vu les deux cordes un peu plus courtes dans la voix de tête.

En ce qui concerne les autres parties de l'appareil j'ai vu, dans la voix de poitrine, le voile du palais relevé, contracté, la luette crispée. Dans la voix de tête, au contraire, le voile s'abaissait, était relâché, la luette molle flottait sous l'air expiré.

Pour obtenir des résultats exacts, il faut se placer en présence du phénomène réel. Je veux dire que certains chanteurs, mal éduqués, émettent un son de poitrine quand on le leur demande de tête, ou réciproquement. Cette source d'erreur existe surtout chez la femme. Pour être bien sûr qu'il s'agit d'une note de poitrine, il suffit de mettre les mains sur le dos du sujet. Il ne vibre que si la note est de poitrine.

La radioscopie au moyen des rayons X s'applique encore à la physiologie du chant. Max Scheier a étudié par ce moyen les procédés d'Atkinson, illusionniste célèbre en Allemagne, qui imite divers instruments : la mandoline, le hautbois, la harpe, et il a pu se rendre compte que la langue est l'agent de tous ces effets. La radioscopie permet de suivre les mouvements des divers cartilages laryngiens, mais les cordes vocales restent inaperçues. On voit bien le diaphragme et c'est encore un nouveau

moyen pour constater que la respiration diaphragmatique est la plus utile aux chanteurs, car on voit
ce muscle s'abaisser de dix centimètres et les poumons distendus dans toutes leurs parties, tandis
que le diaphragme s'abaisse beaucoup moins dans
la respiration costale. La radioscopie sert encore à
examiner les sommets des poumons chez les chanteurs et à décider si leur trouble vocal ne viendrait
pas d'un début de tuberculose pulmonaire.

Les variétés d'émission correspondent à des sensations différentes, d'après lesquelles l'artiste dit
qu'il a la voix dans la tête, dans le nez, dans la
nuque, dans la poitrine, dans l'estomac. C'est ce qu'on
appelle la *localisation du son.* Il n'y a là qu'impression
et non réalité, le mécanisme vocal étant identique
pour tous.

D'une manière générale, l'émission de tête comporte un effort, une tension moindres que l'émission
de poitrine. Le chanteur a bien la sensation d'une
détente quand il passe au registre de fausset.

Pour résumer sous forme de parallèle mes observations, je les présenterai comme suit :

VOIX DE POITRINE	VOIX DE TÊTE
Glotte serrée.	Glotte entr'ouverte.
Ouverture glottique allongée.	Ouverture glottique raccourcie du tiers environ.
Cordes allongées.	Cordes un peu raccourcies.
Pharynx contracté.	Pharynx relâché.
Poitrine vibrante.	Poitrine ne vibrant pas.

Ces différences devraient s'accuser nettement dans
la « Tyrolienne », qui n'est que le brusque passage
de la voix de poitrine à la voix de tête, mais je n'ai
pas eu l'occasion de l'étudier au laryngoscope.

La béance plus marquée de la glotte dans la voix de tête, nous explique qu'une note de tête ne peut être tenue aussi longtemps qu'une note de poitrine. J'ai constaté sur un baryton que le re^3 en poitrine durait dix-sept secondes, et la même note en tête dix secondes seulement.

Il y a encore la *voix mixte* dont les expérimentateurs se sont peu occupés. Pour les maîtres de chant, elle n'est en réalité qu'une voix de poitrine sans intensité (mi-voix, mezza-voce, demi-teinte). Mes observations m'ont permis de voir que quand l'artiste passe de la voix de poitrine à la voix mixte, sa glotte se desserre un peu dans le sens transversal, mais elle ne prend aucunement l'attitude de fausset. La poitrine continue à vibrer, quoique plus faiblement.

D'après Algier, la voix mixte est la partie haute de la voix de poitrine avec un timbre spécial. Elle est encore désignée : voix palatale à cause de sa réverbération au palais, voix sombrée, couverte, fermée. Elle ne doit pas être confondue avec la voix de poitrine diminuée (*mezza-voce* des Italiens), qui est une voix de poitrine, de hauteur variable mais d'intensité faible.

Moura appelle voix flûtée la partie haute de la voix de tête chez la femme.

Conclusion : En ajoutant mes recherches à celles qui ont précédé, nous pouvons admettre :

1° Que dans la voix de poitrine l'appareil est contracté, la glotte serrée, le muscle de la corde vocale (thyro-aryténoïdien) contracté, le pharynx de même, les couches fibreuse et muqueuse de la corde vibrent comme le thorax ;

2° Que dans la voix de tête l'appareil est relâché, la glotte entr'ouverte, le muscle de la corde détendu, le pharynx de même, seule la muqueuse vibre et non le thorax ;

3° Enfin que dans la voix mixte les conditions sont celles de la voix de poitrine, avec des contractions moindres.

La définition du mot *registre* n'a pas encore été bien établie.

« Les registres de la voix sont les sons graves,

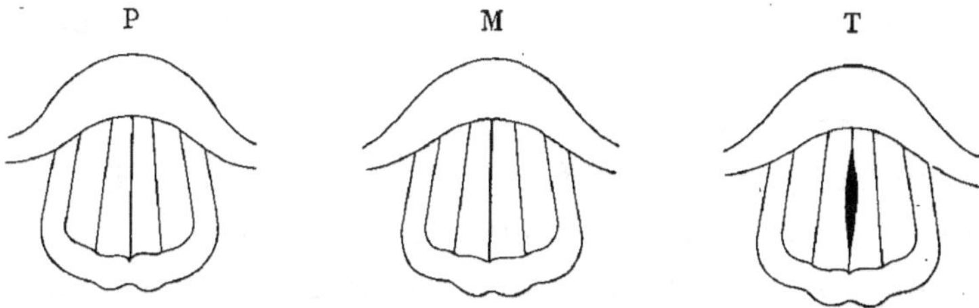

Fig. 14. — La glotte dans les voix de poitrine, mixte et de tête.

P, *voix de poitrine*. Les cordes vocales sont en contact serré. — M, *voix mixte*. Les cordes sont un peu moins serrées l'une contre l'autre, ce qu'indique un peu plus d'épaisseur de la ligne noire qui les sépare. — T, *voix de tête*. Les cordes se séparent et la glotte s'entr'ouvre sensiblement.

moyens et aigus qui forment les trois jeux dans la voix humaine. *Ou bien*, on ne distingue que deux registres, l'un comprenant les sons de poitrine, l'autre les sons de tête ou de fausset. » Dictionnaire de Dezobry et Bachelet, 1862.

Moura écrit : « Nous donnerons le nom de registre à toute série de sons ayant un caractère uniforme d'émission de tonalité et de timbre qui permet de les distinguer de tous les autres » (1).

------

(1) MOURA. Voix et registres. Lecture à l'*Académie de médecine*, 6 novembre 1888.

M'appuyant sur cette conception très juste, je proposerai de réserver le terme *registre* aux émissions de poitrine ou de tête. Il serait très clair de s'exprimer ainsi : « Registre de poitrine, registre de tête », tandis qu'on réserverait les termes : *grave, médium, aigu* pour désigner les parties superposées de l'échelle vocale.

Les passages. — Les différences d'attitude qui caractérisent dans l'appareil vocal les deux émissions distinctes de poitrine et de tête s'accusent très nettement quand on observe le *passage*. On trouvera dans ce chapitre la confirmation évidente des faits consignés dans le précédent.

Quand un chanteur *passe* de la voix de poitrine à la voix de tête, on dit qu'il exécute le *passage*, transition scabreuse, qu'un travail soutenu arrive cependant à rendre moins difficile. Réaliser sur une seule note homogène cette soudure des deux registres est considéré par les maîtres de chant comme un des plus utiles exercices de la gymnastique vocale. Pour ne parler que des disparus, on cite Mario et l'Alboni comme ayant réalisé dans la perfection cet exercice du passage. On n'était pas sans l'apprécier déjà au temps de Louix XIV (1).

Les quelques lignes d'explication qui suivent sur les *passages* ne sont qu'un emprunt à l'enseignement de nos maîtres les plus autorisés.

Chez les femmes le passage se fait, *en moyenne :*

---

(1)   Un savetier chantait du matin jusqu'au soir :
                C'était merveilles de le voir,
        Merveilles de l'ouïr, il faisait des passages,
                Plus content qu'aucun des sept sages.

           La Fontaine (*Le Savetier et le Financier*).

Pour le soprano, du *mi³* au *fa³*.

Pour le mezzo-soprano, du *fa³* au *sol³*.

Pour le contralto, du *mi³* au *sol³*.

Chez les hommes il se fait, pour les ténors, barytons, basses, en moyenne également, du *mi³* au *sol³*.

Nous voyons donc que, pour l'ensemble des voix de femmes et d'hommes, le passage se fait entre le *mi³* et le *sol³*.

Mais il y a encore ce qu'on pourrait appeler les *faux passages*. Exemples : Chez les femmes il se produit, entre les *ré⁴* et *fa⁴*, *un changement de timbre* qui donne l'impression d'un passage, changement qu'il est même prudent de ne point signaler aux élèves, dans la crainte de les troubler (Faure) ; le faux passage est au-dessus du vrai.

J'ai pu examiner dernièrement un mezzo dont le larynx était indemne, mais qui, aux approches de ce faux passage, éprouvait un spasme glottique qui arrêtait la voix : simple défaut naturel que l'éducation fera disparaître.

Chez les hommes, surtout chez les barytons, entre les *la²* et *si²*, au moment où la voix de poitrine devient *palatale,* il se produit un *faux passage* dû à un simple changement de timbre sans que le larynx lui-même modifie son attitude. Ce faux passage se trouve en ce cas au-dessous du passage réel.

On pourrait, il me semble, représenter par le petit tableau suivant les conditions différentes des registres chez l'homme et chez la femme.

On y voit que l'homme chante en voix de tête seulement la partie haute, l'aigu, de son clavier vocal, et que la femme prend la voix de tête dès qu'elle quitte la partie inférieure, le grave de son clavier.

Tableau des registres et passages.

VOIX D'HOMMES	VOIX DE FEMMES
Aigu — Voix de tête *vrai passage* Médium — Voix de poitrine *faux passage* Grave — Voix de poitrine	Aigu — Voix de tête *faux passage* Médium — Voix de tête *vrai passage* Grave — Voix de poitrine

Les passages vrais et faux y sont indiqués à leur place respective.

Je n'ai pas poussé mes recherches jusqu'à ces faux passages qui m'ont semblé d'un intérêt médiocre au regard des véritables.

Voici ce que j'ai vu en observant des passages :

A ce moment précis où la note de tête se substitue à la note de poitrine, la glotte s'entr'ouvre légèrement surtout dans ses deux tiers antérieurs. On pouvait s'attendre à ce résultat, d'après ce que nous a montré le chapitre précédent, puisque, dans le passage, mécanisme de poitrine et mécanisme de tête se suivent sans interruption. J'ajoute que ce phénomène de détente, d'élargissement glottique, s'est invariablement montré le même sur les diverses catégories de larynx que j'ai étudiés (soprani, mezzi, contralti, ténors, barytons, basses).

Timbres clair et sombré. — Des changements très sensibles se produisent dans l'appareil vocal, suivant que le chanteur émet le son en voix claire ou en voix sombrée. On dit également *timbre ouvert* et *timbre fermé*. Le timbre clair est celui du comédien, le timbre sombré celui du tragédien.

Ces deux modes d'émission diffèrent pour l'oreille en ce que la note en timbre clair sonne vivement comme si elle éclatait au-devant des lèvres, tandis que la note en timbre sombré, plus assourdie, semble résonner principalement dans le fond de la bouche ; c'est ce qu'on appelle encore *arrondir* la voix. Les deux timbres ne sont pas seulement utiles pour la variété du chant, ils servent encore à l'amélioration, à la conservation des voix. Pour ne citer qu'un cas : toutes les voix doivent sombrer, arrondir le son lorsque, montant les degrés de l'échelle diatonique, elles arrivent au registre aigu, faute de quoi la fonction s'altère. Les barytons, par exemple, doivent sombrer leur voix à partir du *mi*³ ou du *fa*³. Il est d'ailleurs bien entendu que ce caractère sombré sera d'autant moins sensible à l'oreille que la voyelle sera par elle-même plus claire, moins appréciable, par exemple, sur l'A que sur l'O.

Pour mieux saisir les différences de position qui caractérisent ces deux émissions, il faut demander au sujet qu'on observe de donner alternativement une même note en timbres clair et sombre, en passant sans interruption de l'une à l'autre. Les phénomènes sont plus nets chez l'homme que chez la femme.

Dans la voix claire les lèvres sont largement entr'ouvertes ainsi que les arcades dentaires, la langue s'aplatit dans toute son étendue pour ne gêner en rien l'issue du son. Le voile du palais est relâché et la luette pend inerte dans l'arrière-bouche. Mais aussitôt que le sujet prend la voix sombrée, ses lèvres se rapprochent un peu, bien que cette fermeture relative de l'orifice buccal ne soit pas indispensable. Les chanteurs bien exercés savent l'éviter. La langue, dans sa moitié antérieure, s'abaisse et s'en-

fonce vers le plancher buccal, tandis que sa moitié
postérieure ou base se bombe légèrement. Le voile
du palais se contracte ainsi que la luette qui se crispe
en montant dans l'arrière-bouche. Phénomène plus
caractéristique encore : au moment précis de l'émission sombrée, le larynx descend brusquement dans
le cou. On voit mieux cette descente chez l'homme
que chez la femme ; d'abord, parce que le cartilage
thyroïde, qu'il faut suivre du regard, est plus saillant
dans le sexe masculin, puis aussi, m'a-t-il semblé,
parce que ce mouvement du larynx est plus accentué
chez les hommes. Il est facile chez eux de le mesurer,
principalement chez les basses et les barytons. En
marquant d'un petit trait d'encre les deux hauteurs
différentes de la pomme d'Adam dans les émissions
claire et sombre, j'ai vu le larynx s'abaisser pour
celle-ci d'un centimètre en moyenne. Chez les femmes, je n'ai noté qu'un demi-centimètre, toujours en
moyenne.

On peut dire, *en somme,* que la voix sombrée est
obtenue surtout par un abaissement du larynx et de
la langue entraînée par lui, grâce à l'os hyoïde auquel
elle s'attache. Cet abaissement est un des faits les
plus constants parmi ceux que j'ai consignés dans
cette étude. Aidé des quelques autres modifications
moins importantes dont il a été question, il a pour
effet de faire résonner le son qui sort du larynx dans
une ample cavité rétrobuccale où il prend le timbre
sombre et fermé qui le caractérise. Ainsi se trouve
justifiée la définition que del Sarte nous a laissée du
mot *émission*: « C'est, dit-il, la physionomie du son
sous les modifications des répercuteurs ». En passant
du timbre sombre au timbre clair, l'artiste donne

plus de *couleur* à l'émission de sa voix, et par cette transition ménagée il arrive à *éclairer* sa note. Cette comparaison, empruntée à la peinture, se trouve très applicable ici.

J'ai eu à faire récemment quelques recherches sur les attitudes de la glotte dans la voix chuchotée. C'est seulement encore au moyen de la voyelle E qu'il est possible d'observer.

Si cette voyelle est donnée en voix abandonnée, la glotte est en attitude cadavérique, c'est-à-dire entr'ouverte, les cordes se mettant en position intermédiaire à l'abduction et à l'adduction.

Si le sujet en observation attaque le son par coup de glotte, *en pinçant,* les cordes raccourcies s'accotent en avant pour se détendre et s'écarter un peu pendant la fin de l'émission chuchotante.

Ventriloquie. — La *Ventriloquie* est un mode tout spécial d'émission vocale qui peut être signalé à côté de la voix sombrée.

Ce procédé remonte à la plus haute antiquité. Plus de vingt siècles avant J.-C., les Chaldéens le pratiquaient, interrogeant les dieux et les morts sur l'avenir et simulant leur réponse avec cette émission particulière. Au moyen de ficelles dissimulées, les Égyptiens faisaient remuer les lèvres de leurs dieux de bronze. Il existe au musée du Louvre une tête du dieu chacal Anubis dont la mâchoire est articulée. L'oracle de Delphes était sans doute un ventriloque ; ventriloque aussi la pythonisse d'Endor que Saül consultait.

Les médecins et les physiologistes de la Renaissance étudièrent la ventriloquie, mais sans pouvoir réfuter l'opinion de Casserio, qui la considérait comme une manifestation diabolique.

Le ventriloque fait entendre une voix sombre, faible, étouffée, qui semble ne pas sortir de lui, car en même temps il s'applique à ne pas remuer les traits de son visage, mais à employer des procédés particuliers d'articulation qui varient avec chacun de ces illusionistes.

Ils arrivent à faire croire ainsi que c'est une autre personne qui parle, dans la pièce voisine.

Nous savons aujourd'hui, grâce aux nombreux examens laryngoscopiques et aux laryngo-photographies de Flateau et Gutzmann que, chez les ventriloques, les cordes vocales se rapprochent beaucoup pour faire étouffoir, comme dans la toux ; que les bandes ventriculaires et l'épiglotte se replient aussi vers l'axe du larynx, que l'arrière-bouche se rétrécit par la voûssure de la base de la langue et le soulèvement du larynx. En même temps il se produit une contraction exagérée des muscles abdominaux et une profonde inspiration du diaphragme pour assurer une réserve permanente d'air qui est dépensée au moment voulu. L'expiration des ventriloques se fait très lentement au point que la flamme d'une bougie présentée devant la bouche vacille à peine (1).

J'ai été consulté par un homme d'une quarantaine d'années qui avait, malgré lui, la voix ventriloque et chez lequel je constatai un rétrécissement de la trachée de cause indéterminée.

Sons filés. — L'exercice du *son filé* (mezza di voce

---

(1) R. Wagner. *Münch. med. Woch.*, 28 avril 1891. — E. Bleuler. *Ibid.*, 26 mai 1891. — Flateau et Gutzmann. Leipzig, librairie Abel, 1894. — Garnault. *Revue scientifique*, 1900, p. 140.

des Italiens) consiste dans l'émission, d'abord aussi faible que possible, d'une note qui, progressivement augmente d'intensité, arrive au maximum de force, puis s'atténue peu à peu, descendant par tous les degrés qu'elle a montés d'abord, pour finir aussi faible qu'elle avait commencé. C'est un crescendo suivi d'un diminuendo que réunit un fortissimo.

Étudions le phénomène dans ses manifestations intérieures et extérieures :

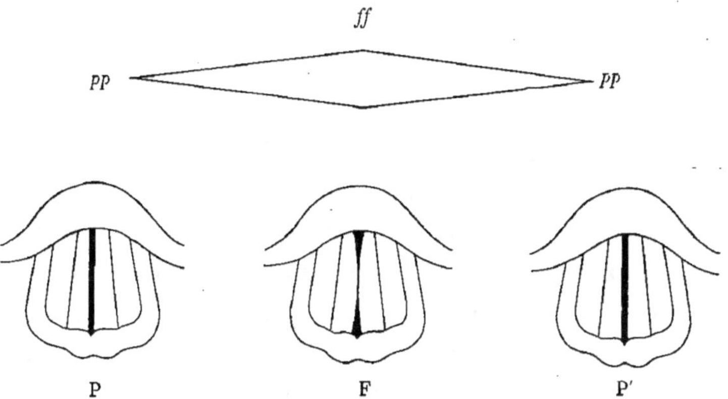

Fig. 15. — La glotte dans le son filé.

P, les cordes sont distantes au début du son filé. — F, elles prennent contact, par leur partie moyenne, dans le milieu du son filé. — P' elles s'écartent à nouveau lorsque finit le son filé.

Étant donné la nature même du phénomène qui consiste en une poussée thoracique grandissante, on pouvait s'attendre à voir les cordes vocales s'entr'ouvrir au moment du fortissimo, c'est-à-dire au moment de la poussée maxima. Or c'est le contraire qui se produit.

Pour mieux observer, il faut obtenir du sujet en expérience un son filé court, je veux dire par là un son filé qui arrive rapidement au fortissimo et s'en éloigne de même. De la sorte, les modifications laryngées étant plus brusques deviennent plus aisément saisissables.

La glotte, qui tout d'abord se montre entr'ouverte d'avant en arrière, se ferme progressivement au fur et à mesure que la note enfle. C'est surtout par leur portion moyenne que les cordes prennent contact, et ce contact est d'autant plus serré que le fortissimo est plus intense. Les extrémités antérieure et postérieure de la glotte restent toujours légèrement entre-bâillées.

Quand le diminuendo arrive, les cordes cèdent progressivement ; leurs parties moyennes abandonnent d'abord ce contact intime et l'on voit à nouveau, vers la fin du diminuendo, la glotte dessiner l'attitude entr'ouverte qu'elle avait au début du crescendo. Mes expériences étaient terminées, quand j'ai eu le plaisir de trouver dans Müller que, « quand la glotte est plus large, le son a moins d'éclat ». Mon étude du son filé confirme cette opinion.

Ainsi, contact de plus en plus serré des cordes, surtout par leur partie moyenne, pendant le crescendo, et contact de moins en moins serré, pendant le diminuendo. Voilà ce qu'on constate sur un larynx qui exécute le son filé.

Cette occlusion laryngée, résistant à la poussée croissante du thorax, est si bien la caractéristique du son filé que, chez les mauvais chanteurs, on voit, dans cet exercice, l'épiglotte s'abaisser parce que la base de la langue, allant à la rencontre du pharynx, contraint cette soupape à s'affaisser sur l'orifice supérieur du larynx, et si ce mouvement de fermeture se produit entre la langue et le pharynx *au-dessus du larynx,* c'est que l'appareil vocal mal entraîné ne parvient pas à assurer avec la glotte seule, ainsi qu'il le faudrait, la fermeture énergique que requiert le jeu du son filé. Alors l'observateur ne peut plus voir ce qui se passe dans le larynx, tandis que la note sort étouffée et sans résonance.

Ici encore un fonctionnement défectueux fait contraste avec le fonctionnement régulier, comme pour en mieux montrer les caractères. Le son filé est très généralement tel que je l'ai décrit dans les larynx bien exercés. Le phénomène est, par contre, moins net et compliqué dans les autres, et c'est ainsi que le laryngoscope devient juge d'une bonne méthode. Sur quelques larynx cependant, j'ai vu la glotte s'entr'ouvrir au moment du fortissimo, mais, en ce cas, le son filé restait sans intensité en son milieu. Cette exception est d'ailleurs des plus rares.

A l'extérieur, la cage thoracique reste immobile aussi longtemps que le son file. Vers la fin, on voit seulement les parois antérieure et latérales de l'abdomen se rétracter vers son centre (1).

Qu'on analyse ce mécanisme du son filé, on verra qu'il consiste essentiellement dans une lutte entre la poussée thoracique et le resserrement glottique, en vue d'augmenter la tension de l'air expulsé et par suite l'intensité du son. Cette lutte atteint naturelle-

---

(1) On trouvera, plus loin, les tracés pneumographiques de la respiration dans le son filé, contrastant avec ceux de la respiration dans le son simplement posé (p. 102 et suiv.).

ment son paroxysme au moment où le son filé passe
par le fortissimo. A ce moment, les muscles thyro-
aryténoïdiens inclus dans les cordes vocales se gon-
flent en se contractant, pour suppléer à l'influence de
la tension passive des cordes qu'assurent les muscles
crico-thyroïdiens. C'est ce que Müller a appelé la
compensation vocale.

Les appareils enregistreurs de Rosapelly et autres
donnent quelques résultats intéressants. Dernièrement (6 mai 1901), avec Charles Verdin, nous avons
fait, à l'École pratique de la Faculté de médecine,
des recherches de ce genre dont voici les principales
données :

Une note bien posée ne fait pas d'oscillation sur
le cylindre enregistreur. Il y a là un contrôle possible du posé de la note.

La voix de tête n'y marque pas d'oscillations, à
moins qu'elle ne soit très appuyée, comme chez certains ténors.

Quand on passe, sur une même note, de l'émission
sombrée à l'émission claire, il se fait un déplacement
notable de la ligne inscrite, ce qui démontre l'ascen-
sion du larynx.

La lettre qui donne le moins de vibration est B,
celle qui en donne le plus est X.

Le coup de glotte. — Le son laryngien se produit
en général par la tension et le rapprochement des
cordes vocales sans que leur contact soit nécessaire,
mais il est un procédé spécial qui attaque la note en
mettant les cordes au contact intime. C'est le coup de
glotte. On discute beaucoup sur le procédé. Ses partisans (Garcia, Faure) font valoir qu'il empêche toute
déperdition d'air avant l'attaque du son, qu'il assure

à la note plus de précision et de netteté. Ses détrac-
teurs objectent qu'il est contraire à la physiologie
laryngée qui, si on laisse agir la nature, procède
graduellement à la tension et au rapprochement des
cordes. Ils lui reprochent de faire abandonner les
contractions progressives, mesurées, qui sont une
des meilleures conditions de l'assouplissement
laryngé. Ils invoquent enfin l'opinion de quelques
médecins spécialistes, qui auraient vu l'emploi du
coup de glotte conduire à des altérations irrémédiables
des cordes vocales.

Prenons le laryngoscope pour observer le phénomène et voyons ce que ce petit miroir apporte dans
le débat.

Les larynx que j'ai examinés exécutaient le coup
de glotte de deux façons assez différentes. Sur
les uns, l'épiglotte s'abaissait, les cordes vocales
supérieures se contractaient jusqu'à venir presque
au contact, et elles y arrivaient même parfois. Les
cordes vocales inférieures (vraies cordes) s'appliquaient brusquement et fortement l'une contre
l'autre. Tout, en un mot, réalisait le phénomène
connu en physiologie sous le nom d'*effort*. Ce n'était
pas seulement le coup de glotte, mais, qu'on me
passe l'expression, « le coup de larynx » dans son
ensemble. Le son sortait sec et comme écrasé.
J'ajoute immédiatement que j'ai vu ce coup de glotte
défectueux sur les larynx qui n'usaient pas habituellement du procédé dans leurs exercices, ou qui en abu-
saient, le pratiquant en dehors des règles de l'art. Nul
doute que ce *faux coup de glotte* n'amène promptement
à des altérations du larynx et de tout l'appareil vocal,
voire même d'autres régions du corps, car il a tous

les inconvénients de l'effort en général. Quelques chanteurs m'ont avoué d'eux-mêmes que le coup de glotte les fatiguait beaucoup ; or j'ai pu m'assurer, laryngoscope en main, qu'ils l'exécutaient mal, faisant le faux coup de glotte.

Sur d'autres larynx, en majorité je dois dire, mieux entraînés à cet exercice spécial, j'ai vu simplement les cordes vocales inférieures venir au contact intime l'une de l'autre, puis se desserrer un peu dans la suite de l'émission. Les cordes vocales su- périeures n'entraient pas en con- traction et l'épiglotte ne s'abaissait pas vers le larynx. Ici pas d'effort, donc pas de suites fâcheuses.

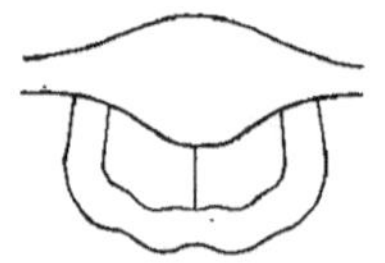

FIG. 16. — Faux coup de glotte.

Or ce pincement exclusif des cordes inférieures, c'est bien là ce qu'on entend en bonne technique sous le nom de coup de glotte. Il est l'agent des sons piqués, qu'on reconnaît à leur caractère explo- sif. J'ai d'ailleurs noté des degrés intermédiaires et vu sur quelques larynx les cordes vocales supé- rieures se rapprocher, sans venir cependant au con- tact. J'ai encore vu des larynx exécuter le vrai coup de glotte dans l'émission naturelle, et passer au coup de larynx quand ils forçaient la voix.

Le laryngoscope nous montre donc que le coup de glotte exagéré, mal fait, contractant tout le larynx (coup de larynx, faux coup de glotte) (voir la figure ci-dessus), est nuisible, mais que le coup de glotte exact (voir la figure « glotte fermée », page 35) con- tractant la glotte seule, ne l'est pas, et qu'il échappe aux reproches qu'on a pu lui adresser. Au moment où le sujet exécute ce procédé, les parties latérales du thorax rentrent en dedans et la paroi antérieure de l'abdomen se rétracte en arrière (1).

On voit que l'examen d'un larynx au miroir laryngoscopique peut indiquer s'il pratique mal ou bien le coup de glotte. et si, par suite, il court ou non des dangers dans sa santé vocale.

Le trille ou cadence. — Voici, parmi les jeux divers que j'examine dans le chant, le plus singulier de tous. C'est lui que j'ai le plus longuement étudié, car c'est lui qui, par sa singularité, a le premier sollicité mes investigations. Il y a bien une dizaine d'années que je me posai cette question : « Comment se produit cette rapide succession de deux notes voisines, qui suppose une agilité de l'organe telle qu'on ne la rencontre dans aucun autre des jeux du chant ? » Garcia nous dit, en effet, que les vibrations du trille sont de 200 degrés du métronome de Maëtzel, tandis que la plus grande agilité que puisse obtenir la vocalisation ne dépasse pas 152 degrés.

C'est l'idée d'étudier le trille qui m'a conduit ultérieurement à celle d'étendre mes recherches aux divers jeux de la voix chantée. Sur les nombreux larynx où j'ai pu l'observer il m'a paru sensiblement identique.

On lit dans quelques auteurs que le trille consiste en une tension et une détente des cordes alternant avec vitesse : simple vue de l'esprit, issue de cette fâcheuse tendance qu'on a eue trop souvent d'expliquer les phénomènes laryngiens par des analogies avec les instruments de musique. Le larynx, pensait-

---

(1) Voir les tracés pneumographiques obtenus dans le coup de glotte, p. 106.

on, nous fait entendre alternativement un *ut* et un *ré*, c'est que les cordes se tendent pour le ré et se détendent pour l'ut. Le premier regard jeté sur le miroir laryngoscopique ruine cette théorie, car les cordes sont immobiles.

Avant d'étudier le phénomène, il convient de s'assurer que l'artiste exécute bien le vrai trille, car il y a de faux trilles. Quelques artistes, soit ignorance, soit plutôt difficulté naturelle, au lieu de donner les deux notes voisines en alternance rapide, exécutent un tremblement, un tremolo sur une seule note, comme l'orgue ou l'harmonium.

Quand j'étais en présence d'un trille véritable, voici ce que j'observais, à la condition de faire triller sur la voyelle É et de ne pas trop retenir au dehors la langue du sujet :

Les cordes vocales sont immobilisées dans un léger écartement. On n'y voit ni rapprochement, ni allongements ; les bandes ventriculaires ou cordes vocales supérieures sont animées d'un mouvement rapide, mais très court, de rapprochement et d'écartement. Un mouvement identique, mais beaucoup plus accusé, agite les replis aryténo-épiglottiques qui forment la circonférence supérieure du larynx. C'est principalement sur ces replis que le mouvement du trille s'accuse et s'observe bien. L'épiglotte s'agite d'avant en arrière, comme vibrante, s'abaissant et se relevant aussi vite que les deux notes voisines se succèdent ; la base de la langue la suit dans ses oscillations, les piliers postérieurs du pharynx — et cette dernière particularité est constatable sans miroir au simple examen de l'arrière-bouche — se rapprochent et s'éloignent l'un de l'autre, entraînés dans une oscillation de même vitesse. Quelquefois la luette exécute de légers mouvements d'avant en arrière.

A quelques nuances près, en plus ou en moins, voilà ce qu'on constate pendant la production du trille. Le mécanisme se réduit, en somme, à un mouvement très rapide qui rapproche et éloigne successivement toutes les parties sus-glottiques de l'axe du tuyau vocal. Chacune de ces parties y concourt selon sa situation anatomique. Celles qui sont sur la ligne médiane, comme l'épiglotte, oscillent d'avant en arrière. Celles qui sont sur les parties latérales, comme les replis aryténo-épiglottiques, vibrent de dehors en dedans.

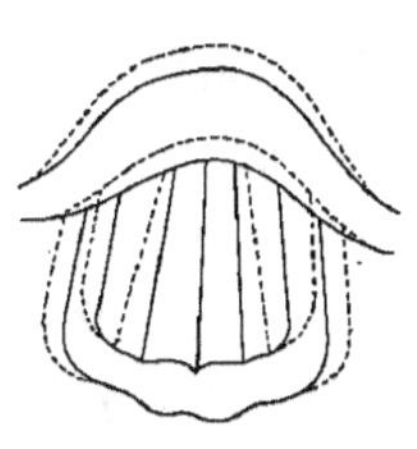

Fig. 17. — Le trille ou cadence.

Les tracés ponctués indiquent l'écart qu'exécutent l'épiglotte, les cordes vocales supérieures, les replis aryténo-épiglottiques, tandis que les cordes vocales inférieures restent immobiles.

Le trille est donc un phénomène sus-glottique et non un phénomène glottique.

J'ai dit, dans la description d'ensemble, que les cordes étaient immobiles ; *exceptionnellement* je les ai vues légèrement agitées de dehors en dedans, comme les cordes vocales supérieures, mais la rareté du fait me donne à penser qu'il s'agissait alors d'un ébranlement communiqué. Une particularité qu'on observe à titre très exceptionnel ne peut être tenue pour élément essentiel d'un mécanisme. J'en dis autant des mouvements de la luette, signalés plus haut, qui ne sont pas constants. Le trille est d'ailleurs d'autant plus facile pour l'artiste et visible pour l'observateur qu'il s'exécute sur les deux notes voisines, sur une seconde. S'il se fait sur deux intervalles (tierce) il est déjà moins net. Il disparaît sur la sixte, où du reste il est presque impossible au chanteur.

Comme conséquence du mouvement intérieur on sent à l'extérieur, en mettant un doigt sur l'angle antérieur du cartilage thyroïde (pomme d'Adam), un rapide ébranlement.

Pour cet exercice encore, le laryngoscope permet de distinguer le vrai d'avec le faux. Assez souvent, lorsque je demandais le trille, au lieu des particularités que j'ai dites, je voyais une immobilité des parties sus-glottiques, tandis que le cou, le menton, la tête du sujet, le thorax même se secouaient convulsivement. Écoutant alors, je constatais que j'avais été placé devant un simple tremblement ou tremolo qui n'est que le faux trille. Sur un ténor, trille et tremolo se succédaient par intervalles dans une même émission ; or chaque fois que son larynx passait au faux trille les oscillations sus-glottiques s'arrêtaient, tandis que la tête était secouée par le tremolo. J'avais de la sorte sous les yeux la combinaison des deux se faisant mutuellement contraste. Ainsi la perfection musicale d'un trille concorde avec sa perfection physiologique, et quand l'oreille indiquera qu'il est mauvais, l'œil ne verra pas les divers mouvements que j'indique dans cette étude.

Les instruments de musique réalisent de diverses manières tremolo ou trille.

Dans les grandes orgues, par exemple, le tremolo (tremblement d'une note unique) est obtenu par une soupape placée entre le réservoir d'air (sommier) et le tuyau, qui arrête ou qui laisse alternativement passer le vent.

Dans l'orgue à cylindre (orgue de Barbarie), le tremolo est obtenu par une succession de pointes en série rectiligne sur le cylindre qui soulèvent une touche à courts intervalles, et le trille par deux séries rectilignes soulevant les deux touches voisines, avec un faible retard de la deuxième sur la première.

Tout spécial est donc le procédé de l'appareil vocal.

Il n'y a pas de similitude entre le mouvement du trille et celui qui fait se succéder deux notes par une vocalisation aussi rapide qu'on la suppose. Le travail pratiqué sur ce dernier ne conduit au premier qu'indirectement par l'agilité générale qu'il donne à l'organe. Le trille est un mouvement à part. D'après ce que j'ai vu au laryngoscope, je trouve absolument exacte la comparaison de M. J. Faure (1) : « Combien de personnes, sachant décomposer le pas de la valse, ont une difficulté extrême à l'exécuter, jusqu'au jour où, spontanément et machinalement, le mouvement se produit et devient alors des plus faciles. » L'étude du trille par écart de tierce, ajoute-t-il, est celle qui donne les plus prompts résultats, mais il met surtout en première ligne : l'imitation. « Vocaliser vite ou triller, nous disait un de nos plus distingués professeurs du Conservatoire, sont aussi différents que marcher vite ou courir. L'un ne conduit pas directement à l'autre. »

Le mécanisme du larynx dans l'*éclat de rire* qui, à première vue, a des analogies avec le phénomène du trille, en diffère totalement, ainsi que j'ai pu m'en

---

(1) J. Faure. La voix et le chant, p. 162.

assurer dernièrement sur deux personnes que j'examinais au laryngoscope. Comme cet examen provoquait chez elles un rire nerveux indépendant de leur volonté, j'ai bien vu les cordes vocales agitées d'un rapide mouvement de dedans en dehors et vice versa, autant de fois que se faisaient entendre les secousses du rire. Le phénomène est ici glottique, tandis qu'il est sus-glottique dans le trille.

Appogiature, notes lourées, stentato, mordant, grupetto. — Je mets ici quelques observations de mécanismes moins dignes d'intérêt, sur lesquels, je l'avoue, mes recherches sont intentionellement moins nombreuses, mais que j'ai vus dans le but d'être aussi complet que possible :

1º *Appogiature.* — Elle consiste dans la succession rapide de deux notes voisines, la première courte, sur laquelle appuie la voix avant de passer à la deuxième, qui est prolongée. L'appogiature est dite *supérieure* ou *inférieure*, d'après la situation de la note courte par rapport à la note longue sur l'échelle diatonique.

Appogiature supérieure : ré — do.

Appogiature inférieure : si — do.

D'après mes constatations laryngoscopiques, que l'appogiature soit supérieure ou inférieure, le phénomène consiste en un léger abaissement de l'épiglotte et un rapprochement des cordes au moment de la note courte. Puis l'épiglotte se relève et la glotte s'entr'ouvre légèrement au moment de la note longue.

2º *Note lourée.* — C'est un son *appuyé*, rebondissant et lié à un deuxième. L'ensemble rappelle un peu la volée des cloches.

J'ai vu au moment de la première note, forte, la glotte s'entr'ouvrir pour se resserrer au moment de la deuxième, sans doute parce qu'elle ne fait pas échec à la poussée thoracique qui produit la première note.

3° *Stentato* (de l'italien *à stento*, avec peine). — Il consiste dans une succession de notes martelées lourdement.

Exemple (les *Huguenots* : duo du 4ᵉ acte), la première mesure de l'air : *Que jamais je n'arrive, au réveil.*

La glotte seule exécute un mouvement qui consiste dans un léger écartement des cordes au moment précis où se fait l'appui.

Le résultat concorde bien avec le précédent, celui de la note lourée.

4° *Mordant.* — Il consiste dans la succession rapide de deux notes courtes en précédant une troisième qui se prolonge.

Exemple : do, ré — do.

Je n'ai jamais vu la glotte se modifier dans le mordant. C'est sans doute le plus ou moins de poussée thoracique qui en assure l'accomplissement.

5° *Grupetto.* — Succession rapide de trois notes courtes avant une quatrième prolongée.

Exemple : si, do, ré — do.

Ici encore la glotte reste fixe, seule l'épiglotte exécute de petites oscillations d'avant en arrière qui quelquefois se transmettent à la base de la langue. Je pense qu'il s'agit là d'un mouvement communiqué par la poussée thoracique.

La respiration dans le chant. — L'étude de cette question m'a paru le complément obligé des recherchés qui précèdent. Fidèle à la méthode que j'ai cru devoir adopter, j'ai successivement étudié la respiration du chanteur dans ses phénomènes intérieurs et extérieurs, par le dedans et le dehors, si je puis dire.

Les sujets qui ont servi à mes recherches appartiennent aux diverses catégories vocales : ténors, barytons, basses; soprani, mezzi, contralti. J'ai même observé sur des enfants, garçons et filles, soigneusement choisis avant la période de la mue.

I. — Les *phénomènes intérieurs* de la respiration dans le chant ont été évalués par des mensurations au spiromètre (1) :

1° J'ai voulu voir quel cube d'air peut utiliser un chanteur pour l'expiration phonatrice, selon son âge, son sexe, son genre de voix, son mode respiratoire.

Voici quelques chiffres :

1° Fillette de 10 ans.	. . . . .	1 lit.	3o
2° Fillette de 10 ans.	. . . . .	1 —	40
3° Garçon de 11 ans 1/2.	. . . .	1 —	80
4° Soprano.	. . . .	2 —	»
5° Mezzo-soprano.	. . . . . .	2 —	3o
6° Contralto.	. . . .	2 —	70
7° Ténor.	. . . .	3 —	»
8° Baryton.	. . . .	3 —	10
9° Basse.	. . . .	3 —	»

Ces chiffres, *moyennes de mes résultats*, nous montrent la capacité vitale phonatrice grandissant avec

---

(1) On nomme *spiromètre* l'appareil destiné à mesurer la quantité d'air que peuvent emmagasiner les poumons d'un sujet, ce qu'on appelle sa capacité vitale. C'est le spiromètre de Verdin qui a servi à mes recherches. M. Verdin a bien voulu m'aider de sa grande expérience technique. Je l'en remercie vivement (voir page 127).

l'âge et avec le sexe masculin. Ils sont un peu inférieurs à ceux qu'a indiqués Piltan (1).

2° Le spiromètre montre encore que, dans l'émission non appuyée de la voix, il se produit une déperdition d'air qui n'existe pas dans la voix appuyée. Il ne fait alors que traduire en chiffres ce que l'expérience des maîtres, Garcia, Faure et autres a révélé. Cette déperdition ne peut se faire que par les fosses nasales. Ainsi :

1° X, ténor. . . . { note non appuyée. 2 lit. 90
{ note appuyée. . . 3 — »

2° Y, mezzo-soprano. { note non appuyée. 2 — 15
{ note appuyée. . . 2 — 35

3° Z, basse. . . . { note non appuyée. 1 — 65
{ note appuyée. . . 2 — 45

3° Enfin, j'ai cherché lequel des trois principaux modes respiratoires (claviculaire, costal, abdominal) fournissait le plus grand cube d'air expiré. J'obtenais la respiration claviculaire, à l'exclusion des autres, en immobilisant côtes et abdomen à l'aide des mains ou de ceintures, et j'agissais de même pour isoler les respirations costale et abdominale.

1° X, mezzo. { respiration claviculaire. . 2 lit. »
{ — costale. . . . 2 — 30
{ — abdominale. . 2 — 05

2° Y, basse. { respiration claviculaire. . 2 — 15
{ — costale. . . . 2 — 60
{ — abdominale. . 2 — 40

C'est donc la respiration costale qui semble em-

____

(1) Anatole Piltan. *Comptes rendus de l'Académie des sciences*, 1886.

magasiner la plus grande quantité d'air. Ces résultats concordent avec ceux qu'indique mon confrère le D' Joal, dans sa monographie sur la question (1).

II. — Les *phénomènes extérieurs* m'ont été fournis par l'emploi des pneumographes de Paul Bert (2). Pour enregistrer les mouvements respiratoires dans les points où ils se montrent le plus marqués, je disposais trois pneumographes : le premier, immédiatement au-dessous de la clavicule droite pour inscrire la *respiration claviculaire* ; le deuxième, sur la partie latérale du thorax, au niveau des 7ᵉ, 8ᵒ et 9ᵉ côtes, qui inscrivait la *respiration costale* ; enfin le troisième, sur la région ombilicale pour obtenir le tracé de la *respiration abdominale*. Ces pneumographes ont été successivement placés sur des hommes (ténors, barytons, basses), sur des femmes (soprani, mezzi-soprani, contralti), sur des enfants de l'un et l'autre sexe.

Les tracés obtenus ont montré que des trois régions explorées (claviculaire, thoracique inférieure, abdominale), c'est la deuxième (thoracique inférieure) qui agit le plus énergiquement, s'affaissant beaucoup plus que les deux autres dans l'expiration, comme elle est aussi plus amplifiée dans l'inspiration. En d'autres termes, c'est surtout avec la partie inférieure de la poitrine que nous emmagasinons d'abord et dépensons ensuite l'air qui nous sert à chanter. Le résultat a été identique avec des notes de registre aigu, médium et grave.

---

(1) D' Joal. De la respiration dans le chant, 1893.

(2) On nomme ainsi de petits tambours à surface élastique qu'on applique sur la poitrine des sujets et qui, par l'intermédiaire de tubes en caoutchouc, inscrivent leurs modifications sur un cylindre enregistreur où l'observateur recueille des tracés du genre de ceux que je montre dans les pages suivantes.

Les tracés ci-dessous montrent ce que je viens de dire (1).

J'ai rencontré toutefois quelques exceptions à cette règle, notamment chez les enfants, avant la puberté. Le fonctionnement respiratoire est chez eux à l'état primitif et n'a pas encore adopté cette prééminence de la respiration costale que nous trouvons chez

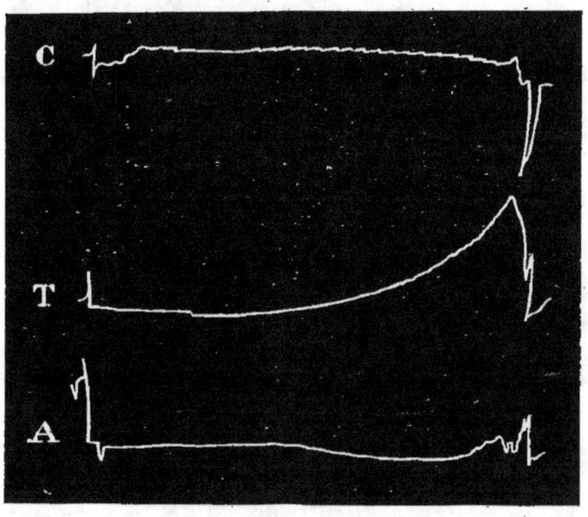

Fig. 18. — Tracé I.

La ligne du haut correspond au pneumographe claviculaire, celle du milieu au thoracique, celle du bas à l'abdominal. On voit que la deuxième s'affaise beaucoup, tandis que les deux autres restent horizontales.

l'adulte. Témoin le tracé IV qui fait contraste avec les précédents.

Lorsque au lieu d'émettre le son progressivement, l'artiste emploie le *coup de glotte,* qui consiste en un exact accolement des cordes vocales dans le but de ne rien perdre de l'air utilisable, une secousse

____

(1) Tous ces tracés doivent être lus de droite à gauche. Les lettres C. T. A. indiquent les courbes données par le mouvement de la clavicule, du thorax et de l'abdomen.

suivie d'un affaissement brusque du thorax se produit. Le tracé V montre ce contrecoup du *coup de glotte* sur tout l'appareil.

A un autre point de vue, le contralto du tracé V fait exception à la règle respiratoire générale, car son tracé costal ne s'affaisse pas plus que les deux

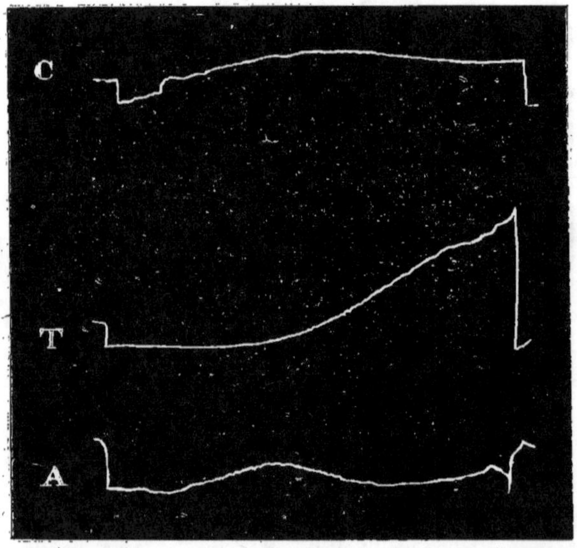

Fig. 19. — Tracé II.

Dans ce tracé, l'affaissement de la courbe costale est moins brusque, parce que le chanteur (un ténor), donnant cette fois un son filé, retenait son souffle pour le dépenser au rinforzando de la note. C'est donc encore au niveau de la région costale inférieure que se font le mieux sentir les modifications imprimées par l'artiste à son mouvement respiratoire.

autres dans l'expiration. Il se plaignait, du reste, de manquer de souffle, d'avoir l'expiration courte.

Enfin j'ai vu sur une basse, artiste des mieux exercés, des ondulations de la ligne ombilicale contrastant avec la rectitude des deux autres. Le phénomène s'accusait d'autant plus que la note était plus grave. Ce manque de tenue montre, je crois, la flaccidité de la partie abdominale, sa non-utilisation dans le mouvement expiratoire.

De ce qui précède, on doit tirer cette conséquence pratique que les chanteurs doivent respirer surtout avec la partie inférieure du thorax. Loin de moi, cependant, l'idée de prendre position contre les maîtres illustres qui ont prôné et prônent encore ce

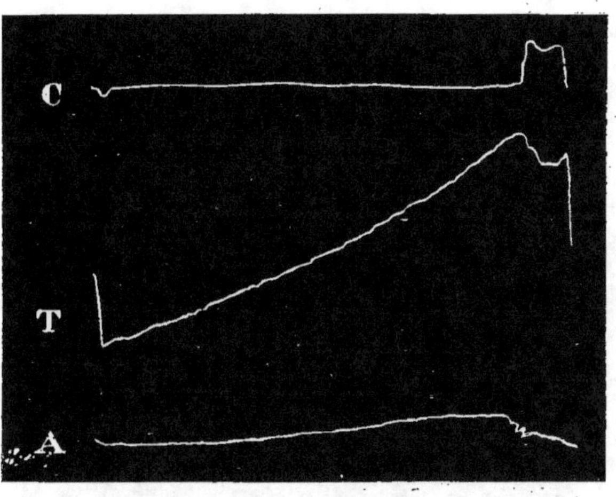

Fig. 20. — Tracé III.

L'affaissement de la ligne costale, comparée à l'immobilité des deux autres, est ici des plus nets. Ce tracé a été pris sur un mezzo-soprano, artiste très distinguée.

qu'on est convenu d'appeler la respiration abdominale, car je pense que la divergence qui existe entre les tenants de la respiration costale et ceux de la respiration abdominale n'est que dans les mots. Les uns et les autres pratiquent la respiration *diaphragmatique*. Car c'est bien le diaphragme qui est l'agent principal de la respiration, puisqu'il dilate la cavité du thorax en s'abaissant et en portant en dehors les six dernières côtes. Pour porter les côtes en dehors, il est obligé de prendre appui sur les viscères de l'abdomen qui proémine à ce moment. Or, suivant qu'on envisage ce soulèvement de l'abdomen ou celui des côtes, on dit la respiration costale ou abdominale ; mais, encore une fois, c'est tout un : c'est la respiration diaphragmatique, celle qui est la plus naturelle, celle du sommeil lorsqu'on est placé dans la position horizontale.

De tous les modes respiratoires, le type diaphrag-

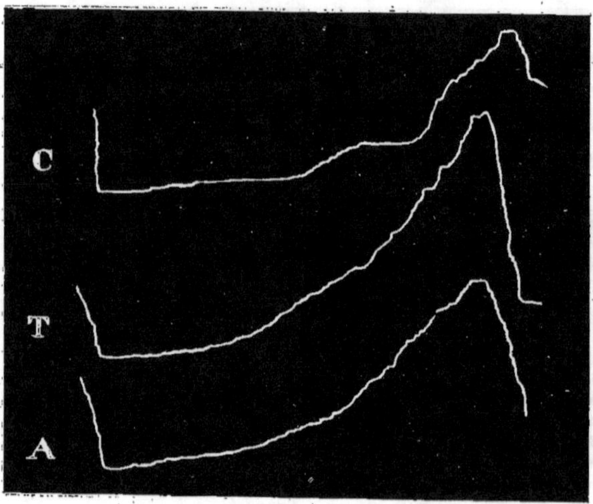

Fig. 21. — Tracé IV.

Fillette de dix ans, donnant le sol⁴. On voit les trois courbes descendre parallèlement.

matique est le plus recommandable car il est le plus physiologique.

Les vieux maîtres de l'École italienne avaient bien compris l'importance d'une bonne respiration. Ils ne permettaient pas à leurs élèves de *pousser*, de donner des coups de poumons, car pousser c'est dépenser exagérément ses forces et aboutir à la ruine de la voix, au chevrotement ou *vibrato* (1).

(1) Les Anglo-Américains appellent le chevrotement voulu *french-tremolo*, bien à tort car il est d'origine italienne.

Que si l'on vient à donner beaucoup d'intensité aux sons graves de poitrine on obtient des sons *écrasés* très désagréables à l'oreille.

Règle générale : doit être considéré comme excessif le degré d'intensité qui nuit à la qualité du son.

En tout cas la prouesse vocale est périlleuse. Le

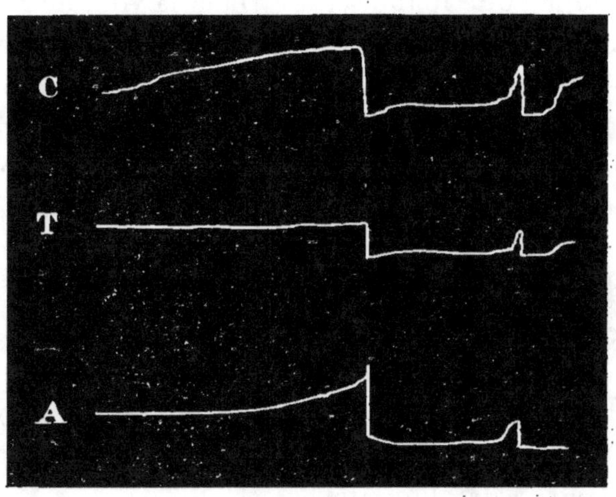

Fig. 22. — Tracé V (coup de glotte).

Ici le la[3] a été émis deux fois successivement par un contralto : une première fois (à droite) en coup de glotte, on voit l'affaissement brusque des trois tracés ; et une deuxième fois sans coup de glotte, on voit alors les trois courbes s'affaisser progressivement, sans secousse.

colpo di gola n'est permis qu'à quelques favorisés, et dès que la qualité de la note s'altère, on peut considérer qu'il y a effort exagéré.

Quelques artistes femmes m'ont parlé des facilités que leur assure l'habitude de mettre un collier un peu haut mais souple ; leur voix en recevrait plus d'intensité et de sonorité. C'est sans doute parce que la pression intra-thoracique s'en trouve augmentée.

Conclusions. — 1° La forme de la glotte, anche humaine, ne se modifie pas au cours des gammes montante et descendante. Seule la tension des cordes vocales assure les changements de hauteur dans la voix.

2° Dans la voix de poitrine, le larynx est contracté, la glotte est serrée, le pharynx se contracte aussi. Les couches fibreuse et muqueuse de la corde vibrent, ainsi que le thorax. — Dans la voix de tête, le larynx est relâché, la glotte entr'ouverte, le pharynx détendu. La muqueuse de la corde vibre et non le thorax. — Dans la voix mixte, les conditions sont celles de la voix de poitrine, avec des contractions moindres.

3° Pour le passage de la voix de poitrine à la voix de tête, la glotte s'entr'ouvre légèrement, surtout dans ses deux tiers antérieurs.

4° La voix sombrée est obtenue principalement par un abaissement du larynx et de la langue qui a pour résultat de faire résonner le son laryngien dans une ample cavité rétro-buccale.

5° Le son filé est produit par un contact intime des cordes, surtout dans leur portion moyenne, au moment du fortissimo. Le degré de ce contact est proportionnel à l'intensité du son. L'étude de ce mécanisme établit que l'intensité de la voix humaine réside dans la contraction synergique des muscles de la poitrine et du larynx, ceux-ci faisant échec à ceux-là, d'où tension plus grande de l'air emmagasiné, d'où vibrations plus amples des appareils qu'il ébranle.

6° Il existe, à côté du vrai coup de glotte qui contracte la glotte seule, un faux coup de glotte ou coup de larynx qui contracte tout l'organe. Celui-ci est seul nuisible.

7° Le trille, ou cadence, consiste dans une oscillation rapide qui rapproche et éloigne successivement toutes les parties sus-glottiques de l'axe du tuyau vocal.

8° Dans l'*appogiature,* la glotte se resserre au moment de la première note courte, pour s'entr'ouvrir au moment de la deuxième longue. C'est l'inverse pour la *note lourée.* La glotte s'entr'ouvre légèrement pendant les appuis du *stentato.* Elle reste immobile dans le *mordant* et le *grupetto.*

9° Le laryngoscope peut montrer *de visu* si les mécanismes laryngiens sont ou non méthodiques.

10° La capacité vitale phonatrice est plus grande chez l'adulte que chez l'enfant, chez l'homme que chez la femme.

Le spiromètre montre que, dans l'émission non appuyée de la voix, il se fait une déperdition d'air plus grande que dans la voix appuyée.

C'est la respiration costale qui semble emmagasiner la plus grande quantité d'air, et c'est la partie inférieure de la poitrine qui, chez l'adulte, agit le plus dans l'expiration phonatrice.

Si les artistes des deux sexes se conformaient au conseil que leur a donné Piltan, d'avoir à leur disposition un spiromètre, un cylindre enregistreur et même un laryngographe, ils ne pourraient qu'y gagner pour la conservation et l'amélioration de leurs moyens vocaux.

ÉTENDUE PHYSIOLOGIQUE ET CATÉGORIES DE LA VOIX HUMAINE

On voit dans le tableau ci-dessous que la voix des femmes se superpose à celle des hommes.

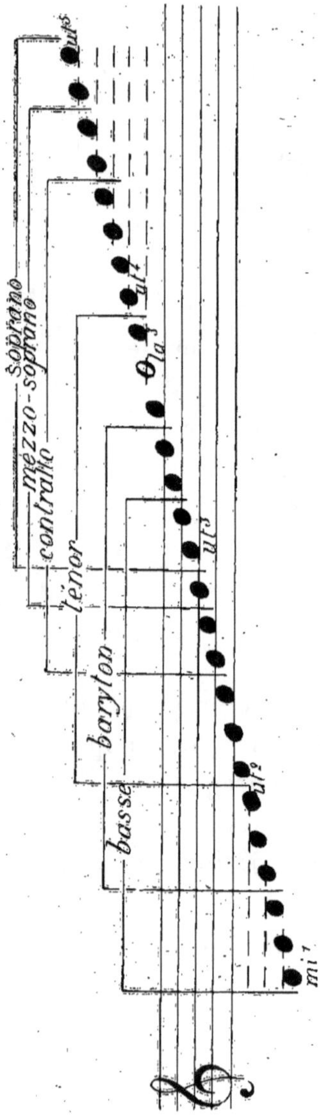

Il est utile d'indiquer l'étendue moyenne des diverses catégories de voix, telles que l'art les utilise.

J'emprunte ces mensurations à l'excellent ouvrage de M. J. Faure sur la voix et le chant. Mais, encore une fois, il ne s'agit que de *moyennes*.

On distingue deux variétés de ténors d'opéra :

1° Le fort ténor (ténor di forza des Italiens), tels Duprez, Alvarez, Tamagno.

2° Le premier ténor, tel que Mario, Nicolini, Vaguet, qui a la même étendue que le premier, mais moins de volume.

Fig. 23. — Étendue physiologique de la voix humaine. Cette figure montre l'ensemble des notes que peut émettre la voix des hommes et des femmes. Le la³ (diapason normal) est indiqué par une blanche.

Comme type de ténor d'opéra-comique, on peut citer les voix de Roger, de Clément.

Dans les barytons élevés on peut ranger les barytons Martin qui utilisent facilement la voix de tête.

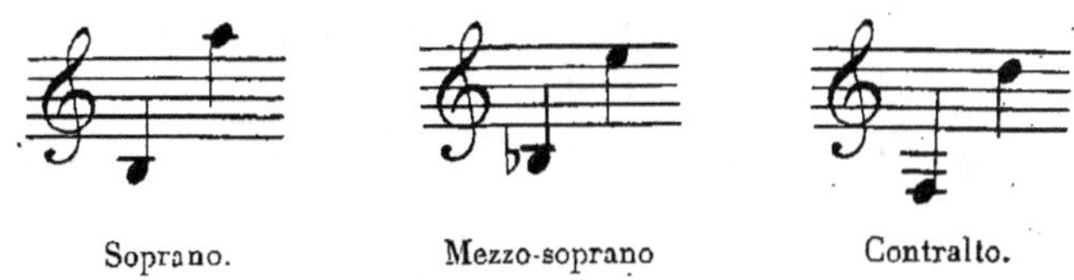

Fig. 24. — Voix d'enfants.

Les voix de ténor d'opéra-comique et de baryton (Battaille, Faure, Renaud), sont les plus fréquentes chez l'homme.

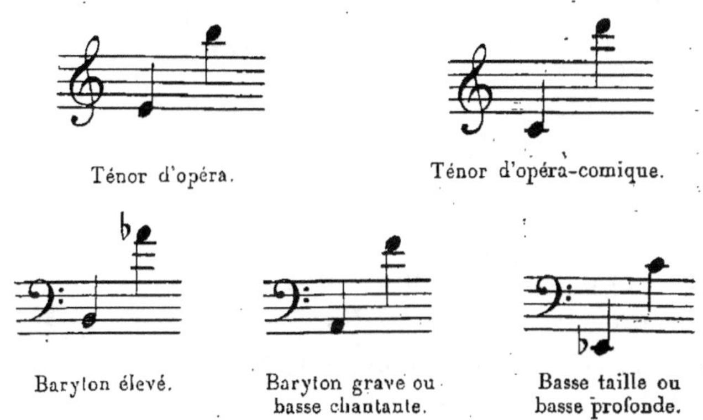

Fig. 25. — Voix d'hommes.

La voix de mezzo-soprano est la plus répandue chez les femmes.

Il se rencontre des voix tout spécialement étendues. Celle de l'Alboni parcourait près de trois octaves. Son passage était insensible. Elle avait été formée par Rossini lui-même.

Le Dr Chervin parlait dernièrement dans « La Voix » du cas exceptionnel d'un soprano allemand. Cette nouvelle étoile transpose l'air des clochettes de Lakmé d'une quinte plus haut, finissant sur le *si* naturel. Elle peut chanter l'accompagnement de flûte dans les variations du Toréador d'Adam, en laissant la partie de soprano au flûtiste.

Dans quelques contrées du Nord, principalement

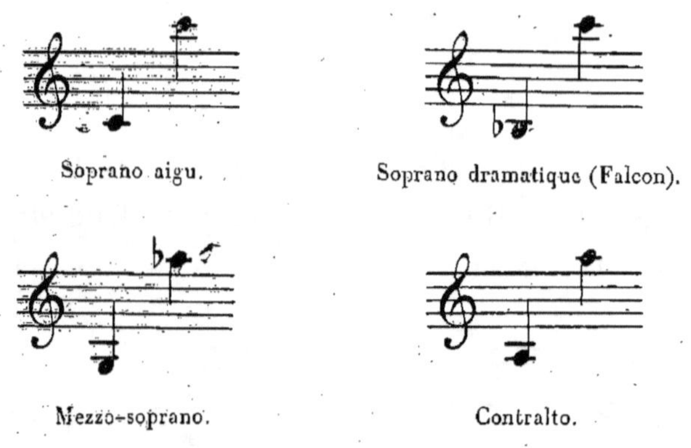

Fig. 26. — Voix de femmes.

en Russie, on peut entendre de merveilleuses voix de basse qui constituent une catégorie à part.

Tandis que les basses ordinaires ne vont guère plus bas que l'*ut* au-dessous des lignes, les voix russes descendent aisément au *la*. Dans le cimetière de Saint-Pétersbourg on peut voir la tombe d'un de ces chanteurs qui fut surnommé *le contre-fa,* car il descendait de deux lignes encore.

Le langage russe appelle ces basses « *les creuseurs* ». Cette particularité de voix ne tient pas à une conformation spéciale. Elle paraît être le résultat d'un entraînement pratiqué depuis des siècles, au point d'être devenu un caractère atavique.

Alors que nous apprécions surtout les notes aiguës
et que nous applaudissons d'enthousiasme les *ut*
dièzes, les Slaves ont plus de goût pour les notes
graves. Dès l'enfance ils s'entraînent à *creuser*. Dans
les églises, le peuple accompagne les chants des
notes les plus graves qu'il peut émettre. Les compositeurs écrivent plus volontiers pour ces registres.
Ces basses donnent une belle sonorité aux chœurs
lithurgiques qui n'ont pas d'accompagnement. On
raconte, dans la vie de Berlioz, qu'entendant à l'église
Saint-Isaac de Pétersbourg quatre cents choristes,
dont une grande partie chantaient avec ces voix de
basse profonde, il tomba à genou saisi d'admiration.

Cette basse russe des creuseurs est une voix forte
et résistante, de deux octaves en général. Elle atteint
son apogée entre 3o et 4o ans. Ces chanteurs n'ont
rien dans leur appareil vocal, ni dans leur extérieur
qui les distingue de toutes les autres basses (1).

Il se rencontre exceptionnellement des cas particuliers qui échappent aux catégories de voix généralement admises : larynx intermédiaires aux ténors
et barytons, etc. Mais ce que j'ai vu de plus surprenant c'est le cas d'une *femme-ténor*. Cette voix allait
de l'*ut*² à l'*ut*⁴, elle était lourde et, malgré un travail
persévérant avec un excellent professeur, ne pouvait
arriver à chanter les soprani ou mezzo-soprani, ni à
faire le trille, sinon elle s'enrouait aussitôt. Son *la*³
diapason était exactement à l'unisson de celui d'un
baryton, tandis que, chez les femmes, il répond à
l'octave supérieure. Et pourtant le sujet était bien

---

(1) Je dois nombre de ces détails techniques à l'obligeance de M. Bour-
deau, maître de chapelle à l'église russe de Paris.

femme, au physique comme au moral ; à l'examen je constatai seulement que les cordes étaient très longues pour des cordes de femme.

Chaque variété de voix correspond *généralement* à certains caractères physiques du sujet.

Le ténor est plutôt de petite taille, de formes arrondies, gras. Sa capacité thoracique est moindre que celle des barytons et basses. La tête est carrée, les angles du maxillaire inférieur saillants au dehors. La trachée et les résonateurs sus-glottiques sont relativement courts dans le sens vertical. Le larynx s'évase de bas en haut et la pomme d'Adam n'accuse pas sa saillie sous la peau. Les cordes vocales sont courtes. Elles ont de plus, d'après Joal, un aspect caractéristique du genre ténor ; leur bord externe est curviligne, cintré, ce qui tiendrait au raccourcissement du diamètre antéro-postérieur du larynx.

La basse est, sauf exception, de haute stature, mais maigre, d'ample capacité respiratoire. La pomme d'Adam est saillante. Le pharynx, le larynx, la trachée sont allongés verticalement. Les cordes sont longues. Déjà Malgaigne avait signalé la proéminence du nez coïncidant avec les voix graves (Archives générales de médecine 1831). « Toujours les voix graves, dit-il, sont accompagnées d'un nez considérable, il est énorme chez les basses tailles, chez les chantres de cathédrale, par exemple. » L'observation est juste dans nombre de cas.

Le baryton présente des caractères intermédiaires au ténor et à la basse.

Chez les femmes, le soprano est de formes minces, de petite taille, le cou est court, la pomme d'Adam peu saillante. Le larynx est petit comme chez l'enfant, cylindrique. Les cordes sont courtes. Le développement est plus marqué chez le soprano dramatique.

Le contralto est grand, souvent brun, maigre et un peu masculin. Son larynx est plus grand, les cordes longues. Le cartilage thyroïde soulève la peau du cou.

Le mezzo-soprano présente des caractères intermédiaires.

Veut-on connaître la liste des voix diverses employées sur nos scènes lyriques, on n'a qu'à voir le tableau d'une troupe dans un bon théâtre de province :

HOMMES

Premier ténor de grand opéra.
Premier ténor d'opéra-comique.
Ténor léger.
Deuxième ténor léger.
Baryton de grand opéra.
Baryton d'opéra-comique.
Baryton basse chantante.
Première basse de grand opéra.
Première basse d'opéra-comique.
Deuxième basse.
Laruette.

FEMMES

Forte chanteuse (Falcon).
Première chanteuse d'opéra-comique.
Chanteuse légère.
Contralto.
Première Dugazon.
Deuxième Dugazon.

Classement des voix. — La question du *classement des voix* étant des plus importantes, je m'y arrêterai un peu longuement.

L'examen laryngoscopique permet-il de classer une voix ? Mandl, Morell-Mackensie, Lennox-Browne ne l'admettent pas. D'autres observateurs : Fournié, Fauvel, Gouguenheim et Lermoyez, Joal (du Mont-Dore), Krause, se rangent à l'opinion contraire.

Le Dr Joal (1), dont les travaux en phonologie méritent la plus grande considération, indique comme résultat de ses recherches personnelles :

« 1° La tessiture dépend de la longueur des cordes inférieures. Les sujets à notes de poitrine élevées ont des cordes courtes et amincies sur leur bord interne ;

2° Le registre du fausset est d'autant plus aisé et plus étendu que les cordes sont moins longues et plus grêles ;

3° Le volume de la voix, à égalité de puissance respiratoire, augmente avec la largeur et la longueur des rubans vocaux. »

Ce qui signifie, si j'interprète bien, que la longueur des cordes est en raison de la gravité des voix et leur largeur en raison de la puissance.

En thèse générale je l'admettrai, mais je ne puis oublier les *nombreuses* exceptions que je rencontre à cette règle. Habituellement quand j'examine un artiste je cherche à deviner par le laryngoscope quelle est la catégorie de sa voix. Je table sur la longueur et la largeur des cordes et bien souvent je tombe à

---

(1) JOAL. *Journal La Voix*, juillet 1898.

côté. Dernièrement deux artistes américains viennent me consulter ensemble. Je les examine l'un après l'autre. Le premier avait les cordes longues et larges, il était ténor léger et l'autre avait les cordes courtes et grêles, il était basse. Plus que tout autre cette double observation en partie double m'a laissé hésitant.

Et puis nous savons l'importance du *timbre* pour le diagnostic des voix. Or le petit miroir ne nous en dira rien.

Que conclure ?

L'examen au laryngoscope ne donne que des renseignements incomplets sur le genre de voix : on peut en tenir compte, mais le classement reste dévolu au professeur de chant utilisant toutes les qualités de la voix qu'il écoute et qu'il suit dans son évolution. Là où nous sommes seuls compétents, c'est dans l'appréciation de la santé ou de la maladie de l'organe, et c'est en cela qu'un professeur bien renseigné ne peut se passer de notre intervention, avant d'entraîner un larynx, sous peine de le compromettre à jamais.

Dans l'étude que j'ai déjà mentionnée au chapitre « Historique » (1), le Pr Krause (de Berlin) fait le tableau d'un appareil vocal *idéal* pour la réalisation d'une belle voix. Comme mes observations personnelles concordent avec les siennes, je ne puis mieux faire que de reproduire ici les principaux traits de son tableau.

Quand une voix est belle et facile à manier, l'appareil vocal est bien construit. La trachée est régulièrement calibrée. Le larynx présente des formes

____

(1) Pr H. Krause. Die Erkrankungen der Singstimme. Berlin, 1898.

harmonieusement développées. Les cordes vocales sont rectilignes et se rapprochent exactement ; les cartilages aryténoïdes forment des pyramides grêles avec une saillie (ou apophyse vocale) bien marquée à leur face antérieure. L'épiglotte se dresse en se recourbant vers la base de la langue ; le vestibule du larynx, c'est-à-dire la cavité comprise entre l'épiglotte et la glotte, est spacieux. Le pharynx est ample et, détail que j'ai souvent noté, sa paroi postérieure forme une gouttière large et très régulière pour réfléchir au mieux les rayons sonores lancés par le larynx. Le palais et le voile du palais présentent aussi une courbe très régulière. Le voile du palais est éloigné de la paroi postérieure du pharynx, et la luette, pas trop longue, pend librement dans l'arrière-bouche. Les amygdales font une faible saillie entre les piliers ; le dos de la langue est plat, les dents s'emboîtent bien. Un nez très perméable est encore une condition favorable pour le chanteur, car il éprouve lui-même que sa respiration est plus facile, plus profonde, s'il inspire par le nez que s'il inspire par la bouche. Les mensurations effectuées par le Dr Mendel avec son rhinomètre établissent aussi que l'inspiration par le nez est plus ample que l'inspiration par la bouche.

Des modifications, même légères, dans cette anatomie idéale peuvent introduire dans les phénomènes vocaux divers changements qu'on trouvera exposés plus loin.

Le Dr Zuckerkandl (1), professeur d'anatomie à l'Université de Vienne, a eu l'occasion de faire très

____

(1) Journal *La Voix*, 1900, p. 225.

minutieusement l'autopsie d'un larynx de chanteur.
Il s'agissait d'une basse. Il a noté la symétrie parfaite
de l'organe, la longueur et l'étroitesse de la glotte,
la différenciation considérable des muscles et enfin
la vigueur du muscle de la corde vocale. Ces détails

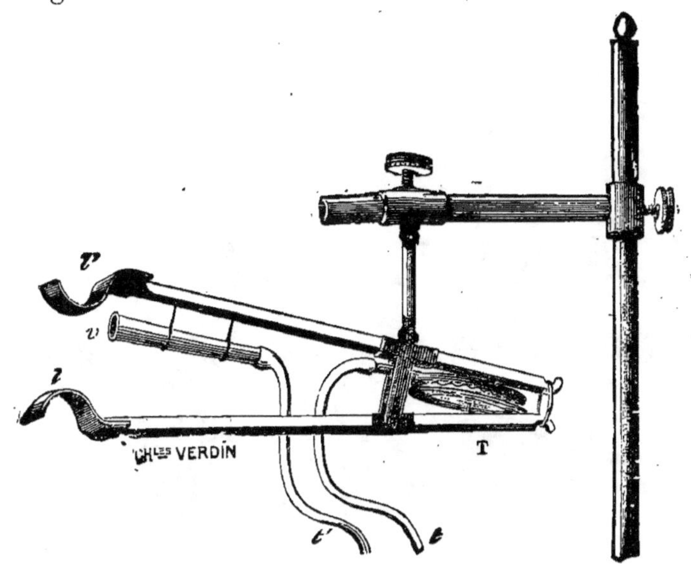

Fig. 27. — Explorateur du mouvement des lèvres ayant servi aux
expériences du Dʳ Rosapelly.

révèlent le travail spécial d'un organe nativement
bien conformé.

J'en arrive aux phénomènes qui se produisent
dans le pharynx, la bouche et le nez, chambres ré-
sonnantes de la voix.

Là se forment voyelles et consonnes, ces deux éléments que la physiologie et la grammaire sont d'accord pour distinguer dans la voix humaine. La consonne (*cum sonare*) accompagne la voyelle et sert à
la modifier pour constituer les diverses modalités
acoustiques du langage articulé.

Pour la voyelle A, la langue s'abaisse et les lèvres s'entr'ouvrent largement.

Pour E, la langue s'élève et les lèvres se resserrent.

Pour I, la langue se soulève plus encore et l'orifice buccal se serre davantage.

Avec O, la langue se retire en arrière et les lèvres augmentent leur rapprochement.

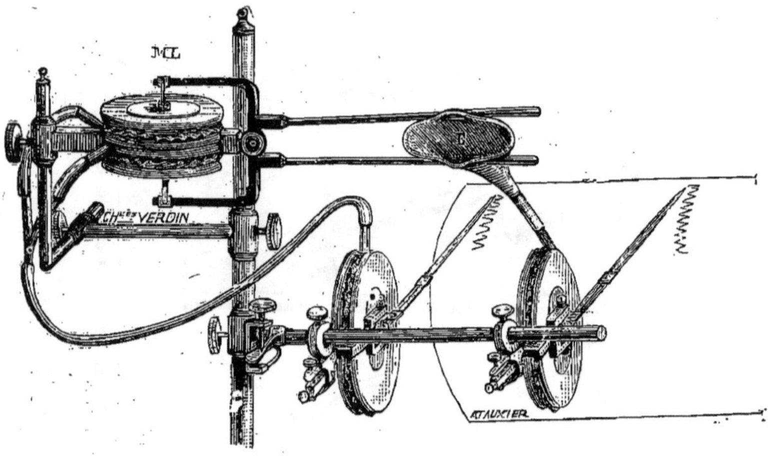

Fig. 28. — Dispositif nécessaire à l'inscription du mouvement des lèvres et des ondes aériennes émises dans la phonation.

Pour U, la langue applique sa pointe derrière les incisives inférieures et les lèvres se ferment comme pour siffler.

Pour les voyelles, la langue agit, dit Moura, comme la main du joueur de cor dans le pavillon de l'instrument.

Jules Lefort (1), s'autorisant de 40 années consacrées

____

(1) J. Lefort. L'émission de la voix chantée, 1 vol. in-4. Paris, 1893, Lemoine et fils.

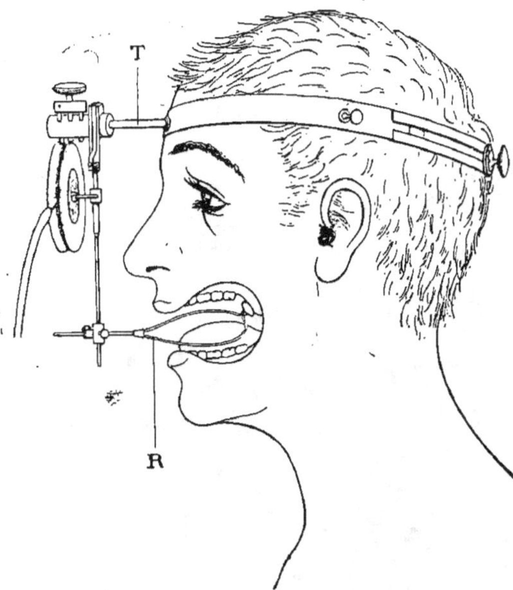

Fig. 29. — Appareil destiné aux mouvements du voile du palais pendant la phonation, système du Dr Weeks.

Cet appareil se compose des pièces suivantes :

1° Une ceinture entourant la tête, ayant en avant une tige porte tambour ;

2° Un tambour récepteur en aluminium se fixant à cette tige (ce tambour a été fait en aluminium, pour éviter que son poids ne fasse fléchir la tige).

Le levier de ce tambour, qui est rond à son extrémité, porte une double virole pouvant être fixée d'une part sur cette tige, et d'autre part à l'extrémité d'un fil ayant la forme d'une raquette, s'introduisant dans la bouche et devant laisser libres les mouvements de la bouche ainsi que ceux de la langue.

À la base de ce fil en forme de raquette, il y a un petit anneau recevant une plaque métallique d'environ 15 millimètres de diamètre recouverte de plâtre, semblable à une pastille, qui se colle au voile du palais.

Voici deux tracés recueillis par l'auteur :

La figure 1 représente les mouvements du voile du palais lors de l'articulation du mot *fonte* et qui se lisent de gauche à droite.

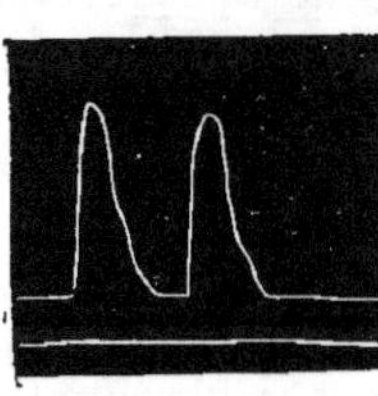

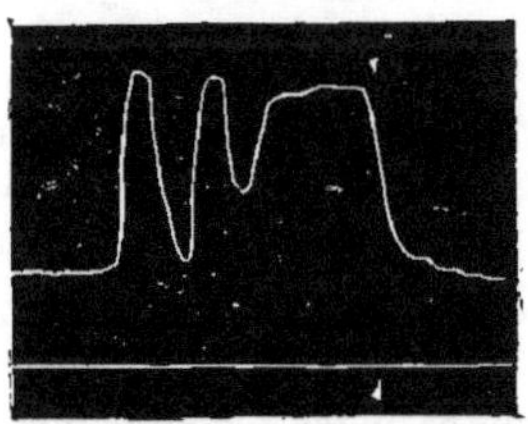

1 2

La première cime représente l'*f*, la deuxième le *t*. Pour la nasale il faut que le voile revienne à la partie normale, ce qui permet à l'air de passer par le nez.

La figure 2 représente le mot *continuité*, d'où il paraît que la voyelle nasale *con* demande plus de mouvement, quoique l'on doive toujours tenir compte des sons voisins.

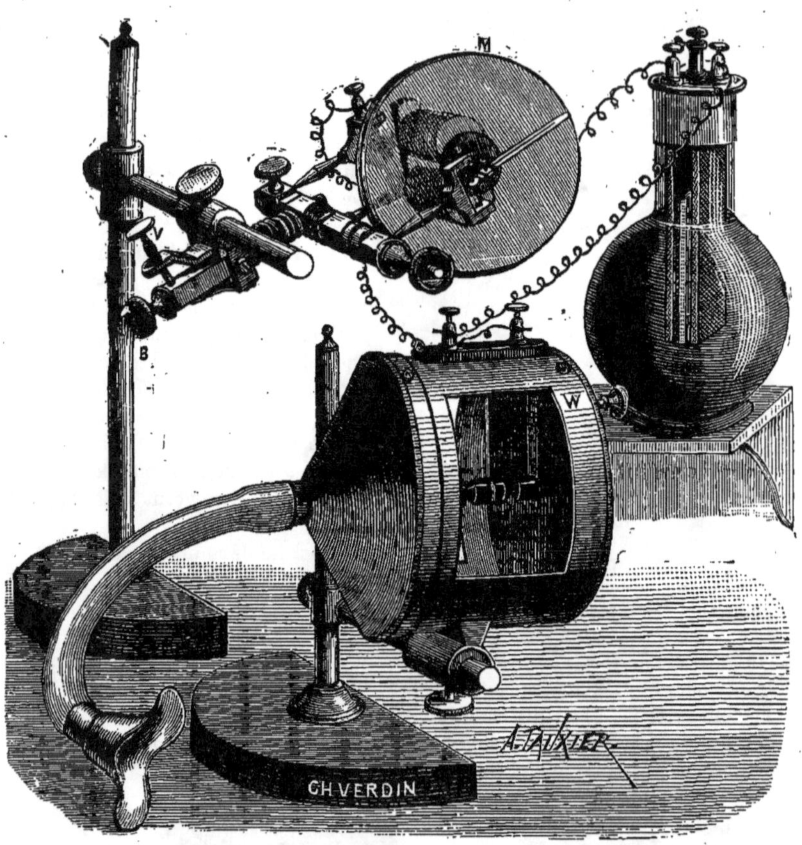

Fig. 30. — Appareil de l'abbé Rousselot pour l'inscription
de la parole.

Cet appareil, représenté au second plan, se compose d'une rondelle
métallique sur laquelle est fixée une membrane de parchemin extrême-
ment tendue, et qu'on a enduite d'un vernis, pour la mettre autant que
possible à l'abri des effets hygrométriques. Au centre de cette membrane
est fixé un disque de fer doux avec lequel est articulé le même système
ordinaire des tambours à levier.

Derrière la membrane se trouve un électro-aimant destiné à attirer le
disque de fer doux placé sur la membrane de parchemin : le disque se
trouvant attiré actionnera la membrane, qui transmettra ses vibrations au
levier inscripteur, lequel les communiquera à l'appareil enregistreur.

à l'enseignement du chant, a contesté l'explication que les physiciens, Helmholtz, Kœnig et autres donnent pour la formation des voyelles. D'après eux, chaque voyelle dépendrait uniquement de la forme du résonateur buccal, dont les capacités varient surtout par les changements de forme qu'affecte la langue; pour toutes l'ouverture buccale serait identique. Lefort démontre, par des expériences, qu'une même cavité peut engendrer diverses voyelles par les seuls changements de son ouverture. Je l'ai vu, dans un entretien que nous avions sur la question, produire les diverses voyelles en soufflant entre ses deux mains disposées en cavité. Seul l'orifice opposé à sa bouche et formé par le bord cubital des deux mains changeait. L'ouverture de la bouche déterminerait donc la variété de voyelles. Les artistes savent bien que, pour émettre nettement les voyelles qu'ils chantent, le jeu des lèvres est des plus importants.

MM. Marage et Roussel ont pu obtenir des moulages de la bouche prononçant les voyelles et il pourrait être utile de faire connaître ces moulages aux sourds-muets pour leur apprendre à donner à leur cavité buccale la forme voulue.

Rameau avait déjà reconnu, par l'oreille seule, que tout son n'est pas simple, mais se compose d'une note fondamentale à laquelle se superpose un « chœur » de notes supérieures, plus ou moins aiguës, de nombre variable, d'intensités différentes.

Les recherches d'Helmholtz ont confirmé le fait et montré que la voix humaine est riche en *harmoniques*. C'est au moyen des résonateurs qu'on les reconnaît aujourd'hui en acoustique. Nombreux dans la voix de poitrine, ils sont rares dans la voix de tête.

Le timbre d'un son dépend du nombre et de l'intensité de ses harmoniques. Celui du son laryngé est très modifié par les cavités sus-glottiques qui, en changeant leurs formes, font plus ou moins résonner tels harmoniques, d'où les variations du timbre de la voix (Beaunis).

Les harmoniques, différents aussi pour chaque voyelle, déterminent son timbre caractéristique. Jamin a donné le nom de *vocable* à cet élément surajouté qui rend les voyelles distinctes. Pour A, la vocable est le 3ᵉ harmonique de la note fondamentale.

(Pour Helmholtz : la vocable de A est *si* ♭⁴); pour E, EU, O, le 2ᵉ harmonique de la note fondamentale; pour I, U, OU, le premier.

On n'est pas encore d'accord sur ce qu'il faut bien entendre par ce mot *vocable*. En tout cas le phénomène se passe toujours dans la bouche.

Pour Helmholtz, c'est la note qui se produit dans la cavité buccale quand on prononce une voyelle et elle est toujours la même pour chaque voyelle. Elle la spécifie.

Hermann admet que cette note n'est pas toujours la même, mais qu'elle varie selon les cas.

Pour Marage, la vocable est un détail accessoire, puisque, pour lui, la voyelle se forme dans le larynx même.

A côté des voyelles proprement dites :

A, E, EU, I, O, OU, U,

il y a les voyelles nasales ;

AN, EN, IN, ON, UN,

que les grammairiens nomment diphtongues.

Marage conclut de ses études que les ventricules de Morgagni et les cordes vocales supérieures donnent à chaque consonne leur timbre spécial, et que la cavité buccale seule suffit à former la voyelle (Société de Biologie, 25 novembre 1899).

Il y a les voyelles parlées et les voyelles chantées.

Les premières sont émises sur quelques notes toujours voisines de l'*ut*³. Le baryton parle généralement de l'*ut*³ à *mi*³. Le soprano parle de *la*³ à *si*³.

Les voyelles chantées sont émises sur une note quelconque, s'écartant diversement de l'*ut*³. Pour elles plus de vocable, et, comme la vocable est caractéristique d'une voyelle pure, les voyelles chantées sont impures, sauf dans le voisinage de l'*ut*³, et voilà pourquoi, ajoute M. Marage, « la diction des chanteurs sera toujours inférieure à celle des diseurs, qui conservent la vocable et lâchent la note ».

Voyelles et consonnes se superposent aux vibrations des cordes dans la phonation normale ; mais elles peuvent exister seules, c'est ce qui arrive pour la voix chuchotée.

Les recherches de König (1) ont établi que :

ou	répond au si	$\flat_2$ —	470	vibrations.
o	— au si	$\flat_3$ —	940	—
a	— au si	$\flat_4$ —	1 880	—
e	— au si	$\flat_5$ —	3 760	—
i	— au si	$\flat_6$ —	7 520	—

Il y a ainsi un intervalle d'une octave entre les *vocables* des diverses voyelles, envisagées dans l'ordre ci-dessus.

____

(1) R. König. Sur les notes fixes caractéristiques des diverses voyelles. *Comptes rendus de l'Académie des sciences,* 1870.

Les voyelles nasales (ou diphtongues) *an, en, in, on, un* sont produites par la résonance de la voyelle *pure* dans les fosses nasales. Pour la réaliser, le voile du palais s'abaisse, ouvrant en arrière l'accès des fosses. On peut s'en rendre compte en prononçant successivement devant une glace la voyelle pure *a* et la voyelle nasale *an*. Au moment de la voyelle nasale, on voit le voile du palais se détacher de la paroi postérieure du pharynx et s'abaisser. Ainsi s'ajoutent de nouveaux harmoniques qui donnent aux voyelles nasales leur timbre particulier.

La possibilité d'employer tour à tour des sons nasaux ou buccaux donne au langage des variétés de timbre très utiles. Les étrangers ont remarqué que la langue française emploie souvent les notes nasalées. Elles donnent au chant un caractère spécial qu'un professeur désignait un jour devant moi du terme : « affectuosité ». D'autres langues sont plutôt *buccales.*

Toute les fois qu'il y a excès de résonance nasale par perforation de la voûte palatine osseuse ou par sa brièveté antéro-postérieure, par altération du voile du palais qui ferme incomplètement l'accès des fosses nasales (paralysies du voile, perforations), on dit qu'il y a rhinolalie ou nasillement. Une petite perforation, de deux ou trois millimètres à peine, suffit pour déterminer un nasillement marqué. Lorsqu'au contraire l'accès des fosses nasales est interdit aux vibrations vocales (adhérences du voile, tumeurs emplissant les fosses, sarcomes, polypes muqueux, polypes naso-pharyngiens, végétations adénoïdes), il y a défaut de résonance nasale, *stomatolalie* (Raugé). C'est ordinairement en cas de végétations adénoïdes qu'on peut entendre cette voix particulière, sans résonance nasale, que M. Meyer a désignée sous le de « voix morte ». C'est ce qu'on appelle encore la *voix blanche*. L'enfant dit *baba* au lieu de *maman*. Küssmaul(1) nomme improprement cette voix buccale *Rhinolalia clausa* par opposition à la première qu'il appelle *Rhinolalia aperta*.

Raugé fait remarquer qu'il existe encore des formes mixtes *rhino-stomatolalie* où la voix est blanche et pourtant nasillarde, par exemple dans le coryza, où les voyelles nasales sont mauvaises parce que le résonateur vibre mal, et mauvaises aussi les buccales parce que le voile du palais fonctionne mollement.

C'est principalement chez les ténors que la voix est renforcée par les fosses nasales. Botey le démontre par l'expérience suivante :

Mettez dans une de vos oreilles l'un des bouts d'un tube otoscope à trois branches, et dans les deux narines de l'artiste les deux autres branches munies d'un embout olivaire. Tant que le sujet en expérience n'émettra que des sons graves ou moyens, les sons vous paraîtront étouffés, mais dès qu'il en arrivera au *la³*, le son résonnera avec éclat dans votre oreille.

Les consonnes résultent des obstacles qu'opposent les résonateurs sus-laryngiens à la colonne d'air vibrante. Si l'obstacle est à l'isthme du gosier la consonne est dite *gutturale*, tels :

G, K, H, J.

---

(1) KÜSSMAUL. Les troubles de la parole. Traduction par Rueff. Paris, 1884.

S'il est au niveau des dents, la consonne est *den-tale* ;

D, T, L, N, R, S.

Enfin s'il est au niveau des lèvres, elle est dite *labiale* ;

B, P, F, M, U.

C'est encore dans les cavités buccales et nasales

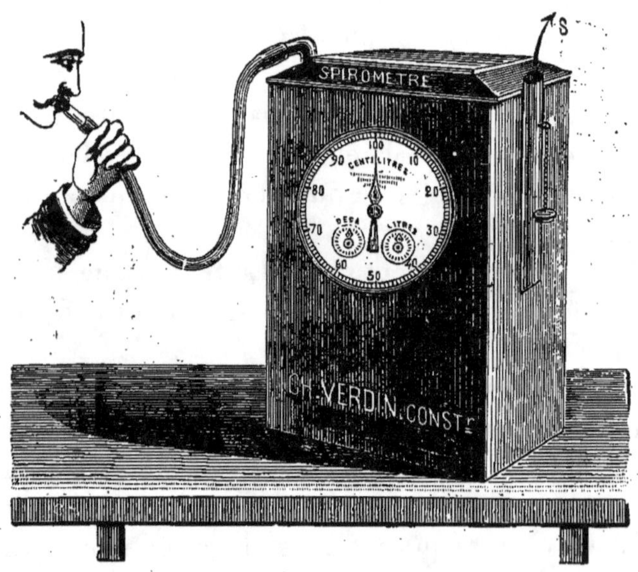

FIG. 31. — Spiromètre de Ch. Verdin.

Cet appareil, en métal léger, pèse 5 kilogrammes. Les aiguilles se remettent en place à la main, quand l'expérience est terminée.

que se forme le *timbre*, c'est-à-dire cette qualité particulière du son qui appartient à chaque voix, et la fait reconnaître : qui en est comme la personnalité, le coloris, disait d'Alembert.

D'après les recherches du Dr Marage (1) les ven-

(1) MARAGE. *Comptes rendus de la Société de biologie*, 25 novembre 1899.

tricules de Morgagni et les cordes vocales supérieures concourent aussi à la formation du timbre spécial de chaque consonne.

Autrefois, en Italie, les passeports indiquaient le timbre de la voix comme moyen de signalement (1).

Il n'est point rare que divers membres d'une

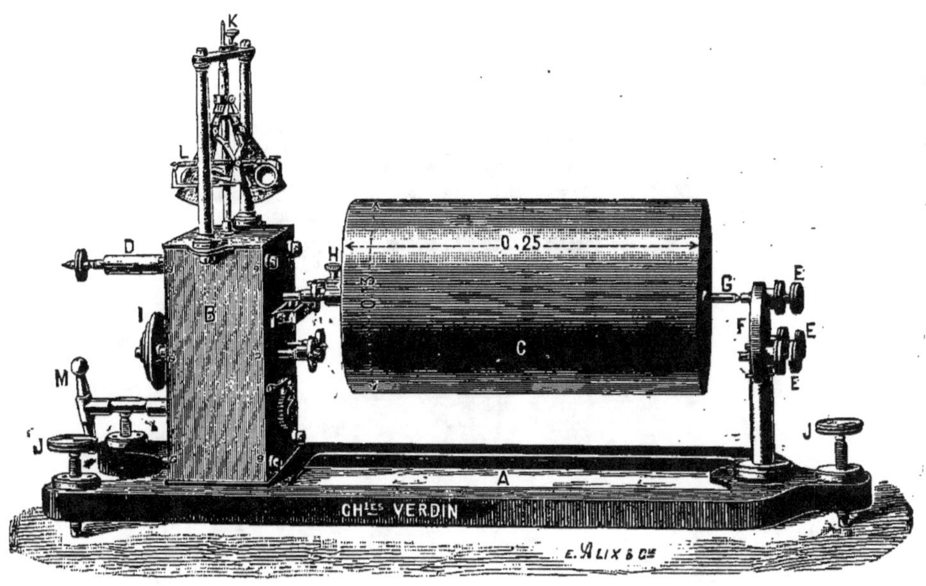

Fig. 32. — Mouvement d'horlogerie avec régulateur de Foucault, actionnant un cylindre ayant 0^m,25 de longueur et 0^m,13 de diamètre. On peut, suivant le besoin, obtenir trois vitesses de rotation du cylindre suivant son placement sur les axes du mouvement, savoir : axe supérieur, 40 tours à la minute, un axe latéral 7 tours, et l'autre 1 tour.

famille aient le même timbre, au point de causer des méprises. C'est un caractère de ressemblance.

Les cavités sus-laryngiennes modifient leur forme

____

(1) J.-M. Plane. Essais sur la physionomie ou physiologie morale, 2e édition, t. I, p. 87.

pour réaliser les timbres (ou émissions) clair et sombre.

Dans le *timbre clair* la bouche et les lèvres s'entr'ouvrent largement et le larynx se hausse pour lancer sa note par-dessus la langue.

Dans le *timbre sombre* les lèvres se rapprochent,

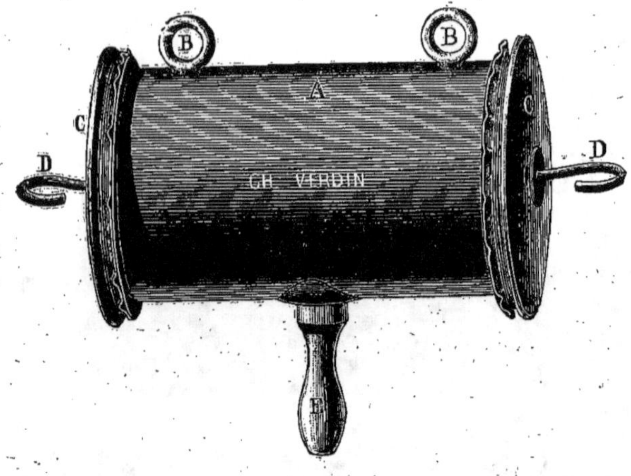

Fig. 33. — Tambour explorateur de la respiration (modèle de Paul Bert).

tandis que la langue s'aplatit et que le larynx s'abaisse.

D'ailleurs la bouche est naturellement accordée pour les tonalités moyennes de la voix humaine, et de légères modifications dans ses diverses parties suffisent pour qu'elle puisse concourir à l'émission des diverses notes de la gamme.

De tout ce qui précède sur la *résonance*, on peut conclure que l'élève doit s'exercer à l'utiliser le plus possible, car le son fondamental étant renforcé par elle, le larynx et la poitrine ont à se fatiguer moins.

Voici les figures de quelques appareils qui servent aux diverses opérations dont il vient d'être question dans les pages qui précèdent. Je les dois à l'obligeance de mon ami et collaborateur Charles Verdin.

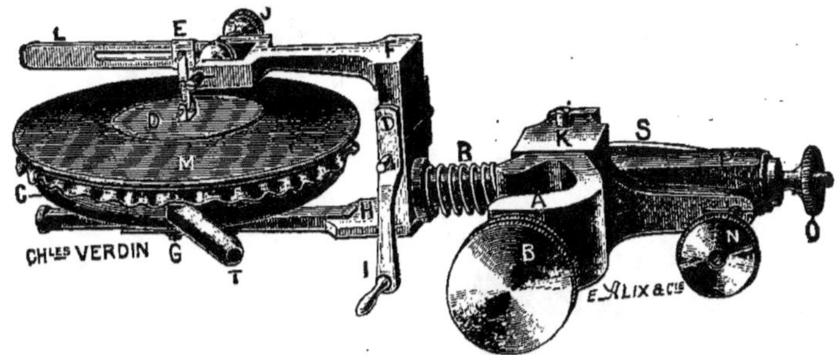

Fıg. 34. — Tambour à levier récepteur du prof. Chauveau.

Cet appareil réunit les avantages suivants : On a la facilité d'allonger ou de raccourcir le levier sans pour cela changer l'amplitude de ses oscillations. On obtient, avec la virole mobile du tambour Marey-Rummo, l'élévation ou l'abaissement du levier, c'est-à-dire la mise en contact du style sur le papier enfumé.

D'autre part, ce tambour porte une virole fendue qui permet de le mettre sur son support ou de l'en faire sortir, sans qu'il soit nécessaire de le faire glisser sur toute la longueur de la tige support.

L'APPAREIL VOCAL AUX DIVERS AGES

Les organes de la voix se modifient assez sensiblement aux divers âges de la vie.

Chez l'enfant le larynx est très petit et n'a pas encore son *timbre* personnel. Il est difficile de reconnaître un enfant au son de la voix. C'est vers l'âge de trois ans que quelques enfants commencent à *moduler*.

Vers la 15ᵉ année chez les garçons, et vers la 13ᵉ chez les filles, apparaît la *mue,* beaucoup plus accentuée dans le sexe masculin. Chez les garçons se montre un enrouement prolongé, le larynx agrandit toutes ses dimensions du double environ. Le cartilage thyroïde devient plus saillant et les cordes s'allongent. Souvent, au sortir de la mue, l'enfant qui

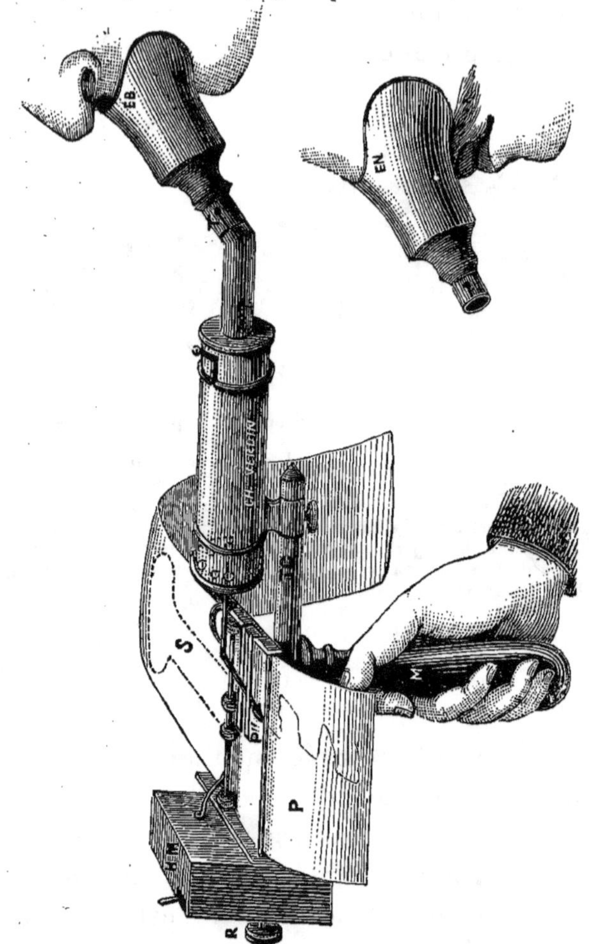

Fig. 35. — Pnéographe, du Dr M. Tata, de Navsari près Bombay (Indes) et de Ch. Verdin.

Cet appareil se compose :

1° D'un mouvement d'horlogerie en H M qut peut faire défiler une bande de papier P, ayant 0ᵐ,06 de large sur 0ᵐ,60 de long. Cette bande de papier repose à son entrée sur une pièce mobile en forme de T, qui est indiquée en S. Pour mettre le mouvement en marche, il suffira de le remonter avec le bouton R et de faire basculer la manette qui est au-dessus du mouvement.

2° D'un manche qui permet de tenir l'instrument à la main.

3° D'une tige T C sur laquelle glisse une douille, ce qui permet de mettre la plume à encre en un point quelconque du papier.

4° Deux embouchures en cuivre nickelé, l'une pour la bouche E B, l'autre pour le nez E N dont on peut opérer facilement le changement en T.

La figure ci-dessus représente l'appareil en fonction.

Chaque fois qu'il se fera une expiration, un disque d'aluminium, qui se trouve relié à la tige centrale portant la plume, se mettra en mouvement, poussé en avant, et le contraire se fera lors de l'inspiration.

était alto devient ténor et le soprano se transforme en baryton ou en basse.

La mue peut se produire très brusquement en une nuit. Le lendemain l'enfant chantera une octave au-dessous.

Elle ne se fait guère sentir sur le larynx de la femme, d'où la différence des larynx à l'état adulte suivant les sexes.

TABLEAU COMPARATIF DES DIMENSIONS DU LARYNX SUIVANT LES SEXES

SEXES	HOMME	FEMME
Grande circonférence.	$0^m,136$	$0^m,112$
Diamètre vertical.	$0^m,044$	$0^m,036$
Diamètre transversal.	$0^m,043$	$0^m,041$
Diamètre antéro-postérieur.	$0^m,036$	$0^m,026$
Longueur des cordes vocales.	$0^m,022$	$0^m,017$

Ainsi, le larynx de la femme se distingue de celui de l'homme surtout par ses dimensions moindres et sa situation plus rapprochée de l'os hyoïde. La femme chante sur une octave supérieure à celle qui est habituelle à l'homme, et quand une femme, même contralto, répète en même temps qu'un homme le *la* du diapason, si vous lui demandez de l'émettre à uné octave au-dessous, l'unisson est parfait. C'est la femme, d'ailleurs, qui naturellement donne la note exacte du diapason.

Quand l'homme est mutilé avant la puberté, son

larynx ne subit pas l'évolution de la mue et sa voix garde le caractère *infantile, eunuchoïde* des castrats.

La mue dure en moyenne de un à deux ans. Elle peut être précédée de *mues prémonitoires* (Fauvel) annonçant la mue totale, comme elle peut être suivie de *mues multiples* rendant la voix de plus en plus grave.

Voici le résultat de mes recherches personnelles sur la *mue*. Je l'ai suivie en détail sur six enfants des maîtrises de Paris.

D'abord l'époque de la mue offre de grands écarts. On la voit se produire de 10 à 18 ans.

Elle est précédée, de plus ou moins près, par un abaissement de la voix. L'enfant, qui chantait les parties de soprano, est employé comme alto, et cependant l'alto véritable est très rare. A la maîtrise de la Madeleine on confie cette partie à des soprani vieillis, à la veille de muer.

Arrive enfin la mue ; l'enfant peut encore chanter sur son médium et son grave, mais non sur son aigu. Quand il l'essaie, il éprouve une douleur au larynx. Il a perdu la sûreté de sa voix. Des couacs involontaires se produisent quand il chante et même quand il parle sur un ton élevé. C'est comme une porte qui grince, avec des échappées vers l'aigu. Ce seront encore des sautes de voix à travers toute l'échelle diatonique, parfois même une aphonie complète. L'étendue de la voix se transforme la première, et c'est ultérieurement qu'apparaît le timbre qui sera l'un des éléments de classement de la voix.

J'ai trouvé, chez ces jeunes garçons, le larynx uniformément congestionné, les cordes notablement plus allongées que chez l'enfant et deux fois mouche-

tées de taches rougeâtres. Deux fois aussi l'épaississement de la région interaryténoïdienne empêchait
l'accolement exact des cordes. La muqueuse des
fosses nasales et celle du pharynx se montraient un
peu congestionnées.

En même temps on pouvait constater le développement actif de la sexualité.

Il y a, dans les maîtrises, les soprani et les alti.

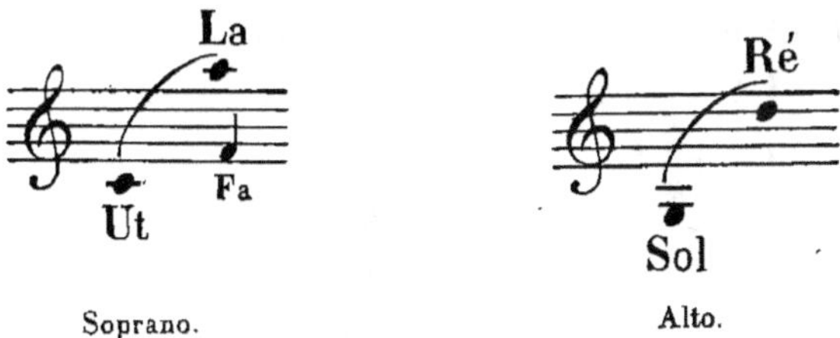

Fɪɢ. 36.

Le soprano prend la voix de tête au petit *fa* indiqué. Quelques enfants ne présentent jamais le phénomène de la mue.

J'ai déjà dit que beaucoup d'enfants, qui avaient
la voix grave avant la mue, devenaient ténors ensuite
et que des soprani se transformaient ultérieurement
en basses. Je ne connais pas d'explication sûre à ce
fait d'observation.

Il arrive qu'à la suite de la mue, la voix reste,
pour de longues années, infantile, eunuchoïde. J'ai
observé un de ces cas de *mue prolongée* chez un
jeune homme dont le larynx paraissait sain, mais les
cordes vocales restaient un peu écartées dans l'intonation.

Voici un exemple qui montre bien que la mue
doit être respectée.

Un étudiant en médecine, très intelligent, vint me

consulter pour de l'infantilisme de sa voix. Il me dit avoir eu la scarlatine à l'âge de 11 ans, mais sans suites fâcheuses pour son larynx. A 13 ans la voix mua fortement, mais, comme dans son entourage on le réprimandait sur sa voix bizarre, il s'efforça, pendant un an, de conserver sa voix d'enfant. Ce fut, selon son expression, *une mue contrariée*. De 15 à 16 ans survinrent des aphonies complètes. Au moment où je l'examinai, sa voix était faible et voilée, s'enrouait et provoquait de la douleur au larynx s'il la forçait. Le grave était indemne, ses cordes étaient molles et grises.

Chez les femmes le phénomène de la mue est moins sensible. Je l'ai étudié sur un jeune contralto qui arrivait à la puberté. Ses cordes étaient congestionnées et sa voix se couvrait d'un voile « d'un brouillard » disait-elle, dans le passage de la voix de poitrine à la voix de tête.

Ch. Labus (de Milan) estime que l'homme n'est en possession complète de toutes ses facultés vocales que vers 30 ans environ, et la femme vers 28 ans.

Vers l'âge de 40 ans chez l'homme et seulement à 70 ans chez les femmes, commence l'ossification des cartilages du larynx qui marque le début de sa déchéance.

Entre cinquante et soixante ans, les articulations s'enroidissent, les muscles s'affaiblissent et la voix devient cassée, chevrotante. Les voix graves se conservent plus longtemps que les voix aiguës.

Radiographie du larynx. — Les renseignements que les rayons X de Rœntgen peuvent donner sur le larynx ont été cherchés par divers auteurs, spécialement par Max Scheier (de Berlin)(1), F. Mackintyre(2), Bürger (3), Mignon (de Nice).

Max Scheier a étudié par ce moyen les progrès de l'ossification dans l'organe de la voix. Il l'a cherchée sur des cadavres d'homme et d'animaux, car le défaut d'immobilité rend moins démonstratives les épreuves obtenues sur le vivant. D'après Bichat et Sappey, c'est de 3o à 5o ans que cette altération apparaît dans les cartilages laryngiens. M. Scheier a vu qu'elle pouvait se montrer plus tôt, même avant 19 ans. Chez la femme, elle est très tardive ; on ne peut la constater qu'entre 70 et 8o ans.

Sur les épreuves, les parties restées cartilagineuses donnent une ombre presque transparente, tandis que les parties ossifiées se détachent en noir. Chez l'homme, l'ossification se montre d'abord à la corne inférieure du cartilage thyroïde, puis elle monte le long de son bord postérieur d'une part, et de l'autre elle s'avance dans le bord inférieur, marchant également à droite et à gauche. Plus tard, elle dessine une travée dirigée obliquement en haut et en avant. Chez la femme, l'envahissement se produit, d'arrière en avant, sur toute la plaque latérale du cartilage. A la longue il peut se former ainsi un véritable *os thyroïde*.

Sur le cartilage cricoïde, les premiers dépôts calcaires se montrent autour de l'articulation qui l'unit

---

(1) M. Scheier. Rapport à la *Société de médecine de Berlin,* 11 mars 1898.

(2) J. Mackintyre. Association laryngologique américaine. New-York, 16, 17, 18 mai 1898.

(3) H. Burger. *Société néerlandaise de laryngol.* La Haye, 22 mai 1898.

au thyroïde, puis ils s'étendent, en commençant par
sa partie postérieure.

À l'aryténoïde, l'ossification commence par la base ;
à l'épiglotte, elle se constate rarement ; jamais au
cartilage de Santorini.

Cette transformation osseuse n'a aucun rapport
avec la tuberculose ou quelque autre maladie du
larynx ; on n'en peut donc rien conclure pour le
diagnostic.

Segond a admis que chez les chanteurs l'ossification
se montre d'abord au niveau des insertions musculaires à cause de l'irritation produite par les tiraille-
ments ; Max Scheier a examiné trente artistes, hommes et femmes, sans rien constater de ce genre. Il
serait intéressant de voir comment se comporte le
larynx des castrats à ce point de vue.

Chez les animaux, l'ossification des cartilages se
produit à peu près comme chez l'homme, avec cette
différence pourtant qu'elle est plus accusée chez la
jument que chez le cheval.

RELATIONS ENTRE LA VOIX ET L'OUÏE

Hensen et Klünder, Beaunis, ont étudié ce qui a
rapport à la justesse de la voix humaine.

Une voix est juste quand les sons du larynx ont
exactement le nombre des vibrations correspondant à
leur place dans l'échelle diatonique. Le défaut de
chanter au-dessus du ton est plus ordinaire que celui
de chanter au-dessous. Il se rencontre surtout dans
le ton mineur. La justesse de la voix exige donc la
précision de la contraction musculaire qui elle-même
dépend du sens musculaire. Chaque degré de tension

des cordes doit correspondre, grâce à l'habitude, à une impression auditive déterminée.

Il existe plusieurs procédés physiques d'apprécier la justesse de la voix. Je me bornerai à mentionner celui d'Hensen. On dispose un diapason de 200 vibrations, par exemple, pour qu'il vibre dans un plan horizontal ; à l'extrémité d'une de ses branches a été fixé un petit miroir. Devant ce miroir on place un brûleur de Kœnig avec une flamme de gaz et une capsule. Cette capsule communique d'un côté avec une conduite de gaz et de l'autre avec un tube de caoutchouc dans lequel on chante. Dans le même temps on fait vibrer le diapason et chanter l'artiste, à l'unisson d'abord puis à l'octave, à la quinte, etc. Si la note est juste on voit pour l'unisson une seule flamme manométrique, deux pour l'octave, trois pour la quinte, etc., et ces flammes sont immobiles. Si la note est fausse, les flammes se déplacent, se portent en avant quand le ton est trop bas, ou en arrière quand il est trop haut.

L'oreille peut être sourde seulement pour quelques tons. C'est comme un *trou* dans l'audition. On dit des yeux, quand ils ne voient qu'une couleur, qu'ils sont atteints de daltonisme parce que Dalton, célèbre physicien anglais, était atteint de cette infirmité. L'état que nous venons de signaler pour l'ouïe est comme un daltonisme de l'oreille.

Les frères Weber ont démontré que si on bouche ses oreilles avec ses mains, on entend mieux sa propre voix. Quelques artistes utilisent ce moyen pour mieux juger de la pureté de leur voix.

La tympanophonie ou autophonie est un trouble plutôt *par la voix* que *de la voix*, mais il est utile de

le consigner ici parce qu'il marque les relations de
la voix avec l'ouïe. Il consiste en un retentissement
exagéré et parfois même douloureux (Rüdinger) de
la voix dans l'oreille. Cette résonance est tellement
prononcée chez certains artistes, qu'ils en sont comme
étourdis, enivrés, qu'ils en perdent la tête. Cette
ivresse de la voix est signalée par le Dr Moura. (Voix et
registres.) (Académie de médecine, novembre 1888):
Une actrice soignée par Hartmann éprouvait brusquement ce trouble lorsqu'elle était en scène et chantait, ce qui ne la gênait pas peu. Cette autophonie
ne dura que peu de temps et guérit. Chez d'autres
sujets, on la voit s'installer d'une façon permanente,
la parole retentissant comme une trompette et les
mouvements d'inspiration et d'expiration se traduisant par un bruissement désagréable ; le sujet en
arrive à ne plus vouloir parler. Les consonnes M et
N surtout sont bruyantes.

La cause de la tympanophonie est la béance anormale de la trompe d'Eustache, qu'elle résulte d'inflammations tubaires, d'un processus atrophiant,
ou d'un amaigrissement rapide du sujet. Elle guérit
assez généralement à moins qu'il ne s'agisse d'atro-
phie des tissus.

On la traite en s'adressant aux causes indiquées,
ou, s'il est nécessaire, en plaçant dans le pavillon de
la trompe de petits appareils occlusifs analogues à
la sonde d'Itard. Hartmann dit s'être bien trouvé
d'instillations de glycérine dans le conduit auditif
externe avec occlusion hermétique à la ouate. Le
moyen agit sans doute en alourdissant la membrane
tympanique par l'infiltration de glycérine et en
étouffant les vibrations entotiques par le ouatage du

conduit. L'autophonie est au reste une affection rare. Hartmann ne l'a observée que trois fois sur un total de 10 000 malades.

Personnellement j'ai vu deux cas. D'abord chez une jeune femme qui ressentait exagérément dans l'oreille gauche les vibrations de sa voix. Le trouble était consécutif à une grippe qui avait touché la trompe d'Eustache. La guérison fut assez rapide. Une autre fois, c'était chez un jeune homme dont la voix chantée seule retentissait péniblement dans l'oreille droite, alors que la parole s'exerçait sans cet inconvénient. Il y avait en même temps une dilatation tubaire et un relâchement de la membrane tympanique. C'était d'ancienne date. Obligé de quitter Paris, il ne put suivre de traitement.

Chez d'autres, du fait d'une affection d'oreille, un son unique est perçu à deux hauteurs différentes par l'une et l'autre oreille. L'écart entre les deux notes est ordinairement d'un ton ou demi-ton, mais il peut être d'une octave. C'est la diplacousie, particulièrement gênante pour les chefs de chœurs ou d'orchestres.

La congestion que les efforts du chant déterminent dans la tête peut être spécialement nuisible à l'oreille. J'ai soigné des malades atteints de sclérose tympanique (variété de surdité) chez lesquels le chant augmentait les bourdonnements.

Un de mes malades, grippé et présentant comme complication du catarrhe de la trompe d'Eustache et de la caisse du tympan, se plaignait de ne plus entendre ses notes aiguës et de souffrir dans l'oreille lorsqu'il les émettait. Le fait ne se produisait pas pour les notes du médium et du grave qui sortent avec un effort moindre.

Même en dehors de toute affection auriculaire, quelques chanteurs, après avoir forcé leur voix ou chanté trop longtemps, sont pris de bourdonnements d'oreilles, que le repos fait disparaître.

On dit « crier comme un sourd ». Le fait est vrai quelquefois, mais plus souvent encore on peut remarquer qu'au fur et à mesure que l'ouïe baisse, la voix de ces sujets devient faible, comme discrète, sourde et détimbrée. Il semble qu'ils ont perdu la notion de l'intensité nécessaire. L'entourage le remarque. Je ne saurais dire pourquoi les uns crient fort et pourquoi les autres éteignent inconsciemment leur voix. Par contre, et, puisqu'il doit s'agir ici surtout de maladie vocale, je signalerai l'épuisement de la voix dont se sont plaintes parfois les personnes qui vivent avec les sourds, en raison de l'obligation où elles se trouvent de parler très fort.

A simple titre de curiosité, je mentionnerai l'opinion que le pavillon de l'oreille a quelque chose de caractéristique sur les artistes. Cette théorie est tirée d'une étude publiée par la *Deutsche medicinische Wochenscrift*. L'auteur de l'article est le Dr Gerber, professeur agrégé à l'Université de Königsberg. Il prétend qu'il existe des rapports étroits entre le sens musical et les circonvolutions du pavillon de l'oreille. Il a étudié les oreilles de Mozart d'après un portrait qui se trouve au Musée de Salzbourg et il déduit de ses observations que l'oreille d'un véritable artiste doit être plus longue que large, peu épaisse et de lignes régulières.

L'état des oreilles peut, ce n'est pas douteux, influer sur le fonctionnement vocal. Dans un article donné au journal « la Voix », le Dr Goureau (1), après avoir fait justement remarquer que certaines maladies de la voix tiennent à un état pathologique non du larynx mais de ses auxiliaires fonctionnels (pharynx, nez, etc.), consigne l'observation d'un artiste qui se plaignait d'avoir involontairement et de temps en temps seulement, quelques notes fausses. L'examen montra que diverses lésions des fosses nasales, rhinite hypertrophique et éperon, entraînaient une perméabilité inégale des deux trompes d'Eustache. C'était comme un strabisme auditif. La mise en état des cavités nasales fit disparaître le trouble fonctionnel.

Est-il possible de développer le sens musical de l'oreille ? Ce n'est pas douteux. Souvent, par exemple, l'application et le travail font percevoir à l'artiste certains à peu près qu'il ne saisissait pas d'abord dans quelques-unes de ses notes. Quelques sujets entendent juste mais chantent faux ; le travail encore peut redresser ce défaut. Par une éducation précoce et méthodique, on arrive à corriger chez l'enfant les imperfections de l'ouïe et à développer le sens musical, à moins pourtant que l'organisation cérébrale s'y refuse tout à fait. D'ailleurs l'absence du sens musical peut aller de pair avec de grandes facultés intellectuelles. « Je meurs d'envie, disait la grande Catherine, d'écouter et d'aimer la musique, mais j'ai beau faire, c'est du bruit et puis c'est tout. » Beaumarchais, Napoléon, dit-on, n'étaient guère sensibles à l'harmonie des sons.

---

(1) GOUREAU. Maladies de la voix indépendantes de toute affection laryngée. *La Voix*, 1892, p. 60.

J'ai pourtant lu que l'empereur était infiniment sensible à la musique vocale. De tous les arts, c'était le seul où il portât un goût personnel. Les autres, il les aurait protégés par politique.

On l'a dit encore de Victor Hugo ; mais n'était-il pas harmoniste à sa manière, lui qui connaissait si bien la musique des mots. « Il était le maître du verbe ; il savait le pouvoir virtuel de tous les mots de notre langue et quels éclats inattendus, quels sons inouïs il en pouvait tirer. » (De Herédia. Discours de réception à l'Académie française, 30 mai 1895).

LA VOIX DES ANIMAUX

Un rapide coup d'œil sur la voix chez les mammifères et les oiseaux nous montrera quelques détails intéressants pour l'étude de la phonologie.

Chez les singes anthropoïdes et notamment chez l'orang-outang (1), il existe, de chaque côté du larynx, de vastes sacs laryngiens qui sont les ventricules de Morgagni très amplifiés, au point de s'accoler en avant. Chez l'orang, ils peuvent envoyer des prolongements jusque dans la nuque et l'aisselle.

Le cheval a des ventricules très amples et on trouve de plus un sinus sous-épiglottique limité en bas par un repli muqueux transversal qui vibre comme les autres cordes. Seul, le cheval entier hennit ; la jument et le cheval hongre ont une voix

---

(1) Drs Deniker et Boulart. Les sacs laryngiens chez l'orang-outang. *La Voix*, 1894, p. 322.

plus aiguë et sans éclat. Ils hennissent exceptionnellement.

Le braiement de l'âne s'exécute par une série d'inspirations et d'expirations précipitées, comme con-
vulsives.

La voix du porc est remarquable par le contraste
de sons graves et aigus. Sa glotte est fort étroite, et
Colin suppose que les sons graves du grognement
sont dus aux vibrations de l'air dans les ventricules.

Le larynx du bœuf est imparfait. Les cordes font à
peine saillie sur les parois latérales du larynx; il n'y
a guère de ventricules. Un tel organe ne peut engendrer qu'un mugissement sourd.

Chez le chien, comme chez les carnassiers, l'organe
est perfectionné, l'épiglotte longue, les ventricules
amples.

En général, la forme de l'épiglotte paraît sans
influence sur la nature de la voix.

Les oiseaux ont un appareil vocal tout différem-
ment organisé. Ils ont deux larynx, l'un à l'extrémité
supérieure de la trachée et l'autre à son extrémité
inférieure.

Le *larynx supérieur* est une simple fente allongée
entourée de pièces résistantes mais sans replis ni
muscles.

Le *larynx inférieur* est le centre réel de la phonation, comme en témoignent ses muscles et replis intérieurs. Immédiatement au-dessus de lui, les anneaux
trachéaux se soudent et se renflent pour former le
tambour. Entre l'extrémité supérieure des deux
bronches est disposée la *membrane tympaniforme de
Cuvier* qui monte pour s'attacher à une petite saillie
osseuse, l'*éperon*. Chez les oiseaux chanteurs un petit

repli est disposé au-dessus de l'éperon osseux ; c'est la *membrane semi-lunaire de Savart*. On la trouve chez le rossignol, l'alouette, la fauvette. Enfin sur le troisième anneau de chaque bronche existe un dernier repli membraneux susceptible de vibrer. Ce larynx inférieur présente chez les oiseaux chanteurs cinq paires de muscles allant de la trachée aux bronches et servant à tendre les diverses membranes tympaniformes et semi-lunaires. Les oiseaux ont d'ailleurs la trachée très longue, susceptible d'allongements et de raccourcissements, sous l'action de muscles démontrés par Cuvier, les sterno-trachéens et cléidotrachéens.

C'est sûrement le larynx inférieur qui engendre la voix, et non le supérieur, car Cuvier a pu sectionner la trachée chez un merle et une pie sans compromettre la phonation.

Par les modifications imprimées à ses deux larynx et à sa trachée, l'oiseau chanteur arrive à cette perfection et cette variété de mélodies exquises. C'est en raccourcissant ou allongeant sa trachée qu'il obtient l'étendue de son clavier vocal.

Cuvier a fait remarquer que certains oiseaux ont un appareil très perfectionné sans jolie voix, et vice-versa, d'où il concluait à l'importance de l'ouïe et de l'instinct. Que de fois cette impression vient au laryngologiste qui voit un appareil vocal, vulgaire de formes, correspondre à une voix remarquable. Le talent de l'oiseau se perfectionne par l'ouïe. Un rossignol isolé de ses semblables perd beaucoup de ses moyens ; inversement un merle peut, par imitation, apprendre des airs variés. Ces faits sont connus des éleveurs, qui ne manquent pas de mettre un bon chanteur dans chaque volière pour améliorer les voix. Les progrès acquis peuvent se transmettre à la progéniture.

Beethoven a écrit la notation musicale du chant des rossignols, des cailles et du coucou, dans sa symphonie pastorale. On a de même écrit musicalement le hennissement du cheval. On trouvera ces notations dans le bel ouvrage de G. Colin (Physiologie comparée des animaux, T. I., pages 491 et 501).

Si vous avez eu la curiosité de comparer le chant des oiseaux à celui de l'homme, vous aurez remarqué que leurs moyens sont très variés, mais fort différents de ceux de la voix humaine. Ils sifflent beaucoup, font admirablement le portamento, ont de grands écarts de la voix. Leurs registres de poitrine et de tête sont beaux, surtout le premier. Ils ont le tremolo, les notes piquées, le trille qu'ils exécutent même sur la tierce.

Chateaubriand (Génie du christianisme, T. I., page 72) écrit : « Le loriot siffle, l'hirondelle gazouille, le ramier gémit..., mais le rossignol dédaigne de perdre sa voix au milieu de cette symphonie ; il attend l'heure du recueillement et du repos, et se charge de cette partie de la fête qui se doit célébrer dans les ombres. »

Chose singulière, le perroquet n'a rien de spécial dans son larynx ; il a même moins de muscles que les oiseaux chanteurs. Son langage lui vient d'un instinct d'imitation particulièrement développé. Comme lui, la pie parvient à articuler un peu. Dans son *Histoire des Animaux*, Pline parle des corbeaux éclos sur le temple de Castor et Pollux qui saluaient de leur nom Tibère et les jeunes Césars ; il parle aussi

de rossignols qui articulaient le grec et le latin.
Plus encore! Leibnitz (1) dit avoir entendu un chien
prononcer une trentaine de mots. La rigueur scientifique de telles observations est bien contestable.
La faculté d'imitation est poussée à l'extrême chez
certaines espèces d'Amérique, chez la grive persi-
fleuse du Mexique, chez l'oiseau-moqueur des États-
Unis qui arrivent à imiter tous les oiseaux du voisinage.

(1) LEIBNITZ. *Mémoire de l'Académie royale des sciences*, 1715.

QUATRIÈME PARTIE

CAUSES DES MALADIES DE LA VOIX

Il est pour la voix des conditions défavorables qui engendrent ses maladies et qu'il est utile d'envisager dans leur ensemble.

On peut les ranger en deux groupes selon qu'elles dépendent du sujet ou du milieu dans lequel il se trouve placé.

1. *L'âge* exerce une influence marquée. Chez les tout jeunes enfants, la voix est fragile et, comme ils se livrent souvent dans leurs jeux à des excès vocaux, ils peuvent l'endommager définitivement. Cet enrouement se traduit au laryngoscope par des épaississements ou des nodules sur les cordes vocales. La puberté, avec ses congestions plus accentuées chez l'homme, la ménopause accompagnée des mêmes troubles circulatoires, peuvent être le point de départ d'altérations persistantes de la voix. L'ossification des cartilages du larynx, qui débute vers l'âge de 40 ans, rend la voix sèche et dure. On peut aujourd'hui avec les rayons X saisir à son débu

cette ossification qui pourra donner l'explication de certains troubles vocaux.

2. *Le sexe* intervient plus chez l'homme que chez la femme. Chez les castrats, le larynx ne se développe pas parce que la mutilation qu'on leur a fait subir rend la mue impossible. Leur voix reste faible et suraiguë. Chez les femmes, au moment de leurs règles, la voix perd de sa facilité, surtout pendant la journée qui les précède. Les artistes éprouvent de la peine à monter dans les notes élevées, à tenir uniformément le son qui tend toujours à baisser. Mais dès que le flux sanguin se produit, tous les moyens vocaux reviennent. Chez quelques femmes pourtant le trouble se prolonge aussi longtemps que leurs règles. Il est bon d'interrompre alors tout exercice de chant. Certaines cantatrices font stipuler sur leur engagement qu'elles auront le droit de ne pas chanter pendant trois ou quatre jours chaque mois. Chez un mezzo, âgé de 3o ans, la gêne vocale se montrait 15 jours avant les règles et cessait immédiatement après. J'ai pu me rendre compte que c'était un mélange de raucité et d'aphonie. Dans le chant, les *trous* abondaient; près de la moitié des mots étaient aphones.

J'ai vu deux fois déjà des artistes qui s'enrouaient à l'une de leurs époques et ne pouvaient retrouver la pureté de leur timbre qu'après les règles suivantes, comme si la nouvelle poussée congestive balayait une stase sanguine laissée par les règles précédentes.

Quand une maladie de la voix existe déjà, elle s'aggrave chaque fois à la période des règles.

La grossesse n'exerce qu'un effet temporaire. Sans doute le diaphragme est gêné dans son fonctionnement, la congestion laryngée détermine de la raucité dans les derniers mois, mais il est assez rare que l'on ait pu attribuer au seul fait d'une grossesse la perte de la voix.

J'ai soigné dernièrement une institutrice qui a eu cinq grossesses. Les deux dernières seulement ont enroué sa voix un mois avant et un mois après l'accouchement.

J'ai vu pourtant quelques cas où la grossesse seule paraissait responsable de la perte d'une voix. Chez un soprano, d'éducation artistique irréprochable, la première de sept grossesses enroua l'organe et fit éprouver une difficulté douloureuse pour émettre toutes les notes. Les grossesses subséquentes aggravèrent la situation. Les cordes étaient épaissies, émoussées, mais blanches. Il s'agit sans doute alors de troubles musculaires trophiques.

J'ai soigné une artiste qui avait eu 13 grossesses : à partir de la deuxième, vers le 4e mois, sa voix devenait toujours lourde, sans agilité et sans facilité pour monter, perdait trois ou quatre notes dans l'aigu. Mais cette gêne disparaissait complètement deux mois après la délivrance.

L'âge critique n'a pas d'influence marquée. Il débarrasse plutôt l'artiste de certains troubles utérins toujours gênants pour la santé génitale.

Les affections de l'appareil génital sont, chez la femme, cause de diverses dysphonies. Piorry, dès 1822, écrivait dans son article « Voix » du Dictionnaire en 60 volumes : « Il y a une sympathie étroite entre l'utérus et l'organe de la voix. Le prolapsus de l'utérus fait souvent perdre quelques tons à la voix la plus belle. »

Le Dr Albespy (d'Allevard) (1) a communiqué plusieurs cas intéressants. Tantôt ces affections agissent par voie réflexe, tantôt ce sont des congestions passives sur les régions aryténoïdiennes ou les bandes ventriculaires, parfois encore des gonflements du corps thyroïde agissant par compression sur les nerfs récurrents. Le trouble vocal peut varier depuis un léger enrouement jusqu'à l'entière aphonie. Bayer a observé une artiste qui, à chaque époque menstruelle, présentait de l'hyperhémie laryngée avec exfoliation consécutive des cordes vocales (2). C'est surtout en ces cas que le laryngologiste doit se montrer pathologiste instruit pour trouver la cause vraie et instituer le traitement voulu.

Effet de l'ablation des ovaires sur la voix. — On a pu craindre que ces opérations eussent un effet fâcheux sur la voix. Dans mes recherches sur cette question (3), voici très sommairement les particularités que j'ai pu noter :

1º Femme de trente ans, mezzo-soprano. Elle dut subir, il y a sept ans, la castration double pour des fibromes utérins. Depuis, ses règles n'ont pas paru. Quand elle reprit ses exercices de chant, après l'opération, elle remarqua que sa voix avait gagné quatre notes dans le grave, sans en avoir perdu dans l'aigu. Sa voix était plus mâle, sans être devenue celle d'un contralto. Son professeur, un des plus distingués du Conservatoire de Paris, déclarait la voix excellente.

---

(1) Dr Albespy. Troubles génitaux et affections des voies aériennes supérieures chez la femme. *Annales des maladies de l'oreille et du larynx*, 1894, p. 128.

(2) Bayer (de Bruxelles). Influence de l'appareil sexuel de la femme sur l'organe vocal. *VIIe Congrès international*. Londres, 1880.

(3) Castex. *Société française de laryngologie*, 1896.

A l'examen, les fosses et le pharynx parurent normaux. Le larynx avait ses cordes un peu ternes et grises, leur bord interne moins aigu et un peu plus émoussé qu'à l'état normal ; altérations sans grande signification, en somme.

La voix n'avait fait que gagner en force et en étendue au fur et à mesure que s'éloignait la date de la castration. Après l'opération, la voix s'étendait du *fa*² au *la*⁴ ; elle va maintenant du *ré*² à l'*ut*⁵.

2° Femme de vingt-six ans. Vient consulter parce qu'elle s'inquiète d'avoir la voix parlée rauque. En lui faisant lire un court alinéa, successivement sur le grave, le médium et l'aigu, on constate que la raucité est beaucoup plus marquée sur son registre aigu. Rien, dans l'état des organes vocaux, ne pouvait expliquer cette altération vocale. On obtint alors le renseignement que, trois ans avant, elle avait subi l'oophorectomie double. C'est depuis lors, disait-elle, que sa parole avait contracté cette raucité, et qu'elle avait totalement perdu une petite voix chantée qu'elle utilisait auparavant.

On conseilla les électrisations laryngées ; mais il n'est pas possible d'indiquer un résultat, la malade n'ayant pas continué le traitement.

3° Femme de trente-cinq ans, qui a dû subir successivement la laparotomie et l'hystérectomie vaginale secondaire. La voix, qui était très belle comme étendue et comme timbre, n'a rien perdu de ses qualités. Elle paraît même plus facile, sans doute à cause de la disparition des troubles nerveux qui la tourmentaient avant.

4° Femme de vingt-trois ans. Ablation de la matrice et de ses annexes pour un fibrome volumineux. La voix (soprano très élevé) n'a fait que gagner depuis en étendue et en force, sans qu'aucun changement fâcheux se soit montré. Il s'agit d'une artiste chargée d'un service vocal assez fatigant,

5° Jeune femme de vingt-deux ans. A subi, en janvier 1892, la double castration pour salpingites. Depuis, dit-elle, sa voix de soprano est compromise ; elle se voile presque immédiatement quand elle fonctionne. Cette jeune femme présentait aux sommets les signes d'une tuberculose au premier degré, elle a craché du sang. En outre, elle a eu la syphilis en 1887. Son larynx est amaigri, il y a un peu d'infiltration interaryténoïdienne.

Cette observation est celle d'une malade de l'hôpital de la Charité, de médiocre intelligence. On doit être très réservé, en raison de son dossier pathologique très chargé, pour incriminer, avec elle, son opération.

6° Artiste dramatique, trente-cinq ans, a été opérée le 25 juillet 1893, pour des kystes proligères papillaires. Les deux ovaires ont été enlevés et les règles n'ont plus reparu. L'opération, pas plus que la maladie, n'a modifié sa voix, qui reste « aussi claire et aussi nette », dit-elle.

Depuis un an, cependant, il lui devient difficile de dire plus d'une douzaine de vers de tragédie sans ressentir une fatigue dans le thorax, qui l'empêche d'emmagasiner tout l'air nécessaire aux effets de force. Il faut dire que, depuis la même époque, elle est glucosurique (à 21 grammes par jour). Elle n'a pas engraissé depuis l'opération, et la cicatrice abdominale est solide.

En somme, de l'examen attentif de ces faits il paraît ressortir que l'ablation des ovaires n'a généralement pas d'influence directe fâcheuse sur la voix des femmes.

Une seule fois, dans ces six observations, l'action paraît bien avoir été nocive. Mais la voix perdue semblait avoir été toujours bien précaire.

L'opération peut nuire cependant à la voix par les quelques troubles qu'elle entraîne parfois : congestions diverses, dyspepsies, hypocondrie, etc. L'inconvénient serait plus grand si l'éventration se produisait par la cicatrice abdominale.

Ces quelques inconvénients sont quantité négligeable, en regard des heureux effets de l'intervention chirurgicale, lorsqu'elle est formellement indiquée. Dût la voix se *masculiniser* un peu (ce qui, d'ailleurs, n'est pas la règle), puisque les belles voix retrouvent après l'opération leur étendue, leur intensité et leur souplesse, il serait inconsidéré de dissuader l'ablation des ovaires par sollicitude pour la voix. Cette conclusion personnelle concorde avec ce que j'ai pu entendre dire sur la voix de quelques opérées, quand il ne m'a pas été donné de pratiquer moi-même un examen de leur larynx.

3. *Tempérament.* — Il faut reconnaître aux tempéraments une action réelle sur la voix. Chez les *sanguins,* elle est forte, chaude. Avec un tempérament *nerveux* coïncide une voix agile, mais facilement troublée par les émotions. Chez les *lymphatiques,* elle manque d'endurance et se voile facilement. Les *arthritiques* sont sujets à des congestions très gênantes dans tout l'appareil vocal, nez, pharynx, larynx, trachée et bronches. C'est un *tempérament mixte, nervoso-sanguin,* qui convient le mieux pour les orateurs et les artistes. Les obèses perdent leur voix. J'ai vu, par contre, des voix claironnantes sortir de larynx maigres.

4. *Circulation.* — Il est nécessaire à l'intégrité de la voix que le système circulatoire soit normal. Quand les fonctions du cœur et des gros vaisseaux s'exécutent mal, la circulation périphérique et notamment celle des vaisseaux du larynx est ralentie, les poumons s'engorgent et sont défectueux pour l'inspiration et l'expiration. La voix est courte, sans tenue. Il en est ainsi, par exemple, dans les affections organiques du cœur. J'ai vu des troubles vocaux, lourdeur de la voix avec sensation de gonflement dans la gorge, qui ne tenaient pas à d'autre cause.

5. *Alimentation.* — Les alcools sont très nuisibles à la voix. Ils entretiennent dans le pharynx et le larynx une congestion constante qui aboutit à la pha

ryngo-laryngite chronique (voix de rogomme). J'ai
vu des voix résister à divers accidents, syphilis ou
autres, et périr par l'abus des alcools.

Le café, les grogs, le punch, le champagne ne
donnent qu'une énergie transitoire, suivie bientôt
de dépression vocale. Les aliments gras sont favorables ; l'huile de foie de morue, par exemple, est
très utile à nombre d'artistes, même quand l'état de
leurs poumons ne la réclame pas.

Au total, c'est l'alimentation mixte, animale et
végétale qui convient le mieux sous un faible volume. Trois heures doivent s'écouler, en moyenne,
entre le repas et l'exercice du chant.

L'artiste doit être sobre pour se prémunir des dyspepsies et de l'embonpoint pareillement nuisibles
au fonctionnement vocal. On peut chanter avec un
grand nombre de maladies, mais ce n'est plus possible avec une affection de l'estomac qui gêne le jeu
du diaphragme et déprime l'ensemble des forces.

L'artiste doit encore tenir sa bouche et ses dents
très saines, très aseptiques. Bien des angines sont
engendrées par les infections buccales ou dentaires.

6. *Système nerveux.* — Tout le système nerveux,
le cerveau surtout, a sur la voix une influence
incontestée ; les passions tristes la dépriment, tandis
que les émotions gaies, comme la joie, la rendent
facile. « La voix, disait Mandl, est le miroir de
l'âme. » Les artistes doivent surtout se défendre des
colères, car on connaît l'exemple de chanteurs qui
ont perdu leur voix à la suite d'un emportement.
Quand un artiste devient neurasthénique, les premiers effets de cet état se font sentir sur son larynx
(neurasthénie laryngée).

7. ***Tabac.*** — En général, fumer est contraire à la voix, mais tous les larynx ne sont pas également influencés. Nuisible pour beaucoup, le tabac semble favorable à d'autres pour échauffer le pharynx. Mario, qui conserva si longtemps sa belle voix, ne quittait le cigare que pour chanter. La cigarette est particulièrement nuisible, surtout si l'on aspire la fumée dans la trachée. Cette nocivité se montre bien dans le cas suivant :

M. X..., homme très intelligent, est atteint d'un peu de pharyngite granuleuse et variqueuse. Il fumait une dizaine de cigarettes par jour. Il dut y renoncer parce qu'elles l'enrouaient et le faisaient tousser. Depuis il a adopté de bons cigares un peu noirs, en fume trois par jour et cela sans aucun inconvénient. Il en est de même s'il fume du tabac ordinaire (caporal) dans une pipe. Dernièrement s'étant remis à la cigarette, il fut repris d'enrouements, de toux et dut y renoncer à nouveau.

Un de mes confrères en médecine m'a dit pouvoir chanter après un cigare et même après une pipe, mais une cigarette lui coupe incontinent la voix.

C'est donc forcément le papier qui contient le principe irritant. Le Dr Lennox-Browne (de Londres) et le Dr Chervin (de Paris) ont ouvert chacun une enquête à ce sujet auprès d'un grand nombre de professionnels. Il en résulte que le tabac est surtout à redouter pour les voix de ténor et pour celles qui se ressentent des premières atteintes de l'âge.

8. ***La syphilis,*** quand elle est bénigne et bien soignée, n'endommage généralement pas la voix. A la période secondaire, lorsque des plaques muqueuses occupent le bord libre des cordes vocales il en résulte une raucité dure, assez caractéristique (*raucedo syphilitica*), mais elle disparaît d'ordinaire avec la fin

de cette période. D'après mes observations personnelles, cette maladie est bien plus nuisible aux artistes lyriques qu'aux dramatiques. C'est que le chant,
pour ses mouvements délicats, exige surtout des
cordes indemnes de toute altération. Or, quand la
syphilis a passé sur un larynx, alors même que l'examen n'y révèle rien, il peut s'être produit dans les
cordes, autour des faisceaux musculaires, des infiltrations suivies de sclérose qui gênent le fonctionnement.

J'ai constaté chez des chanteurs, à la suite des
accidents secondaires, la tendance à s'enrouer vite,
surtout s'ils se servaient de l'aigu ou du grave. Ce
défaut d'endurance les rendait craintifs et paralysait
leurs moyens vocaux. Ils n'avaient pourtant pas les
accidents graves des voix plus compromises. Ils ne
« canardaient » pas. D'ailleurs, leur voix parlée
restait naturelle.

Ainsi la syphilis est bien plus redoutable aux lyriques qu'aux dramatiques : Thalie ou Melpomène s'en
accommodent mieux qu'Euterpe. C'est quelquefois 8
ou 10 ans seulement après avoir contracté la maladie
que les artistes sont pris de gênes diverses (difficulté pour chanter en voix mixte, pour filer les sons,
etc.). Impossible parfois d'indiquer une autre cause
à ces troubles, car les cordes vocales se montrent
rouges et épaissies.

Des observations analogues aux miennes ont été
faites par d'autres. Il a paru dans la *France médicale*
du 8 décembre 1899, sous le titre « Dysphonie fonctionnelle au cours de la syphilis », un article du D[r]
C. Chauveau dont je dois consigner ici quelques notions très caractéristiques. L'auteur parle de ces

« perturbations qui semblent purement fonction-
nelles » et que le repos vocal, joint aux moyens ordinaires, n'améliore pas.

Il relate l'observation d'un artiste lyrique de 39
ans, syphilisé à 22 ans et s'étant insuffisamment
traité. La voix pouvait aller au début du chant, mais
elle s'enrouait vite et contraignait l'artiste à quitter
la scène. La voix parlée était indemne. Au laryngoscope, la corde vocale droite était mal tendue. Il
semblait y avoir insuffisance d'action des muscles
thyro-aryténoïdien droit et ary-aryténoïdien. Quatre
injections mercurielles furent pratiquées à huit jours
d'intervalle. Dès la première, la voix s'améliora.
Les notes aiguës revinrent peu à peu et l'artiste put
reprendre les rôles de ténor qu'il avait dû abandonner pour ceux de baryton.

Le Pr Fournier a signalé et mesuré au dynamo-
mètre les impotences musculaires de la syphilis.
Faut-il expliquer ainsi ces cas ? Nous ne le savons
pas encore.

Je soignais dernièrement à ma clinique une femme
de 46 ans, dysphone depuis quelques jours et présentant en même temps une éruption caractéristique.
Pas de lésions constatables au larynx. Des piqûres
de cyanure de mercure firent disparaître en même
temps tous les troubles.

9. *Le trac.* — Ce terme de métier désigne l'émotion particulière qui saisit l'orateur ou l'artiste quand
il arrive en présence du public. C'est un mal très
répandu, surtout chez les nerveux, qui peuvent
l'éprouver pour une simple lecture à voix haute faite
devant quelques personnes. Tous les professionnels
de la voix n'en sont cependant pas atteints, les mé-

diocres d'abord qui ne doutent jamais de rien. Parmi les grands artistes, Talma semble n'avoir pas connu cette souffrance, mais il fait exception dans cette élite, car généralement plus un orateur ou un artiste ont de valeur ou de conscience, plus l'émotion les étreint. « Sans le trac, pas d'orateur », ai-je entendu dire à M. Émile Ollivier, et il ajoutait : « C'est le trépied du *Vates*. » Les années et le talent ne l'atténuent même guère et l'on voit des avocats éminents, des chanteurs illustres abandonner prématurément leur carrière pour s'éviter cette émotion fatigante qui grandit avec leur réputation.

Le *trac* se présente sous divers types.

Chez l'un, la respiration irrégulière, entrecoupée, altère l'émission vocale : c'est comme un trac pulmonaire. Chez l'autre, l'effet se porte sur le cœur et se manifeste par des palpitations (trac cardiaque). Chez un troisième, le système musculaire est en cause ; les lèvres, les mains tremblent, se portent sur les joues ou tirent la moustache, le pharynx toussote, les bras et les jambes s'agitent. Le vomissement peut même se produire (trac musculaire). Et pourtant la voix même ne trahit pas toujours ce trouble intérieur. Regardez cet orateur lisant en public ; les feuilles de papier qu'il tient à la main sont agitées d'un petit tremblement qui ne laisse pas de doute sur la réalité de son émotion, tandis que sa voix reste nettement posée. Bien plus, j'ai constaté sur un artiste de l'Opéra des spasmes du pharynx se produisant pendant un son filé sans qu'il y parût rien à la note.

Des artistes éprouvent une sensation de constriction et de sécheresse à la gorge.

La voix s'arrête court au milieu d'un mot. C'est ce qu'on appelle vulgairement « la goutte de salive ». D'autres ont la sensation d'un poing qui comprimerait le creux de l'estomac. Ce peuvent être des troubles cérébraux : absence subite de mémoire, anéantissement momentané de la conscience du moi. Ou encore des troubles de la vision : on voit deux portées musicales, les mots dansent sur le papier. Les sécrétions sont accrues : sueurs aux mains, besoin d'exonérer sa vessie, dévoiements. C'est la diarrhée des batailles. Un artiste m'a raconté que, lors de ses débuts, il avait eu l'impression d'un froid lui montant des pieds à la tête à mesure que le rideau, en se soulevant, le découvrait au public.

On a donné le conseil, pour éviter l'émotion, de choisir dans le public un auditeur de visage sympathique auquel on s'adressera la plupart du temps, mais mieux est encore d'oublier ce terrible public en n'ayant devant les yeux que son rôle ou les idées que l'on expose. N'ayez aucun souci de l'effet que vous produisez.

« C'est en vous surtout qu'il faut regarder, représentez-vous *visuellement* ce que vous décrivez, écoutez la leçon qui se répète en votre cerveau. » (Dr Eifer. Le *Correspondant médical,* 15 avril 1899.)

Et quand, le regard vague, vous serez pris par votre sujet, la voix comme les gestes se mettront à l'unisson. L'auditeur lui-même n'aura plus devant les yeux votre personnalité mais seulement les idées vers lesquelles vous l'aurez entraîné.

Chez les orateurs parfois le fil des idées est complètement perdu, il se fait comme une obnubilation de l'intelligence.

La parole s'arrête brusquement comme si quelque surprise ou quelque danger menaçait. Cet accident est désigné d'un mot qui fait image. C'est le *trou*. On a vu parleurs ou chanteurs dominés à ce point par le trac que, perdant toute contenance, ils prenaient la fuite pour se soustraire à ce supplice.

Le trac s'atténue en prenant contact avec le public peu à peu. Que l'artiste arrive un peu d'avance sur la scène, qu'il regarde par le trou du rideau la salle s'emplir progressivement. Qu'il s'habitue à des publics différents, car « tel qui n'a plus peur à Lyon, recommence à trembler à Marseille » (J. Faure). Qu'on s'identifie avec son sujet ou son personnage, on arrivera de la sorte à s'abstraire de ce public qui vous gêne par ses regards attentifs.

Pour l'orateur, le trac est parfois un stimulant. C'est le trac qui le met sur son trépied.

Le trac vient d'une excessive vanité ou d'une modestie trop grande. Il vient surtout du souci de bien faire. Aussi le voit-on principalement chez les orateurs ou les artistes qui ont à soutenir une grande réputation.

A la scène il est moins accentué que dans un salon, parce que l'artiste est plus loin du public et dissimulé par le costume, qui le déguise.

En 1890, le Pr Peter étudiait son mécanisme dans une de ses cliniques à l'hôpital Necker. Il le considérait comme une action cérébrale d'abord qui, descendant à travers la moelle épinière, arrivait aux plexus pulmonaire, cardiaque, rénal et autres, y produisant les troubles qui composent cet état spécial.

Je dois signaler un livre très intéressant du Dr Hartenberg, *les Timides et la timidité*, qui vient de paraître chez Félix Alcan. L'auteur y étudie bien le trac, cette forme importante des timidités.

10. ***Exercices du corps.*** — Si la promenade à pied, la gymnastique, l'escrime, etc., ont une excellente influence pour la santé vocale, pour le développement des muscles pectoraux en particulier, et pour prévenir l'embonpoint, le surmenage est spécialement nuisible. Les exercices violents, courses, football, lawn-tennis, danse, sont plutôt contraires. La bicyclette n'est acceptable que si on ne fait pas de vitesse. Si le cycliste n'a pas les voies nasales libres, il avance la bouche ouverte et l'air, avec la poussière, venant frapper la muqueuse de son larynx, l'exposent à la *laryngite des bicyclistes*. « La bicyclette et tous les exercices du corps *tassent* ma voix », me disait une artiste.

Généralement, quand elle est employée sans exagérations, la bicyclette ne peut qu'être utile aux artistes. Mme Veltrino, professeur de chant à Londres, a fait, il y a quatre ans, au Saint-James-Hall, une conférence où elle a démontré que « le chant et la vélocipédie sont deux occupations qui gagnent à être exercées parallèlement ». Elle y fit entendre plusieurs de ses élèves dont la voix était d'abord insuffisante et qui devaient à ce sport surtout d'avoir accru leur puissance respiratoire. Mon distingué confrère, le Pr Ferreri (de Rome), fait actuellement une enquête sur les troubles que la bicyclette peut causer à l'organe de l'ouïe et aux voies aériennes.

Les frictions et le massage combattent l'obésité qui compromettrait le registre aigu de la voix. Les excès vénériens fatiguent surtout le médium de la voix. Les anciens ne l'ignoraient pas puisqu'ils allaient jusqu'à pratiquer l'infibulation à des chanteurs, comme en témoignent quelques statuettes antiques.

11. *Température et climats.* — Quand le thermomètre dépasse 20°, une fatigue générale se déclare qui compromet l'agilité de la voix. Au-dessous de 10°, elle devient tremblante, mal posée. Les variations brusques sont surtout à redouter, qu'on aille du chaud au froid ou du froid au chaud. Pénétrer dans une pièce surchauffée expose à des congestions laryngées qui peuvent arrêter instantanément la voix. Pour éviter ces coups brusques de froid ou de chaleur, il faut ne pas parler, et respirer par le nez pendant quelques instants. L'air sec est nuisible. Mieux est qu'il soit chargé d'un peu de vapeur d'eau. Les artistes n'aiment pas à figurer en tête d'un programme de concert ; ils savent que la température de la salle est encore relativement froide et que plus tard ils seront mieux à l'aise dans une pièce dont la température s'est élevée et uniformisée.

Les médecins qui exercent dans les villes maritimes ont remarqué la fâcheuse influence de l'air de la mer sur la voix des artistes. C'est surtout au début de leur séjour qu'ils encourent le danger de laryngites, lorsque n'étant pas acclimatés ils vont faire des excursions en mer ou se promener sur la plage, s'exposant aux brouillards, aux vents humides. Pour peu qu'ils soient herpéto-arthritiques, l'effet nocif est vite réalisé. Est surtout dangereux l'*embrun*, ce poudroiement de l'eau de mer produit par le choc des vagues entr'elles ou des vagues se brisant contre les rochers. Cet embrun, irritant pour les gorges, est emporté très loin par les vents.

C'est donc surtout en arrivant que les artistes devront se prémunir. L'acclimatement fait, ils encourent moins de danger, surtout s'ils ont la précaution d'habiter assez loin de la plage ou du port. On estime que le climat marin réellement actif cesse à 5oo mètres dans les terres (Dr Aigre, de Boulogne-sur-Mer).

Parmi les personnes que j'ai soignées, quelques-unes passaient une partie de l'année à Paris et le reste au bord de la mer. D'elles-mêmes elles avaient remarqué que leur voix se troublait seulement quand elles étaient à la mer.

12. *Habitation.* — Les professionnels de la voix doivent éviter les appartements froids et humides des maisons neuves, les grandes avenues exposées aux vents. Ils feront bien de choisir dans les étages supérieurs, parce qu'ils sont plus ensoleillés et protégés des poussières de la rue. Les pièces qu'ils occupent seront éloignées des water-closets, car il s'en dégage des émanations ammoniacales nuisibles pour les voies respiratoires. Ces conditions hygiéniques sont d'autant plus requises pour eux qu'ils passent une partie de leur temps dans les théâtres mal aérés, exposés aux poussières et où le soleil ne pénètre jamais.

13. *Vêtements.* — Les vêtements de laine sont les plus recommandables parce qu'ils évitent les refroidissements brusques. Le corset ne doit pas serrer la taille des femmes, sinon il gêne les oscillations du diaphragme. Lennox Browne et Behnke ont prouvé, par d'intéressants graphiques, que le corset fait perdre aux femmes environ le tiers de leur capacité respiratoire. La Doctoresse Gaches-Sarraute (de Paris)

a étudié cette question du corset au point de vue particulier du chant (1). Elle fait justement remarquer que certains corsets enserrant la cage thoracique jusqu'aux seins empêchent l'augmentation du diamètre transversal et même celle du diamètre vertical en exerçant une constriction sur l'épigastre, ce qui oblige les femmes à exagérer la respiration costale supérieure.

« Pour que la voix puisse être posée librement et éclate avec toute sa puissance ; pour que le son possède une durée suffisante et pour que l'expulsion de l'air soit mesurée et retardée, il faut que les muscles conservent toute leur liberté » ; il faut donc qu'un corset ne dépasse pas sensiblement en haut la région des fausses côtes. Une bonne condition est encore que la paroi abdominale, si souvent fatiguée par les efforts du chant, soit bien soutenue.

Il ne faut pas s'habituer aux foulards et n'en user que si l'on sort de la tribune ou de la chaire. Le froid à la nuque et aux pieds doit surtout être évité.

Les lourdes perruques du xviie siècle exposent beaucoup les artistes aux refroidissements. En les quittant ils redoubleront de précautions.

14. *Odeurs. Gaz. Poussières.* — Ce serait une lacune de ne pas signaler ici le trouble passager que les odeurs peuvent produire sur la voix. Mackensie, Marigue, Odier avaient signalé déjà l'enrouement produit par le parfum des fleurs. De diverses enquêtes, il résulte que les violettes ont surtout cette

---

(1) Journal *La Voix*, 1895, p. 209.

action nuisible. Mais tous les larynx ne sont pas influencés par les mêmes odeurs. L'œillet, le muguet, le lis, l'oranger, le mimosa, le lilas, la jacinthe, le datura, l'héliotrope, le jasmin, la pivoine, les coings, les simples fleurs des champs peuvent occasionner des enrouements. L'encens, l'odeur des pommes frites dans la rue sont signalés dans les observations.

Une toux sèche et de la raucité vocale se produisent aussitôt, parfois même une aphonie véritable qui se dissipe dès que l'artiste sort au grand air.

Chez la plupart des sujets le trouble est explicable par une congestion des muqueuses nasale et laryngée, que le Dr Joal (du Mont Dore) (1) a constatée directement.

Comme l'indique mon collègue, le Dr Cartaz, il doit s'agir de l'irritation produite sur les premières voies par les huiles essentielles odorantes (éthers composés ou hydrocarbures). Ce n'est donc pas par simple prétention que certains artistes, avant de chanter, demandent qu'on enlève les fleurs placées près d'eux. Un tempérament nerveux facilite ces accidents. Rien ne le prouve mieux que le fait souvent cité d'une dame qui était prise d'enrouement si on laissait près d'elles des roses qu'elle ne savait pas être artificielles (Dr Mackensie, de Baltimore) (2).

Les cas de mort sont tout à fait exceptionnels. Ils ont été mentionnés pourtant. C'est une jeune fille qui succombe dans une chambre où on avait laissé des bottes de lis ; un officier qu'on trouve mort dans

---

(1) Joal. Des odeurs et de leur influence sur la voix, chez Rueff. in-18.

(2) Voir *France médicale*, 30 mars 1894 (Dr Cabanès).

une alcôve garnie de laurier-rose. Des faits analogues se sont produits avec des fruits à odeur forte (citrons, coings).

Certains gaz respirés ont un effet analogue. J'ai vu un professeur de physique faire entendre une voix très aiguë après avoir respiré de l'hydrogène ; le protoxyde d'azote agit de même, tandis que l'acide carbonique sombre la voix.

D'après le Dr Sandraz, qui a expérimenté sur lui-même, les inhalations d'eau de laurier-cerise et de cyanure de potassium enlèvent à la voix de son intensité et de son étendue. Au contraire, celles qu'on pratique avec une solution alcoolique de grains de café augmenteraient l'étendue et la sonorité vocales.

Les poussières et la fumée sont nuisibles à l'appareil vocal. Les laryngites chroniques sont fréquentes chez les scieurs de pierre, mineurs, rémouleurs, matelassiers, etc. Dans les villes industrielles, les voix périclitent par les poussières diverses dont l'air est chargé. Les bals et les ballets exposent aux mêmes inconvénients. J'ai eu à soigner pour leur larynx des danseuses très incommodées par la poussière que soulèvent les exercices chorégraphiques.

15. *Poisons de la voix.* — Diverses substances toxiques sont susceptibles de provoquer des troubles de la voix. Nous ne pouvons qu'énumérer ici les principales :

Brome, iode, ammoniaque, acide carbonique, phosphore, arsenic, plomb, mercure, acide cyanhydrique, hydrate de chloral, alcool, antipyrine, cocaïne, belladone, datura, jusquiame, opium, curare, seigle ergoté, etc.

Pour plus amples renseignements, je renvoie à l'important mémoire d'Ernst Stuffer (1) sur l'aphonie toxique.

On a plus spécialement appelé l'attention sur le fâcheux effet de l'arsenic. Personnellement je ne l'ai pas constaté. Néanmoins, je dois consigner ici quelques lignes d'une thèse du Dr Dupoux sur « Les accidents de la médication arsenicale interne » (Paris, 1900).

« Il est rare que la pharyngite existe sans coryza, peut-être joue-t-elle un rôle dans certains troubles de la voix sur lesquels nous insisterons tout spécialement, ne les ayant trouvés signalés nulle part. »

« Les observations sont malheureusement très rares et cela s'explique si nous disons que la voix chantée est plus modifiée que la voix parlée et si l'on songe d'autre part au petit nombre de chanteurs qui sont soumis à une médication arsenicale un peu prolongée. S'ils font usage, du reste, de ce médicament n'est-ce pas dans le but de modifier quelque accident survenu à leur organe ? Aussi se pourrait-il très bien que des troubles de la voix qui appartiennent à l'arsenic soient mis sur le compte de l'affection préexistante qu'ils soignent. »

« Nous avons fait des recherches concernant ce qu'on avait pu dire au sujet de cette question ; nous n'avons trouvé que bien peu de choses. Lolliot (2) parle de raucité de la voix chez les arsenicophages ; Navault (3) leur prête une voix rude et voilée ; Im-

_____

(1) *Archiv f. laryngologie.* Bd. VI, Heft. 3, p. 450.
(2) Lolliot. *Thèse,* Paris, 1868.
(3) Navault, 1878.

bert-Goubeyre (1) nous apprend qu'au Mont Dore, sous l'influence des eaux minérales, on voit survenir parfois un enrouement souvent considérable. L'auteur paraît faire tenir ce phénomène au catarrhe laryngo-pharyngien si fréquent en pareil cas. Il nous a été dit que des fuites de la voix n'étaient pas rares chez les chanteurs en traitement à la Bourboule. Au cours du premier traitement arsenical qu'il suivit, traitement qui dura plusieurs mois, M. X... (Obs. 1) perdit complètement sa voix ; elle devint d'abord moins étendue, les notes élevées disparurent d'abord les premières, puis les notes du médium furent atteintes à leur tour ; la voix parlée devint bientôt rauque et voilée, enfin il devint aphone et cette aphonie dura une huitaine de jours. Pendant toute la durée de ces troubles vocaux un phénomène concomitant se produisit : souvent, au moment où M. X... voulait parler, les mots restaient pour ainsi dire dans sa gorge, étranglé qu'il était par un spasme, une sorte de constriction brusque de cet organe. Pareille chose survenait au moment de la déglutition de la salive. Les troubles de la voix qui ont cessé avec l'abandon du traitement arsenical se reproduisent avec plus ou moins d'intensité une huitaine de jours après qu'il le reprend pour disparaître quelques jours après qu'il le laisse de nouveau. Le peu de notes qui restent au malade au moment où ces accidents se manifestent perdent d'ailleurs de leur qualité ; elles deviennent criardes, le son a moins d'intensité, il est en quelque sorte mat. »

(1) Imbert-Goubert. *Loc. cit.*

« En présence d'un phénomène si préjudiciable aux chanteurs pour lesquels la voix est le principal moyen d'existence et pour les amateurs soucieux de leur talent, nous avons essayé de nous rendre compte par quel mécanisme il se produisait : tout d'abord nous avons mis cet accident sur le compte de la pharyngite et de la laryngite arsenicales. Nous sommes, du reste, persuadé, et la chose n'est pas contestable, que l'inflammation des voies aériennes supérieures joue un rôle dans la production de ce phénomène ; mais faut-il seule l'incriminer ? MM. Lancereaux et Wickham, auxquels nous avons signalé ce fait, sont tentés de l'attribuer à une parésie des muscles du larynx et des cordes vocales en particulier. Pourquoi le récurrent ne serait-il pas frappé à la périphérie comme cela a lieu pour les nerfs moteurs des membres inférieurs, quelquefois même des membres supérieurs et du tronc, sous l'influence non douteuse de l'arsenic ? En somme, ni l'une ni l'autre des hypothèses émises dans le but d'expliquer comment l'arsenic arrive à frapper la voix ne saurait nous satisfaire. Nous ne trouvons pas, du reste, d'autres explications ; aussi ignorons-nous complètement quelle est la véritable cause directe de ces accidents. »

« M. le Dr Robillard, de Paris, nous a fait part d'un fait analogue à celui que nous rapportons et qu'il avait observé chez un artiste de l'une de nos grandes scènes lyriques. Ce chanteur se voyait privé de sa voix chaque fois qu'il faisait usage de l'arsenic ; ignorant du reste à quelle cause il devait cet accident, il a pris ce médicament à plusieurs reprises, ce qui lui a permis d'observer plusieurs fois le même phénomène. »

« Outre ce signe propre à l'arsenicisme, il existe, dans la même région, une sensation persistante particulière, celle que probablement Lolliot a voulu désigner sous le nom d'ardeur de l'œsophage, que Begbie (1) et Girbal (2) ont appelée sécheresse et que MM. Enriquez et P. Lereboullet ont nommée aridité. »

« Il semble qu'au niveau des voies aériennes où siège cette sensation, la muqueuse excoriée soit péniblement impressionnée par le passage de la colonne d'air au moment de l'inspiration. »

J'ai inséré ce plaidoyer contre l'arsenic afin que mon enquête fût complète, mais je tiens à redire que, pour ma part, je n'ai eu qu'à me louer de cet excellent médicament et de ses dérivés dans les cas de phonopathies. Je reste un adepte fervent de la Bourboule, du Mont-Dore et des autres stations similaires.

Enfin *l'acoustique des salles* peut avoir une influence pernicieuse sur la voix. Je renvoie, pour cette question, à mon « Hygiène de la voix » où je l'ai examinée (p. 128).

---

(1) BEGBIE. Effets phys. et thér. de l'arsenic, 1859.
(2) GIRBAL. *Gazette méd.*, 1852. Emploi de l'acide arsénieux dans les fièvres intermittentes.

CINQUIÈME PARTIE

MALADIES DE LA VOIX PARLANTE

Examinons d'abord quelques questions qui se rapportent au fonctionnement de la voix pour la parole.

La voix parlée comporte plusieurs modes d'emploi : la conversation simple, la lecture à haute voix, la récitation, la déclamation.

Dans la parole, on n'utilise en général que quatre ou cinq notes du médium qui constituent l'*intonation*, mais certains orateurs ou artistes ont un clavier plus étendu dont on subit le charme sans s'en rendre compte.

L'homme parle en voix de poitrine, mais la femme et l'enfant parlent en voix de tête.

La voix parlée peut différer beaucoup de la voix chantée chez un même sujet. C'était le cas de Rubini dont le chant était incomparable et dont le parler était aigu et criard. Tel parle en baryton qui chante en ténor et *vice versâ*. Je viens de soigner deux frères dont le parler est à ce point semblable que, dans leur entourage, on s'est souvent mépris sur la présence de l'un ou de l'autre et pourtant l'un des deux frères chante très agréablement, l'autre n'a qu'une voix de crécelle.

Il y a d'ailleurs des connexions étroites entre la parole et le chant. Les acteurs se trouvent bien d'apprendre à chanter pour faire *porter* leur voix. En Angleterre, Garcia donnait des leçons de chant à des officiers qui voulaient porter dans le commandement, sans se fatiguer. On sait que, dans le métier militaire, une mauvaise intonation péut nuire à l'avancement.

En général, la parole fatigue l'appareil vocal plus que le chant; les artistes d'opéra-comique l'ont bien remarqué en disant le poème. Une de mes clientes m'a fait cette confidence : « J'ai dit parfois à mon mari : Je me sens aujourd'hui le larynx très fatigué. Si vous voulez bien, au lieu de causer en parlant, je vous chanterai ce que j'aurai à vous dire ». L'orateur se fatigue plus que l'avocat d'affaires à cause des éclats de voix et de l'*action* qui épuise. La comédie fatigue plus que la tragédie, en raison des écarts d'intonation qu'elle exige.

La conversation en voiture est très fatigante parce qu'on force sa voix sans s'en rendre compte.

L'improvisation fatigue peu le larynx, en raison des pauses qui l'entrecoupent. La récitation est déjà plus nuisible, mais c'est surtout la lecture à haute voix qui épuise les forces vocales, parce que de tous les exercices c'est celui qui offre le moins de haltes.

Pour ménager sa voix il faut, en règle générale, la maintenir dans le ton médium, en y introduisant les coupures naturelles de la conversation familière.

Un milieu déplorable pour la santé de la voix, c'est *la Bourse*. Ayant eu à traiter souvent des affections du larynx chez des personnes qui, par profession, s'y rendent journellement, j'ai eu la curiosité d'aller voir moi-même, conduit par un ami, quels dangers spéciaux y encourt l'appareil vocal. Je signalerai ces violents courants d'air qui soufflent d'un bout à l'autre de la Bourse sur une foule de têtes nues ; l'obligation, pour les commis au comptant surtout, de crier à voix haute pendant trois ou quatre heures de suite ; pour les coulissiers qui sont sur l'escalier, l'exposition au soleil ou à la pluie, de midi à trois heures, la nécessité d'aller à l'air froid du dehors en sortant de l'atmosphère surchauffée du dedans. Il y a là soixante agents de change, soixante commis au comptant formant un premier groupe auprès duquel trente commis de la rente et soixante commis de la coulisse, et dans cet ensemble chacun cherche à se faire entendre de tous. Mais ces dangers sont un mal nécessaire dans le monde d'affaires.

Un agent de change me disait un jour que lorsqu'il revenait de ses vacances il lui fallait toujours quelque temps pour accommoder sa voix à cette acoustique spéciale, mais qu'il y parvenait néanmoins.

Une élocution rationnelle et méthodique constitue la meilleure garantie contre les affections de l'appareil vocal chez les orateurs. Il serait bien à désirer que dans les institutions secondaires, lycées ou séminaires, un enseignement technique fût donné pour le meilleur emploi possible de la voix, puis, plus tard, viendraient des leçons de diction dans l'enseignement oratoire.

Les peuples du Nord articulent faiblement, parlant plutôt les dents serrées. L'articulation est des meilleures chez les Italiens et les Espagnols. « Imitez donc la cloche en branle, écrit M. Crosti (1). La prononciation de chaque syllabe représentera le coup de battant et le son sera la vibration de la cloche. Et si vous dites : la guerre et ses hasards, qu'on n'entende point : la gare Saint-Lazare ».

On trouvera dans mon « Hygiène de la voix » (pages 178 et suivantes) les divers exercices recommandés aux orateurs pour former leur voix. Je puis encore signaler le *Traité de la prononciation* du Père de Ravignan et les Études théâtrales de Mme Talma pour ces questions d'entraînement vocal.

Quiconque s'intéresse à la voix humaine et à ses défaillances n'aura pas manqué d'observer attentivement les orateurs en vue.

Voyez celui-ci :

Il s'est levé; mais avant de prononcer une parole, il attend longuement, les yeux sur l'auditoire, pour obtenir son silence et son attention. Aussi bien est-ce un effet de l'art. Il commence, d'abord d'une voix lente et modérée pour la laisser s'échauffer peu à peu; il la dirige vers le centre de l'auditoire, puis à gauche, à droite, près ou loin de lui. Les consonnes sont bien détachées. Il a le rythme, le nombre, la richesse des inflexions, tour à tour criant, faiblissant ou vibrant sur les mots et les phrases importantes. Le ton de sa voix est en raison de ce qu'il exprime, elle monte ou descend selon l'idée. Il module beaucoup, parcourant avec aisance toute la gamme des tons et variant les tonalités, même sur les syllabes d'un seul mot. Par moments, ses notes sont énergiques, dures, presque brutales. De grands

----

(1) E. CROSTI. L'art du chant. (*Le Monde artiste*, 1901).

chanteurs ont aussi ces sonorités de haut effet. A certains passages, la voix de l'orateur chante réellement et, comme fait un pianiste, il a des notes qui survivent à d'autres, qui les surmontent en se prolongeant. Néanmoins sa diction conserve une grande netteté dans chaque phrase, chaque mot, chaque syllabe. Il ponctue bien, mais cette ponctuation ne doit pas être exagérée, elle arrêterait l'entrain de l'orateur qui doit être emporté par son discours. S'il veut entraîner l'auditoire, que la voix soit bien émise. Elle *passera la rampe*, dit le langage du théâtre, sinon elle fera long feu. Encore faut-il que la phrase soit bien écrite pour bien sonner. Flaubert disait : « Je ne sais d'une phrase si elle est bien faite que quand je l'ai fait passer par mon *gueuloir*. »

Les variations de tonalité constituent ce qu'on est convenu d'appeler *l'accent* dans l'art oratoire. « L'accent, dit Rousseau, est l'âme du discours. Les nourrices entendent tout ce que disent leurs nourrissons, elles leur répondent et quoiqu'elles prononcent des mots, ces mots sont parfaitement inutiles. Ce n'est point le sens du mot qu'ils entendent, mais l'accent dont il est accompagné » (1).

La clarté, l'*audibilité* de la diction exige des silences intercalaires. La nature elle-même a ménagé ces silences dans l'articulation naturelle. M. Marichelle, professeur à l'Institution nationale des sourds-muets de Paris, a montré que toute consonne est suivie d'un silence qui fait valoir le son précédent et prépare la perception du son qui suit.

---

(1) J.-J. ROUSSEAU. Émile ou de l'Éducation, l. I, p. 85. Éd. Dalibon. Paris, 1826.

En ménageant des temps d'arrêt, des relais dans son discours, l'orateur conserve la voix claire jusqu'à la fin et peut réaliser cette progression croissante, cette loi du crescendo, qui, nous dit C. Coquelin (1), emporte le public.

Tel autre n'articule pas assez. Les voyelles dominent et couvrent les consonnes. Sa voix trop sonore devient monocorde, car il ignore que les paroles ont leur musique. Ce défaut vient parfois de ce qu'il a trop de facilité. Il parle trop vite ; il a la voix brève, froide ; il est brillant, mais étant peu technicien, il perd la plupart de ses effets.

En tout cas, que l'on soit bien sûr de son sujet, car rien ne glace comme d'entendre parler de ce dont on n'est pas pénétré.

Si vous lisez, que votre manuscrit soit assez loin de vos yeux et qu'ils l'abandonnent de temps en temps pour que la voix aille mieux à l'auditoire. Une bonne ponctuation du manuscrit, indiquant les mouvements et les repos nécessaires, est aussi très favorable à l'acteur. C'est bien écrire pour la voix. Il m'a été dit que les manuscrits de Massillon se faisaient remarquer par cette habileté de la ponctuation.

La voix doit être dirigée vers les murs de la salle et non vers les ouvertures, afin d'éviter sa dispersion.

Le geste ne doit ni précéder ni suivre la pensée, mais l'accompagner exactement. Sans quoi l'effet serait comique, comme lorsqu'un individu parle, tandis qu'un autre placé derrière lui exécute les gestes.

______

(1) *La Revue illustrée*, 15 décembre 1893.

Que si vous n'avez pas les hauts dons de l'éloquence, la sonorité de la voix, la vigueur de l'accent, l'ampleur du geste, ayez du moins les qualités secondaires que Cicéron recommande aux apprentis du forum : le tact, la souplesse.

Le don de l'éloquence n'exigerait pas une haute culture intellectuelle ; je me suis laissé dire qu'elle brillait souvent chez la race nègre. Les meilleurs orateurs ne sont-ils pas en définitive ceux qui ont l'art de caresser les nerfs de la foule et de déchaîner ses sentiments. Si la voix est chaude et enveloppante, si le geste frémit, que lui importent les raisonnements ?

L'orateur doit avoir des qualités d'acteur « et j'ai la tentation de dire : de cabotin, écrit M. Henry Fouquier. Quand maître Petit-Jean a débité d'une haleine je ne sais combien de sottises, Perrin Dandin approuve et dit : il parle bien ! »

MALADIES DE LA VOIX PARLANTE

Les cas d'altération de la voix parlée (troubles phoniques, dyslalies) se montrent moins nombreux que ceux de la voix chantée.

On peut l'attribuer d'abord à ce que les mécanismes du chant étant bien plus divers et complexes, les troubles fonctionnels ont plus d'occasion pour s'y révéler ; puis à ce que les professionnels de la parole, ayant moins besoin que les chanteurs de l'intégrité de leur voix, éprouvent moins aussi le besoin de la faire soigner.

Et cependant s'il est un fait qui ressort de toutes

les observations de maladie vocale, c'est que la parole, j'y reviens avec intention, fatigue la voix plus que le chant. L'altération de la voix se montre d'abord et quelquefois seulement sur la voix parlante. Les preuves de la nocivité plus grande par la voix parlée que par la voix chantée abondent, mais, personnellement, je n'ai jamais mieux constaté le fait que dans le cas suivant :

Un jeune homme, de situation aisée, chantait beaucoup depuis son enfance. Il avait une jolie voix de ténor qu'il employait, comme amateur, dans des concerts ou à l'église, sans avoir jamais éprouvé le moindre trouble vocal. Vinrent des revers de fortune. Il lui fallut donner quelques répétitions de littérature à des enfants. Alors cette voix, que le chant n'avait jamais fatiguée, est prise d'un peu de raucité. Apparaissent de la toux, de l'expectoration, de l'amaigrissement général. L'examen du pharynx et du larynx me révélèrent deux petits nodules vocaux vers la partie antérieure du bord libre des deux cordes vocales inférieures. Je m'empressai d'autant plus d'interdire les excès de parole et de chant qu'il y avait des antécédents tuberculeux dans la famille. Et pourtant les poumons étaient indemnes. Seul, le larynx se montrait très fatigué par les exercices de parole qu'exige l'enseignement.

Il y a des artistes dramatiques qui, ayant une bonne voix pour le chant, ont hésité au début de leur carrière entre les genres lyrique et dramatique. Or, à mesure qu'ils s'adonnaient à ce dernier, ils sentaient péricliter leur voix chantée, en raison du surmenage qu'entraînait pour eux l'emploi habituel de la voix parlée.

J'ai même constaté, chez des femmes, que la voix chantante avait perdu peu à peu ses divers moyens, endurance et autres, parce qu'elles étaient trop bavardes, parlaient avec précipitation sur une tonalité aiguë, au point d'en avoir des nodules. Les troubles s'accusaient surtout au soir de leur jour de réception. Assez souvent j'ai entendu des mères de famille et leurs filles me parler de la fatigue laryngée avec enrouement qu'elles ressentaient à la fin d'une journée de réception. Ces troubles étaient accentués surtout chez celles qui avaient quelque lésion physique au larynx. D'après ce que j'ai vu, je redouterais plus encore, pour un larynx guetté par la tuberculose, l'excès de parole que l'excès de chant. J'ai observé des larynx dans ce cas, qui ont éprouvé la fatigue par la voix parlée avant de la ressentir par le chant.

Ce fait inattendu bien établi, reste à l'expliquer. Voici l'explication que je propose. Dans le parler, la somme de mouvements dépensés est plus grande que dans le chanter. C'est vrai d'abord des mouvements thoraciques. Faites parler et chanter devant vous, à même allure, deux personnes. Le parleur respirera plus souvent, dans la proportion d'un tiers, environ. C'est encore vrai pour le larynx : le parleur agite rapidement les cordes vocales, le chanteur dit beaucoup moins de mots dans le même laps de temps. La glotte bien disposée, il laisse sans efforts l'air thoracique s'échapper ; même s'il fait des exercices d'agilité, gammes rapides, etc., le mouvement se passe exclusivement au-dessus du larynx. Le parleur marche vite, le chanteur procède par élans. Le premier n'utilise que 3 ou 4 notes du médium, l'autre les ménage en allant tantôt à l'aigu, tantôt au grave. Il n'est pas surprenant dès lors que la fatigue vocale se montre d'abord sur la parole.

Mais cette fatigue par la parole montre ses inconvénients plus chez les chanteurs que chez les orateurs, et c'est pourquoi le spécialiste est plus souvent consulté par les premiers que par ceux-ci.

Je passe en revue les maladies de la voix parlée, suivant leur degré et leur gravité. Comme pour la voix chantée, les troubles phoniques portent, d'une manière générale, sur la quantité ou la qualité de la voix.

1. *Extinction de voix.* — Cet accident vulgaire résulte soit d'une congestion passagère de la muqueuse laryngée par coup de froid ou excès alcoolique, soit d'un certain degré de paralysie des cordes vocales. Cette paralysie des cordes s'observe assez souvent chez les sujets hystériques. On la prend quelquefois à tort pour une laryngite et on fait apparaître celle-ci par des cautérisations intempestives.

Une simple émotion peut suffire pour faire apparaître cette aphonie nerveuse ; une émotion peut aussi la faire disparaître. Quelques hystériques aphones parlent en rêvant. On a vu des cas où l'impression causée par un examen laryngoscopique amenait une guérison vainement cherchée déjà. Dans quelques aphonies, il semble exister une dissociation des voix parlée et chantée. M. Harrison Griffin a cité l'observation d'une jeune hystérique aphone pour parler et qui chantait sans aucun trouble vocal. Des exercices de vocalisation sont très utiles dans le traitement de ces aphonies nerveuses.

D'après les Drs Michaël (de Hambourg) et Middlemas Hunt, l'affaiblissement des trois registres de la voix correspondrait à une paresse de contraction (*parésie*) de muscles distincts. La perte du *grave* signifierait parésie du muscle interaryténoïdien, celle du *médium* parésie des thyro-aryténoïdiens, enfin celle de l'*aigu* affaiblissement des crico-thyroïdiens. Cette opinion n'est pas définitivement acceptée.

II. *Fatigue de la voix.* — La fatigue simple par surmenage est une cause fréquente des troubles de la voix parlée. J'ai donné des soins à une dame de 67 ans, qui pendant 25 années de sa vie avait fait la classe à des élèves, durant quatre heures. Elle éprouvait souvent alors des enrouements et jusqu'à de l'aphonie. Pendant la nuit c'étaient des douleurs cuisantes au pharynx et au larynx. Depuis qu'elle a quitté l'enseignement, ces troubles ont disparu. Or il y a quelque temps, elle eut à lire, en la traduisant, une lettre de huit pages ; aussitôt les mêmes inconvénients et douleurs reparurent, mais ce ne fut que temporaire, comme l'excès qui les avait amenés.

J'ai souvent entendu des artistes dramatiques se plaindre de ces cuissons à la gorge, de ces lassitudes dans le haut de la poitrine, après un travail prolongé, lorsque par exemple ils avaient joué en matinée et le soir. Dans un groupe d'artistes dramatiques, l'acteur principal peut être responsable de la fatigue des autres, car inconsciemment ils se mettent à son allure pour la vitesse ou la tonalité.

J'ai été consulté par des confrères qui, ayant à donner des leçons ou à faire des conférences, sentaient leur voix s'épuiser rapidement en même temps qu'une sensation de *courbature* leur venait au pharynx, surtout s'ils avaient le tort de laisser monter leur voix. L'examen direct ne révélait rien, ni aux fosses nasales, ni dans le pharynx, ni dans le larynx. En vain avaient-ils fait curetter quelques bribes d'adénoïdes ou raccourcir leur luette, ce n'était que de la fatigue laryngée. Ils en étaient particulièrement gênés dans leurs épreuves de concours. « Vous pouvez mettre dans vos notes, me disait l'un d'eux, que ça me trouble au point de me faire perdre un bon quart de mes moyens. »

La perte de la voix est définitive si le larynx contracte cet épaississement de la région aryténoïdienne que les Allemands désignent sous le nom de *pachydermie.*

Crampe des orateurs. — Ce n'est bien souvent qu'un trouble transitoire. Néanmoins, il peut s'installer de façon durable chez des sujets névropathes.

M. X..., avocat, se plaint depuis quelque temps d'un peu de gêne respiratoire explicable par de l'emphysème pulmonaire. Il raconte que depuis 30 ans il est toujours gêné pour parler longtemps. Au bout de cinq minutes il éprouve dans le fond de la gorge un chatouillement, un besoin de tousser et même parfois de vomir. A partir de ce moment la voix est voilée et il se trouve dans l'impossibilité de poursuivre, si bien que depuis de nombreuses années il a renoncé à plaider, pour ne plus faire que des consultations qu'il trouve néanmoins fatigantes. Il a la luette longue. Détail intéressant : le malade a depuis plusieurs années aussi la *crampe des écrivains,* au point qu'il a dû prendre un appareil qui permet d'écrire avec le poignet, la plume étant fixée au dos de la main.

J'ai vu ce trouble survenir souvent chez les sujets dont les fosses nasales n'étaient pas bien perméables.

J'ai soigné un homme de 55 ans chez lequel cette gêne se traduisait, outre l'enrouement, par une toux sèche et rauque, se répétant à une demi-seconde d'intervalle à peu près. Le trouble disparaissait entièrement si le malade gardait le silence. C'était une sorte de tic laryngien. Le malade était très arthritique ; un de ses oncles avait présenté exactement le même trouble.

III. *Affaiblissement de la voix.* — Je réunis sous cette désignation les troubles variés qui portent sur la solidité et l'intensité de la voix et qu'il me faudra envisager séparément pour les affections du chant.

Un professionnel de la parole (prédicateur, avocat, instituteur, artiste dramatique) se plaint de ce que sa voix se voile vite ; elle a perdu son endurance, ne peut plus fonctionner deux ou trois heures comme avant. On lui a dit, ou il a pu se rendre compte lui-même, qu'elle a moins de force, de puissance, s'entend moins, paraît grêle, faible, détimbrée. Obligé d'aller quand même, il éprouve bientôt une fatigue toute spéciale dans la gorge, le cou, la poitrine et même dans les membres. A la gorge c'est un chatouillement, une sensation de chaleur ou de gonflement, de contracture (crampe des orateurs) ; dans la poitrine, derrière le sternum ou à la base du thorax, c'est comme un poids ; dans les membres, c'est une lassitude. L'inquiétude qui s'empare du parleur, qui lui fait craindre de ne pouvoir aller jusqu'au bout, de ne pouvoir achever une épreuve de concours, lui fait perdre de ses moyens. Les ecclésiastiques se plaindront de ne pouvoir plus monter en chaire, de ne pouvoir rester longtemps au confessional ; les avocats, les magistrats d'être très incommodés à l'audience. Ils craignent d'être obligés d'abandonner leur carrière.

Veut-on une description personnelle d'un cas particulier ? Je la copie textuellement dans la lettre d'un instituteur très fatigué par l'enseignement :

« Il me semble avoir intérieurement dans la gorge une plaie vive où l'air, en pénétrant, active la douleur. J'éprouve parfois des sensations de brûlure et la souffrance augmente si je veux dire quelques paroles. Lorsque je suis assis, si je veux me lever ou me pencher en avant j'éprouve dans le larynx et la poitrine une sorte de résistance. Je n'ai aucune force et pourtant j'ai bon appétit et augmenterais de poids plutôt que de diminuer. J'ai dû abandonner ma classe, et depuis rien ne m'a soulagé, etc. »

Que ces sujets ne se pressent pas trop de supposer sourds leurs interlocuteurs. C'est leur propre voix qui est sourde. J'ai observé le cas d'une mère à voix affaiblie qui adressait ce reproche à sa fille dont je trouvai les oreilles absolument indemnes.

Je donne actuellement des soins à une institutrice de province très surmenée, qui depuis deux ans a la voix haussée à un diapason aigu. Voilà six mois que la sensation de boule se produit au larynx avec l'impression qu'elle descend vers l'estomac. Quand la malade veut parler quand même, une douleur lui vient au larynx, elle tousse et entre en transpiration diffuse. Il n'y a pourtant pas de lésions visibles. Ce n'est que de la fatigue vocale.

La pratique habituelle du téléphone est fatigante pour la voix. « C'est, me disait un de mes clients, comme si je donnais l'*ut* dièze. »

Faites l'examen médical de ces appareils vocaux, vous n'y trouverez souvent rien. Je crois, pour ma part, qu'il s'agit en ce cas d'un affaiblissement, d'un vieillissement, précoce ou non, de la fonction.

Causes. — Ce vieillissement prématuré de la voix tient souvent à son emploi défectueux. L'orateur n'a pas toujours suivi le conseil, qui lui avait été donné, d'être « dicendi peritus ». Les ecclésiastiques, de tous les parleurs les moins préoccupés par la technique, sont aussi les plus exposés aux altérations vocales. Les artistes de valeur sont, au contraire, les moins atteints et savent conserver cette gamme de tons qui a tant de puissance sur le public.

Il est des cas d'affaiblissement vocal (hypophonie) pouvant aller jusqu'à son extinction complète (aphonie) qui sont seulement explicables par une diminution de la tension aérienne au moment de l'expiration. C'est le cas de la personne qui arrive essoufflée, *époumonée* par une course rapide et qui murmure, sans sonorité : « Je n'en puis plus ». Mais le fait est surtout constaté chez les sujets qu'une affection de la trachée et des bronches (rétrécissements, trachéo-bronchites chroniques) ou des poumons (tuberculose, etc.) empêche d'emplir complètement leur soufflerie et de la désemplir sous la pression physiologique.

X..., âgé de 28 ans, se présente à ma clinique pour une aphonie presque complète. Aucune lésion laryngée. Les cordes fonctionnent assez bien, mais leur contact est mou. On ne les voit pas frémir. Aucun stigmate d'hystérie. Je me demande si le trouble ne viendrait pas de l'insuffisance expiratrice. Je le mesure au spiromètre de Verdin et je trouve une capacité inférieure à 1 litre. Tandis qu'il fait l'expiration, on remarque sa difficulté à pousser. C'est à peine si au début l'aiguille est déplacée. Or l'examen complet révèle que le malade est atteint de tuberculose pulmonaire bilatérale (fin de la première période).

Les dysphonies prémonitoires qu'on signale dans

la tuberculose pulmonaire trouvent ainsi leur explication.

Parfois aussi l'épuisement vocal vient de ce que
le sujet disposant d'une faible capacité respiratoire,
soit à cause de lésions pulmonaires, soit en raison
d'une mauvaise santé générale, se livre à des efforts
disproportionnés (Bottermund) (1).

Mon ami le Pr Krause suppose, pour expliquer
ces cas, qu'il s'agit d'une inflammation interstitielle
des muscles laryngiens avec prolifération du tissu
conjonctif.

Ces voix *affaiblies* sont naturellement mal enten-
dues de l'entourage. J'ai rencontré des malades qui
avaient très bien conscience de ne pas se faire assez
entendre. Comme l'écrit fort bien M. E. Gellé (2) :
« On peut envisager l'étiologie de la surdité en
dehors de l'altération morbide de l'organe auditif et
la chercher dans les qualités mêmes du langage articulé qu'il est chargé d'entendre. »

Traitement. — Gardons-nous bien, suivant le sage
conseil de Carl Michel, de traiter directement ces
larynx par des cautérisations : nous les épuiserions
encore plus. Au contraire, un traitement qui agit sur
le larynx sans agir *dans* sa cavité est des plus utiles.

Repos complet de la voix pendant quelques semaines, puis reprise de la fonction avec ménagements.
Le parleur restera le plus possible sur le médium
de sa voix. Il l'échauffera peu à peu, mettra des pau-

---

(1) Bottermund. Ueber die ärztliche Behandlung von Störungen der
Singstimme, 1898.

(2) E. Gellé. Les difficultés de l'audition de la parole étudiées avec le
micro-phonographe. Paris, 1899.

ses dans le discours, sous peine d'être un *bouleur*
qui court dans le discours comme la boule court sur
un sol uni, et surtout ne l'utilisera qu'en exercices courts et rares. Avec ces précautions, une voix,
qui faiblit vers la cinquantaine, durera tout autant
que la vie de la personne même. En outre, les massages et électrisations extérieures, les stations hydro-
minérales, le Mont-Dore en particulier, seront un
adjuvant très utile pour cette conservation.

Divers médicaments sont réellement utiles pour
venir en aide aux énergies vocales.

Telles les gouttes amères de Baumé, qui contien-
nent de la strychnine, à prendre un moment avant
de parler. Telle la caféine qui aide à respirer, comme
l'a établi Germain Sée. Les artistes pourront, dans
ce but, prendre deux heures avant de chanter soixante
centigrammes de caféine. Le thé chaud, pris dans les
entr'actes, entretient une certaine transpiration favorable à la durée des forces vocales. Ces données
résultent de l'expérience de certains orateurs ou
acteurs qui font autorité.

L'électrisation sous ses diverses formes est un des
plus puissants moyens dont nous disposons pour
agir sur les voix malades. Cette heureuse influence
est connue depuis longtemps. Je me souviens avoir
soigné, au début de ma pratique, une dame assez
âgée, professeur de chant dans une petite ville de
province, et qui tous les deux ans environ éprouvait
un affaiblissement de sa voix. L'âge y était bien pour
quelque chose. Elle se soumettait à 3 ou 4 séances
de courants induits qui lui rendaient pour quelques
mois ses moyens vocaux. A diverses reprises, le
même résultat fut acquis.

Une première et unique séance peut suffire, dans des cas particulièrement heureux, à rendre à la voix tous ses effets.

Le spécialiste a le choix entre l'électrisation exté-

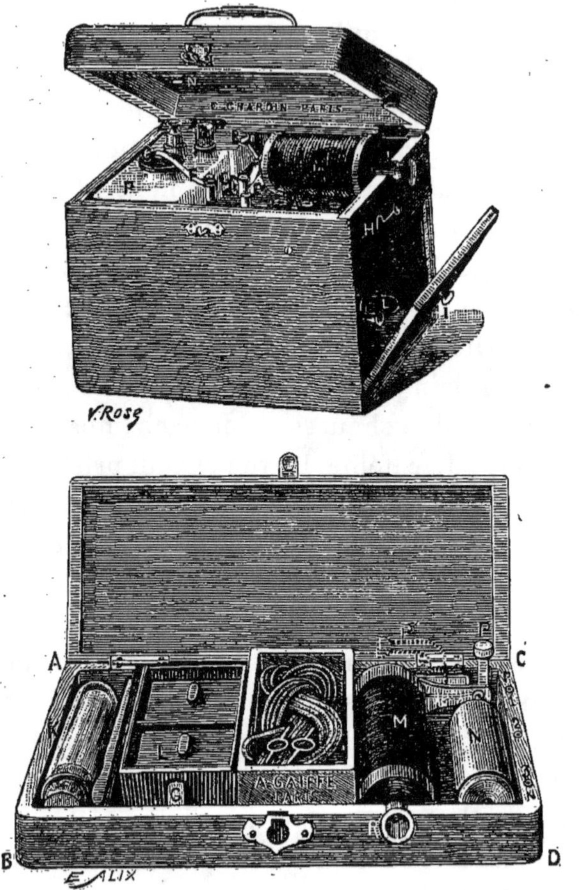

Fɪɢ. 37. — Appareils à courants interrompus pour l'électrisation du larynx.

rieure et l'intérieure. Celle-ci plus difficile à supporter à des inconvénients qui ne compensent pas ses avantages. En général, l'électrisation externe est préférable et aussi active.

Le massage simple ou vibratoire, avec des appareils spéciaux, agit un peu comme l'électricité. Les passes bien exécutées autour du larynx rendent à ses muscles, surtout au si utile crico-thyroïdien, leur vigueur

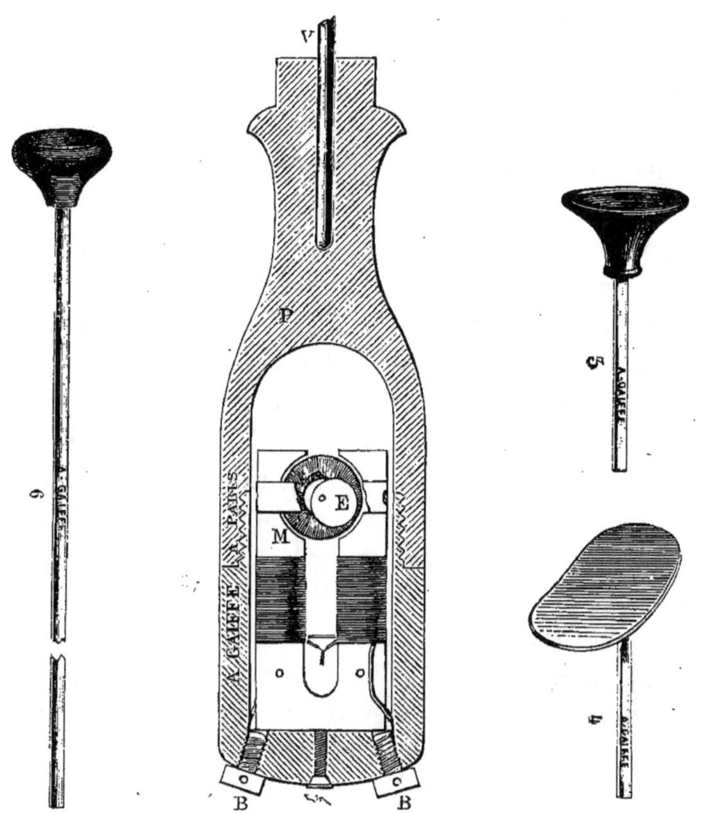

Fig. 38. — Appareil pour le massage vibratoire du larynx.

normale. J'ai vu des artistes récupérer par ce moyen deux ou trois notes perdues dans le haut de leur registre aigu.

IV. *Neurasthénie laryngée. Phonasthénie.* — On

désigne sous ce nom (1) certaines dysphonies qui ne se révèlent au laryngoscope que par un peu de détente des cordes vocales. Les observations que j'ai prises me donnent à penser qu'il s'agit moins d'une perversion nerveuse que d'une mollesse fonctionnelle. Cette neurasthénie laryngée se guérit surtout par la volonté et l'effort. J'ai vu deux cas très nets où, sans recourir aux procédés de la suggestion, j'ai obtenu le retour rapide et définitif de la voix par des exercices variés de parole et de chant, en exigeant surtout de la force et de la netteté dans l'articulation. Dans l'une de mes observations, il s'agit d'un jeune homme qui avait suivi sans succès un traitement local et qui guérit, après trois mois de traitement, sans aucun attouchement dans le larynx.

Il ne faut pas confondre cette faiblesse transitoire avec la fatigue si fréquente des larynx surmenés.

Toutes les émotions déprimantes peuvent neurasthénier la voix. Krause a consigné l'observation d'un chanteur qui n'était arrêté par aucun obstacle quand il était gai et sans souci; qui, au contraire, restait régulièrement en route quand il était de mauvaise humeur.

V. *Raucité vocale.* — A la session de la Société française de laryngologie, en 1895, dans un *Exposé critique sur quelques cas rares* (2), je mentionnais un certain nombre de raucités vocales de cause douteuse. Ces faits parurent ne pas devoir passer inaperçus, car, dans la discussion qui suivit ma communication,

---

(1) Castex. Neurasthénie laryngée. *Société française de laryng.*, 1891.
(2) Voir *Bulletins et Mémoires de la Société française d'otologie, rhinologie et laryngologie*, t. XI, p. 220.

plusieurs de mes collègues, après Hélot (de Rouen), émirent leur avis sur la question, parmi lesquels MM. Raugé, Joal, Poyet, Moure. Ces avis différaient assez.

Depuis, mon attention est restée éveillée sur ces raucités, et c'est le résultat d'une plus complète observation que j'expose ici.

L'altération est congénitale ou acquise.

Si la raucité vocale n'est pas un danger pour la vie, elle compromet certaines carrières, inquiète médecins et familles, et constitue à tout le moins un désagréable défaut.

Il n'est pas utile de décrire longuement la raucité.

Chez des sujets jeunes, enfants ou adultes, de l'un ou l'autre sexe, la voix se fait entendre légèrement voilée ou éraillée. Elle est sans endurance, se fatiguant après quelques minutes. Le trouble remonte généralement à l'enfance. On ne lui trouve pas de cause, mais les parents s'en inquiètent beaucoup, redoutant une phtisie laryngée et craignant qu'une telle voix ne nuise au mariage de leur enfant, surtout quand il s'agit d'une fille.

Je relève dans mes observations quelques traits particuliers se détachant sur ce tableau général.

C'est un petit garçon de cinq ans, enroué de tout temps, qui, pour donner plus de force à sa voix quand il s'en est servi pendant un certain temps, porte ses deux mains à son cou comme pour enserrer son larynx.

La raucité s'accuse plus en général sur la voix parlée que sur la voix chantée. Ici c'est le médium qui en souffre, surtout si le sujet force sa voix quand même; le lendemain, il peut s'éveiller totalement aphone.

Chez quelques enfants, le trouble n'apparaît qu'aux premières leçons de solfège. Un de mes petits clients restait à trois ou quatre notes au-dessous de ses camarades. Sa voix était sans sonorité. Il *parlait* ses notes, mais ne les *chantait* pas.

L'examen laryngoscopique nous fournit-il l'explication de ces raucités et des indications pour le traitement ?

Voici ce qu'il m'a montré :

1° Chez 8 sujets, larynx complètement normal, en apparence. Les cordes vocales en particulier avaient leur coloration normale, mais si l'on venait à s'enquérir des antécédents personnels du sujet, on y trouvait quelque laryngite antérieure qui, sans avoir modifié les formes et colorations de l'organe, avait dû laisser des altérations dans l'appareil musculaire sous-jacent. Je viens d'observer un cas de ce genre.

Mlle X... m'est conduite par sa mère pour une raucité vocale qu'aucun traitement n'a pu guérir, même les électrisations prolongées. Cette jeune fille a 16 ans. Son larynx, à première vue, semble normal. Les cordes sont blanches, mais la jeune fille a eu la rougeole à l'âge de deux ans et c'est depuis seulement que la voix est rauque. Je m'explique alors l'altération vocale en admettant que la rougeole a modifié le tissu des muscles laryngiens (amyotrophie). Cette explication me paraît d'autant plus plausible que, dans l'intonation, il restait un petit espace elliptique entre les cordes. Je n'hésitai pas à dire à la mère que le cas me paraissait incurable.

Même constatation chez une jeune fille de 15 ans, dont la voix était devenue rauque un an après une rougeole. Pendant l'émission du son, les cordes laissaient entre elles un long intervalle elliptique.

2° Chez 5 autres, l'infiltration commençante des régions aryténoïdiennes, l'aspect congestionné et terne des cordes faisait soupçonner un début de tuberculose.

3° Chez 5 d'entre eux, tous enfants de quatre à dix ans, les cordes étaient épaisses et bossuées dans leur ensemble, sans changement de coloration et sans autre altération laryngée.

4° Chez 2 autres, c'étaient un ou deux nodules caractéristiques, classiques, comme on les voit sur les larynx surmenés.

5° Chez un instituteur et chez une artiste lyrique, j'ai vu une flaccidité de la muqueuse du bord libre des cordes, comme une sorte de prolapsus de la muqueuse, qui flottait et se congestionnait vivement sous la poussée de l'expiration sonore.

6° Chez une malade j'ai noté un état variqueux de la face supérieure des cordes et chez une autre une véritable petite tumeur variqueuse.

Krause (de Berlin) a rencontré de son côté cet état variqueux des cordes et obtenu un succès durable par la scarification profonde de ces dilatations veineuses. (*Congrès de Moscou,* 1897.)

Que si nous nous arrêtons un instant à réfléchir sur les données du laryngoscope, pour y chercher la cause de la raucité, nous voyons ou qu'il reste sans indications, ou qu'il accuse un état maladif diathésique, ou qu'enfin — et c'est le cas le plus fréquent — il montre un état de fatigue, d'usure laryngée.

Causes. — Je crois en avoir dégagé quelques-unes,

mais leur manière d'agir pour produire la raucité reste assez problématique.

C'est d'abord l'*hérédité*. Dans quelques familles la voix est rauque, chez les enfants comme chez les parents, sans que le laryngoscope indique une lésion des organes phonateurs. C'est alors, semble-t-il, un trouble installé par atavisme.

Souvent la raucité n'est pas congénitale, mais acquise par les excès de voix auxquels se livrent les enfants. Ce sont des voix cassées dès l'enfance. Comment ne pas admettre cette pathogénie lorsqu'on entend des parents vous dire, ainsi que je le relève dans mes observations : « Docteur ! nous sommes constamment obligés de lui dire : mais ne crie pas si fort, parle plus bas ! » ou « Mon fils, pendant les récréations, joue avec ses camarades à celui qui criera le plus fort. » Ce sont des enfants qui imitent le phonographe ou les cris de basse-cour, etc. Ces excès sont surtout nuisibles aux environs de la mue. On m'a conduit deux frères : l'aîné âgé de huit ans, atteint de raucité, n'ayant pas d'adénopathie trachéo-bronchique, mais *criard* de sa nature ; le second âgé de sept ans, sans raucité, avec de l'adénopathie, mais non criard comme l'aîné. Le rôle des cris n'est-il pas frappant ici et en contraste avec l'inanité des adénopathies ?

J'ai vu plusieurs enfants qu'on avait fait chanter trop tôt et beaucoup parce qu'ils avaient une jolie voix, être atteints de raucité avec nodules.

Le collège médical de Prusse a été bien inspiré quand il a rendu un arrêté défendant l'exercice du chant dans les écoles d'enfants au-dessous de 7 ans, « cet exercice nuisant à la santé de la voix ».

La grossesse fait apparaître des raucités qui survivent rarement à la délivrance.

Dans mes fiches d'observations, je vois que la raucité s'explique parfois par la gêne d'émission qu'entraînent de gros cornets ou de grosses amygdales.

Bien souvent j'ai rencontré les raucités chez des sujets scrofuleux dont les cordes étaient épaisses et ternes, et j'ai pensé qu'il existait une scrofulose des lèvres vocales, comparable à celle des lèvres buccales.

Parfois la mollesse des cordes est due à des compressions produites sur les nerfs récurrents par des engorgements ganglionnaires.

La raucité est surtout l'apanage des larynx que la tuberculose menace. J'y ai trouvé dans ces cas soit une légère rougeur des régions aryténoïdiennes, soit de petites nodosités rougeâtres sur la partie antérieure du bord libre des cordes. Ces nodosités sphéroïdales, rougeâtres, ne doivent pas être confondues avec les nodules conoïdes et blancs des chanteurs. Je ne les ai rencontrées que dans les tuberculoses commençantes, si bien que j'ai été porté à admettre un type particulier de tuberculose laryngée à début nodulaire.

X..., âgé de 16 ans, apprenti fumiste, vient consulter à la clinique pour de la raucité vocale. Sa voix est bitonale, combinant des notes de médium et d'aigu. Elle est altérée depuis deux ans, époque à laquelle elle a mué. Pas d'antécédents morbides personnels. Il a perdu deux frères en bas âge, de méningite. Il tousse tous les hivers et a les sommets suspects. Son larynx est un peu congestionné, mais surtout il y a sur la corde gauche une bosselure plus importante qu'un nodule vocal et blanche comme la corde. Quelques jours après ce jeune homme me conduit sa mère. Celle-ci me dit avoir été enrouée de 10 à 17 ans jusqu'après une première grossesse conduite à terme. J'ai pensé que dans ce cas il s'agissait d'une menace de tuberculose.

La raucité vocale peut s'expliquer, quand elle est passagère, par une *fluxion* sur la muqueuse laryngée dont Joal (du Mont-Dore) (1) nous a donné une étude détaillée. Pouvant, à la station du Mont-Dore, examiner très fréquemment le larynx des malades, il a vu que certains phénomènes laryngés, de durée passagère, pouvaient être attribués à des mouvements fluxionnaires allant parfois jusqu'à l'aphonie complète et l'accès de suffocation. En même temps que le trouble vocal, se montrent des quintes de toux sèche, des sensations de sécheresse dans le larynx qui obligent le malade à hemmer.

Au laryngoscope, la muqueuse du larynx est rouge et quelque peu boursoufflée. L'injection est surtout accusée au niveau des bandes ventriculaires. Sur les cordes, il y a de fines arborisations le long du bord libre. Cette congestion, d'après Mandl, peut aller jusqu'à l'hémoptysie.

Les causes habituelles de ces fluxions sont le surmenage vocal ou les refroidissements. Je les ai vus se produire spontanément chez les arthritiques.

Pulvérisations astringentes. Repos vocal, potions à l'aconit et traitement diathésique sont les moyens les plus efficaces.

Enfin parfois il est impossible d'assigner une cause certaine.

Le diagnostic de la raucité est simple quand elle

____

(1) Joal. Étude sur les fluxions de la muqueuse laryngée. *Revue de laryngologie*, 1884.

est bien caractérisée, mais il est des cas où il faut la découvrir.

En ce cas, j'ai pris l'habitude d'essayer les trois registres du sujet : *grave, médium, aigu*. Je lui demande de lire d'abord un court alinéa avec sa voix de médium, ni haute, ni grave. Puis il la répète en voix grave et enfin en voix aiguë. Or, chez tel sujet où la voix s'est montrée normale et pure dans le médium et le grave, elle sort immédiatement rauque dès qu'elle s'exerce dans l'aigu. Aux deux ou trois premières syllabes la raucité se révèle, et si le traitement n'intervient pas, cette voix, voilée seulement d'abord sur l'aigu, se voilera de même sur le médium et sera près d'être définitivement compromise. Le grave est des trois registres celui qui se défend le mieux contre ce trouble.

La raucité ne sera pas confondue avec : 1º la *fatigue vocale,* dysphonie transitoire dont le repos de l'organe et les électrisations laryngées ont assez vite raison ; 2º la *voix grave.* On m'a montré quelques larynx qu'on supposait atteints de raucité ; c'étaient tout uniment des femmes qui, la puberté terminée, se classaient *contralti.* Il n'y avait là rien que de physiologique. On ne confondra pas davantage la raucité avec : 3º la *voix faible* des emphysémateux ou des tuberculeux, dont la poussée expiratrice n'est plus assez puissante pour faire vibrer les cordes avec l'énergie voulue.

Traitement. — Dans le traitement, l'indication principale est de s'adresser à la cause. Combattre les excès de voix, donner la médication antiscrofuleuse et antituberculeuse. J'ai revu dernièrement deux enfants guéris de leur raucité vocale, à la suite d'un traitement sévère, où le ménagement de la voix était l'élément principal. On ajoutera les divers moyens utilisés contre les paralysies laryngées : massage, électrisations, strychnine, mais trop souvent encore cette tare laryngée reste au-dessus de nos moyens d'action.

Quand ces cas de raucité vocale échappent à l'action de nos divers moyens médicaux, quand le repos de l'organe, les médicaments, l'électrisation, etc., ne m'ont pas donné de résultats, je n'ai pas hésité à confier mon client à un professeur de chant qui, par les divers moyens orthophoniques, réussit là où nous échouons. J'ai adressé dans ce but deux jeunes gens à Mʳ Giraudet (de l'Opéra), professeur au Conservatoire de Paris. Le succès a dépassé mon attente. De faible et voilée, la voix de ces deux sujets est devenue, après plusieurs semaines d'exercices, sonore, pure en même temps que plus grave, à la grande satisfaction des père et mère très contrariés du timbre qu'avait le larynx de leur fils.

Je dois à l'obligeance de Mʳ Giraudet, les notes techniques qui suivent sur ces deux cas. Je n'hésite pas à les transcrire, certain que leur lecture intéressera beaucoup.

I. « M. X..., 21 ans, grand, paraissant bien constitué, parle avec une voix voilée, faible et donne l'impression d'un mezzo-soprano enroué. Un « humm! » incessant semble vouloir chasser des mucosités qui ne se détachent jamais. Ce « humm » me paraît plutôt un tic nerveux produit par un inconscient désir d'action de muscles qui sont sans fonction dans l'état actuel de la voix.

« Pour examiner la voix chantée, je donne, au piano, un *sol* du médium. M. X... chante un *sol* à l'octave au-dessus et en voix de tête. De ce point de départ, la voix peut monter jusqu'au *mi* suraigu. En descendant la voix de tête se poursuit en s'affaiblissant, arrive au *sol* du médium que l'on entend à peine, et c'est tout !

« J'essaie de faire donner un *do* médium par imitation, donnant l'exemple. M. X... donne un son rauque quelconque qui n'a aucun rapport avec le *do*. Il semble que l'oreille ou la voix est fausse. J'en fais la remarque à M. X..., qui me dit qu'effectivement il passe pour être dépourvu d'oreille musicale. J'attribue cette déviation de la note à l'incohérence des registres et à l'impossibilité où est le sujet de se servir de la voix de poitrine. Je me trouve donc en face d'un cas que j'appellerai volontiers *dysphonie octaviante*.

« L'examen laryngoscopique n'ayant rien démontré d'anormal, il s'agit de chercher à régler le jeu de la respiration avec les muscles du larynx. Pour cela je procède avec une extrême prudence au moyen d'exercices variés, en évitant surtout une sonorité immédiate, car aussitôt il y a picotement à la gorge et toux.

« Après quelques jours (avec deux séances de 3/4 d'heure par jour), j'arrive à obtenir quelques sons du médium, appuyés. Les « humm » ne se font pas sentir pendant le travail vocal, mais aussitôt que M. X... parle, il reprend sa voix de fausset et les « humm » recommencent.

« Peu à peu la voix se pose sur un octave, le *si* ♭ grave, qui semble la limite en bas, est peu sonore et provoque une fatigue musculaire qui me le fait abandonner... Les jours suivants, le timbre de la voix s'affirme et, bien qu'il apparaisse comme un timbre de basse chantante dans le médium, le grave ne gagne pas, tandis que la voix monte avec facilité, sinon qualité, jusqu'au *mi* ♯.

« Enfin l'équilibre s'établit si bien que je n'hésitai plus, après une vingtaine de séances, à demander à l'organe-son entier fonctionnement, et, au bout de trois semaines de travail, j'obtins une échelle de sons, du *la* naturel grave sonore, jusqu'au *fa* ♯ aigu et même *sol*, atteints avec la plus grande facilité, sans l'ombre de contraction sur le visage ou dans l'attitude du corps.

« Entre temps, j'ai fait lire M. X... à haute voix. Les premières épreuves, de 2 à 3 minutes, l'épuisaient. Il éprouvait un sentiment de courbature dans la région du sternum. Aujourd'hui, M. X... peut impunément lire 15 minutes, sans repos, avec une voix sonore, parle normalement et a la voix parfaitement juste, au moyen des exercices orthophoniques, gradués spécialement d'après la diversité des cas. »

II. « Le grave normal de la voix n'existe pas ; le médium est d'une faiblesse étrange et le haut un mélange de voix contractée à l'excès et de voix de tête, sans timbre, et dont l'étendue est très limitée.

« M. X... m'a dit :

« 1° Que sa voix avant l'âge de la mue n'était pas très étendue dans le haut, mais d'un timbre plutôt joli ;

« 2° Qu'étant musicien, il avait beaucoup chanté, ou au moins chantonné, avec sa voix actuelle ;

« 3° Qu'il ne se rappelle pas avoir fait d'effort violent au moment de la mue ;

« 4° Que le médecin n'a rien trouvé d'anormal à l'examen laryngoscopique.

« Dans un cas semblable, que j'ai eu à traiter, le médecin attribuait l'état du sujet à un cri violent comme peuvent en faire parfois les enfants, et cela au moment de la mue. Cela me paraît une hypothèse admissible. Il se produirait alors dans la voix une sorte de cassure analogue à celle des voix de femmes par l'abus de la voix de poitrine.

« Les muscles, s'ils ne sont pas physiologiquement incapables, ne peuvent reprendre leur fonction normale que par une gymnastique vocale raisonnée et prudente.

« Je me résumerai, en disant que l'*instinct des registres* est absolument nul. Il en résulte une *phobophonie* d'un caractère spécial, qui peut détraquer un instrument même normal et que l'orthophonie peut seule guérir. »

N'oublions donc pas les ressources de l'orthophonie dans les cas où la médecine se sera montrée impuissante.

VI. *Nodules vocaux.* — Les nodules vocaux signalés par Türck dès 1866 sous le nom de *chorditis tuberosa* sont encore connus sous les noms de *nodules des instituteurs* ou *nodules des chanteurs, nodules d'attrition.*

Ils consistent en un épaississement conique, du volume d'un petit grain de mil, blanchâtre, qui apparaît sur le bord libre d'une ou des deux cordes vocales, environ à l'union du tiers antérieur et du tiers moyen.

Cette altération spéciale est fréquente. A elle seule elle correspond à un grand nombre des maladies vocales.

La cause réside dans les excès vocaux, qu'il y ait surmenage ou malmenage de la voix. Aussi rencontre-t-on surtout les nodules chez tous les professionnels de la voix, chanteurs et cantatrices, instituteurs et institutrices, orateurs, militaires qui se fatiguent dans le commandement. Krause fait remarquer qu'on les observe plus souvent chez les femmes que chez les hommes ; deux fois plus, dit Chiari. C'est que leur larynx est moins résistant à la fatigue et qu'elles s'inquiètent plus vite que les hommes de leurs altérations vocales.

L'affection peut se développer rapidement et insidieusement.

Je connais une lectrice qui avait contracté un nodule pour avoir lu pendant plusieurs jours de suite, quatre heures durant. J'en ai même vu chez des dames qui fatiguaient leur voix exclusivement à leur jour de réception. Beaucoup se plaignent de la fatigue considérable que déterminent dans leur larynx les conversations prolongées à leur jour. Ne cherchez pas ailleurs la cause de certains troubles laryngés.

Les personnes bavardes sont naturellement les plus exposées, et surtout, m'a-t-il semblé, celles qui parlent *vite*. On m'a demandé dernièrement quelle était parmi les langues usuelles celle qui fatiguait le plus la voix. J'incline à penser que c'est l'allemand, qui se parle beaucoup de la gorge, tandis que l'anglais fatiguerait moins, car il se parle plutôt du bout des lèvres.

Les institutrices se trouvent, quant à la voix, dans des conditions très défavorables. Elles ont en moyenne six heures de classe par jour, à un âge où leur larynx n'a pas encore son entier développement; il leur faut crier beaucoup parce que les enfants ou le bruit de la rue les y contraignent.

Les personnes qui s'adonnent à l'enseignement doivent se méfier d'autant plus de ces nodules que les parents redoutent de confier leurs enfants à des maîtres dont la voix est enrouée. Ils craignent qu'il s'agisse de tuberculose laryngée et le professeur se voit remercié sans autre motif. On objecte encore qu'un professeur à l'organe enroué doit mal enseigner, puisque lui-même n'a pas su préserver sa propre voix.

Les nodules ne sont point rares chez les enfants qui ont la mauvaise habitude de crier trop fort dans leurs jeux, ou qui imitent des cris d'animaux, le phonographe, etc.

Certaines conditions physiques favorisent leur apparition : l'existence de grosses amygdales, palatine ou linguale, de tumeurs adénoïdes, d'hypertrophie des cornets inférieurs, toutes conditions qui, gênant l'émission vocale, obligent les sujets à forcer leur voix, à *pousser* selon l'expression technique.

Par l'accolement forcé des cordes vocales, les divers tissus, épithélium et derme muqueux, s'épaississent et forment le nodule. C'est comme un durillon sur la corde, et on comprend que les auteurs américains, à l'imitation de Curtis, le nomment nodule d'attrition.

Les sujets qui en sont porteurs éprouvent d'abord de l'enrouement, de la difficulté à parler ou à chanter longtemps. Puis c'est leur médium qui périclite et leur aigu qui perd ses deux ou trois notes les plus élevées. Les mucosités arrêtées sur ces petites saillies occasionnent des *chats*. Au degré le plus accentué, l'air fuit entre les cordes pendant le chant parce que l'accolement exact est empêché. La note s'accompagne alors d'un petit sifflement et l'artiste est très gêné par cette déperdition de vent qui constitue le *coulage vocal*.

Au laryngoscope, l'organe paraît indemne tout d'abord, et si on n'avait l'œil exercé on méconnaîtrait cette petite saillie blanchâtre, rougeâtre quelquefois, qui soulève en un point le bord libre d'une ou des deux cordes vocales en des points qui se font vis-à-vis. Parfois on les devine plus qu'on ne les voit, parce qu'ils arrêtent un peu de mucosité qui forme un filament entre les cordes, quand elles s'éloignent l'une de l'autre.

Il y a des nodules de nature tuberculeuse, mais comme ils sont plus gros, rougeâtres, sphéroïdes et non symétriques sur les deux cordes, ils se distinguent assez aisément des nodules simples.

Les polypes du larynx sont plus gros et ont un pédicule caractéristique. Mais à la longue, certains nodules peuvent se transformer en polypes.

Le nodule est grave au point de vue de la santé vocale. Néanmoins quelques artistes arrivent à très bien chanter malgré la nodulation de leurs cordes.

Le traitement consiste avant tout dans le repos vocal complet pendant plusieurs semaines. S'il est possible de l'obtenir, des nodules au début pourront disparaître par ce moyen seul. L'artiste ou l'orateur modifieront leur manière, évitant de forcer leur voix, de recourir par trop au coup de glotte qui serre les cordes l'une contre l'autre, ménageant des pauses dans leur débit, retenant leur voix dans le médium sans la laisser insensiblement s'égarer dans l'aigu, enfin en changeant de professeur, s'il y a lieu.

Pour faire disparaître ces nodules, on les touche au galvano-cautère, ou on les enlève avec une pince coupante, mais l'artiste doit être prévenu que son organe restera quand même un organe fatigué, car il ne faudrait pas qu'il attribue ensuite à l'intervention directe du médecin la perte de sa voix.

Règle générale, on sera très sobre de ces opérations dans les larynx des artistes, car le repos vocal et des moyens moins offensifs suffisent souvent à les remettre en état. Une saison au Mont-Dore, à Cauterets, à Luchon, à Ems, selon les cas, sera un adjuvant très utile de la cure.

On trouvera plus loin, à la page 247, quelques autres considérations sur les nodules chez les chanteurs.

VII. *Dysphonies*. — Plus accentuées encore que les raucités, sont les dysphonies, très nombreuses, où la voix est très altérée dans toutes ses qualités. Je me contente de signaler les principales, car ce sont des maladies du *larynx* et non des maladies de la *voix*. Il y aurait sûrement abus à dire d'un tuberculeux à la 2ᵉ période, dont la voix est tout à fait perdue, qu'il a une maladie de la voix. Cette fonction est pour lui secondaire ; les douleurs, la gêne de la déglutition laissent à l'arrière-plan sa dysphonie.

Les maladies principales du larynx s'accompagnent

ou non de sécrétions intralaryngées. Il s'ensuit que le caractère de la voix est humide ou sec. Une oreille exercée peut prendre ainsi une première impression. La laryngite chronique simple, un polype du larynx, la syphilis du même organe font entendre une voix très rauque (*raucedo syphilitica*), dure, mais sèche ; c'est la voix de rogomme, selon l'expression vulgaire. Au contraire, la tuberculose laryngée arrivée à sa période moyenne, les cancers ulcérés, se traduisent par une voix presque éteinte et couverte de mucosités, qui s'arrêtent dans l'arrière-bouche et le larynx, d'où son timbre humide, mouillé. Je ne crois pas que l'interprétation des caractères de la voix dans les affections du larynx (séméiologie) puisse aller au delà de ces indications générales.

Les polypes peuvent produire des sons laryngiens exceptionnels qu'il n'est pas inutile de noter. Chez un de mes malades, par exemple, qui avait un petit fibrome sur une corde, on percevait très distinctement trois notes différentes dès qu'il faisait entendre quelques mots. Je n'ai pu m'expliquer encore cette particularité. Sa voix était tritonale, comme elle peut être bitonale ou pluritonale. Chez un vieillard atteint de paralysie d'une corde vocale, on entendait de temps en temps, outre sa voix sénile ordinaire, une note grave, un peu rugissante, rappelant assez un son de contrebasse. Je pensai qu'on pouvait l'expliquer par des vibrations de cette corde très détendue ; elle était en adduction permanente.

Le traitement de ces phonopathies est celui de l'affection causale.

VIII. *Voix eunuchoïde.* — La voix eunuchoïde, ou

infantile, est caractérisée par une hauteur anormale des sons coïncidant avec leur défaut d'intensité.

Cette voix n'est pas celle des soprani, fonctionnant de l'*ut*³ à l'*ut*⁵, voix forte, et ne s'échappant pas au-dessus des limites physiologiques de la voix humaine.

Ce n'est pas non plus la voix *sans intensité*, mais de hauteur normale, de ceux qui ont, à titre divers, leur soufflerie pulmonaire compromise.

Ce n'est pas la *raucité vocale* dont nous parlions tout à l'heure, car la raucité ne touche qu'au *timbre* et respecte la *hauteur* comme l'*intensité*.

C'est encore moins la voix bitonale des paralysies récurrentielles ou pluritonale de certains polypes laryngiens.

Pour la bien connaître, il faut l'entendre et l'occasion s'en présente assez souvent.

Le trouble apparaît dès l'enfance ou seulement à partir de la mue, selon les cas. Si on fait lire ces sujets à voix haute sur les trois registres, grave, médium, aigu, on remarque que le grave n'existe pas, que le médium est très faible, que l'aigu seul fonctionne sans fatigue, mais manque de timbre. Non seulement il leur est difficile de se servir du grave, mais c'est pour eux une fatigue. « Ça m'étrangle », me disait un de mes malades ; le médium peut ne pas exister et le sujet n'avoir que les deux autres registres. S'ils font une gamme, on remarque que le passage est très apparent, hésitant, maladroit. — Cette voix n'est pas toujours exclusivement sur l'aigu. J'en ai rencontré qui étaient bitonales par une combinaison de médium et d'aigu, mais les sons aigus l'emportaient en fréquence.

Qu'on examine ces larynx, on n'y trouvera souvent rien de particulier ; parfois l'organe a conservé les proportions restreintes de l'enfance : c'est l'infantilisme laryngien ; ou bien les cordes vocales viennent faiblement au contact, laissant un petit écart entre elles, dans l'effort phonétique.

Édouard Fournié a dit que la caractéristique de la voix eunuchoïde était une position des cordes ne se touchant pas en arrière et circonscrivant un espace triangulaire à base postérieure. Le Dr Beausoleil (de Bordeaux) (1), qui a observé un eunuchoïde de 42 ans, conclut à une contraction particulière du larynx.

La cause est bien souvent difficile à dégager. Lincoln dit avoir fait disparaître ce trouble en enlevant des végétations adénoïdes, mais il s'agissait d'un jeune homme qui avait conservé cette voix après avoir plusieurs fois joué des rôles travestis de femme.

Tout dernièrement, j'ai vu un cas de voix eunuchoïde chez un garçon de 14 ans, survenu à la suite d'une frayeur ; il avait été mordu par un chien. Il faisait entendre surtout des notes aiguës, mais aussi de temps en temps des notes graves. Au laryngoscope, je constatai que les cordes ne se rapprochaient pas très bien.

Ayant très généralement rencontré cette voix chez des tuberculeux ou tuberculeuses du larynx, j'ai pensé qu'on pouvait l'expliquer par une contracture symp-

______

(1) *Considérations sur la voix eunuchoïde. Gazette hebd. des Scienc méd. de Bordeaux*, 3 février 1895.

tomatique des tenseurs des cordes vocales. La bacillose nous a habitués à ces contractures réflexes.
Qu'il me suffise de rappeler la contracture des muscles de la cuisse dans la coxalgie. Ces cordes contracturées à l'excès fourniront des sons d'une hauteur anormale.

Voici quelques observations que j'ai recueillies
personnellement sur la voix eunuchoïde des tuberculeux :

1° Le premier de mes malades était un homme de cinquante
ans, manifestement atteint de tuberculose pulmonaire à la deuxième période. Son larynx aussi était tuberculeux. Les lésions se
montraient surtout aux cordes vocales, qui étaient épaissies, rouges, excoriées. Les régions aryténoïdiennes, légèrement infiltrées,
attestaient le même diagnostic. Or, il était impossible d'entendre
parler cet homme sans être frappé de sa voix. Elle était suraiguë,
flûtée, beaucoup plus encore que la voix d'un enfant. Il lui était
impossible de descendre au registre médium ; souvent, au contraire, elle se dérobait à de telles hauteurs que l'oreille en était
froissée comme d'un grincement ou d'un sifflet trop aigu. Rien
de plus à constater que la tuberculose. Le larynx n'était pas infantile. Il présentait ses dimensions habituelles, et le malade
n'avait rien perdu de son appareil génital.

2° Ma deuxième observation est d'un homme de trente ans qui
présentait un début de tuberculose laryngée. Les cordes seules se
montraient atteintes (rougeur, gonflement, ulcération superficielle sur leur bord libre). C'était encore la même impossibilité de
parler ou de chanter sur le médium. Voix serrée, trop aiguë.

3° En troisième lieu, j'ai rencontré la voix eunuchoïde chez une
femme. Encore une tuberculeuse par le poumon et par le larynx.
Les cordes étaient comme chez le malade précément. L'état de
cette malade fut très amélioré par le traitement local et général.
Au fur et à mesure que l'amélioration s'accusait, la voix perdait
cette tonalité suraiguë. Plusieurs mois après le début du traitement, elle avait l'intonation naturelle et pouvait même chanter
un peu.

4° Une autre malade du même sexe, ayant aussi la voix eunuchoïde typique, présentait tous les attributs de la bacillose. Ulcérations sur les cordes, craquements humides aux deux sommets, ongles hippocratiques, etc.

5° Ma cinquième observation a trait à un jeune homme de vingt ans qui me fut adressé, d'une ville de province, pour sa voix eunuchoïde. Elle était à ce point suraiguë qu'on eût dit qu'il le faisait exprès. Cette altération vocale lui était survenue au moment de la mue, à quinze ans, et il s'en étonnait d'autant plus que pendant son enfance il avait eu la voix grave et forte. Je ne constatai rien d'important aux pharynx, larynx, poumons, organes génitaux. Cependant, en revoyant ces jours-ci son observation, j'ai été frappé de quelques détails qui m'avaient paru sans signification alors que mon attention n'avait pas encore été attirée, comme elle l'a été depuis, sur la possibilité de tuberculose laryngée dans ces faits de voix eunuchoïde. Ces détails sont que le larynx était congestionné et qu'un traitement par les pulvérisations chaudes et l'arséniate de soude à l'intérieur avaient amélioré l'état du malade. Il m'en informait par lettre six mois après, mais il ajoutait que, si cette acuité de sa voix avait disparu, il conservait un léger enrouement.

6° Un de ces malades m'écrivait : « Je parle à voix haute, mais avec une voix de fillette assez faible ; ma voix est montée d'une octave. Je solfie comme un soprano. Quand je veux donner une note basse il n'y a plus qu'un sifflement enrhumé. »

Je viens d'observer un malade qui m'a confirmé dans cette idée que certains cas de voix infantile peuvent s'expliquer par la contracture des cordes.

Homme de 43 ans. Vient consulter parce que sa voix a pris depuis quelque temps un caractère singulier. Elle est manifestement eunuchoïde. L'examen de son larynx montre la corde vocale droite en adduction complète et constante. Le bord de cette corde est tout à fait rectiligne. Je conclus donc à quelque paralysie récurrentielle avec contracture des adducteurs. Cherchant la cause, je ne trouve pas de ganglions pouvant comprimer le nerf mais j'apprends que cet homme a eu la syphilis il y a sept ans, qu'il a des douleurs fulgurantes dans le membre inférieur droit et je constate qu'il a perdu ses réflexes rotuliens. Il s'agit donc d'une ataxie locomotrice avec une de ces névrites que le tabes détermine au larynx.

En même temps, j'observais un autre ataxique avec accidents laryngés. Celui-ci n'avait pas les cordes contracturées, — elles étaient en position cadavérique, — aussi n'avait-il pas la voix eunuchoïde.

Trifiletti a vu un sujet de 41 ans qui avait gardé de son enfance l'habitude de parler en voix de tête, bien que la mue anatomique se fût produite (1).

D'après ce que j'ai vu, c'est assez souvent pour avoir mesusé de leur voix, avant ou pendant la mue, que des larynx ont contracté ce caractère eunuchoïde. Il se peut, comme on l'a dit, que certaines de ces voix soient dues à des troubles de l'innervation centrale ou périphérique du larynx, à des altérations anatomo-pathologiques provenant de la mue, à une persistance de l'état infantile du larynx sans cause déterminée. Il ne faut pas d'ailleurs s'attendre à trouver la cause dans un arrêt de développement de l'appareil sexuel. Tous les hommes que j'ai examinés étaient réellement entiers. D'ailleurs l'explication ne serait pas valable pour les femmes qui peuvent aussi être atteintes de voix eunuchoïde. Les castrati étaient mutilés dès l'enfance. Les *spadones* et les *thlibiæ* romains n'étaient privés que de la partie génitale de l'appareil : on leur conservait la portion urinaire, parce que la mutilation complète était souvent suivie de mort. On m'a communiqué l'observation d'un soldat blessé qui avait perdu tout l'appareil génito-urinaire extérieur. Après sa sortie de l'hôpital mili-

---

(1) TRIFILETTI. *Arch. ital. de laryng.*, juillet 1887, p. 129.

laire apparurent les premiers signes du féminisme : hypertrophie des mamelles, chute de la barbe, modification eunuchoïde de la voix.

Biaggi (de Milan) (1) a observé deux jeunes gens, l'un de 16 ans, l'autre de 20, chez lesquels la voix eunuchoïde pouvait s'expliquer par une gêne accentuée de la respiration (hypertrophie des amygdales et des cornets inférieurs, déviations avec éperons de la cloison nasale). Ces deux sujets, pour éviter la fatigue respiratoire, conservaient cette voix de tête qui exige moins d'efforts. La guérison fut rapide après la mise en état des fosses nasales et du pharynx.

Ainsi la voix eunuchoïde se rencontre comme trouble fonctionnel ou comme fonction d'une tuberculose laryngée plus ou moins latente. Son traitement, en ce dernier cas, doit comprendre, entre autres moyens, la thérapeutique générale antibacillaire.

S'il s'agit de voix eunuchoïde simple, c'est par l'orthophonie, par les leçons de diction, par l'effort, le travail du sujet, qu'on arrive à la faire disparaître et très efficacement comme je l'ai observé après E. Fournié, Garel, Beausoleil, Moure. Ce sont d'abord des leçons de respiration, puis des expirations sonores et graves sur *a, e, i, o, u.* Ils doivent parler sur le grave, en voix soutenue.

Prescott Bennett (2) fait baisser le menton, rejeter les épaules en arrière, et, dans cette position, demande au malade de répéter souvent des notes bas-

(1) *Annales des maladies de l'oreille et du larynx*, 1897, p. 91.
(2) PRESCOTT BENNETT. The falsetto voice. *Medical Record*, 5 novembre 1892.

ses. L'exercice a lieu trois fois par jour pendant un mois. Tout d'abord le sujet éprouve un peu de fatigue dans sa gorge, mais après un mois la voix de fausset reste plus pénible que la voix normale. Dès le début le malade doit se surveiller pour ne pas émettre la moindre parole en voix de fausset.

L'électrisation et le massage laryngé viennent bien à l'aide du traitement orthophonique pour donner de l'énergie aux muscles larygiens.

IX. *Du nasillement.* — Ce trouble est bien connu. Le caractère *nasillard* ou *nasonné* de la voix peut tenir à deux conditions opposées ; soit que les voies nasales aient leur capacité diminuée (rhume de cerveau, polypes du nez, etc.) : c'est la rhinolalie fermée ; soit que les voies nasales soient trop spacieuses (paralysies du voile du palais qui laissent la voix s'échapper par les fosses nasales) : c'est la rhinolalie ouverte.

Cette dernière condition est encore réalisée par une malformation qu'on observe assez rarement : la brièveté congénitale de la voûte palatine (1). En moyenne, son diamètre antéro-postérieur mesure chez l'adulte 61 millimètres (Lermoyez). Si son développement est sensiblement au-dessous de cette moyenne, le voile du palais ne peut s'appliquer à la paroi postérieure du pharynx et le sujet nasille. Parfois aussi nulle lésion visible n'explique ce nasillement qui apparaît dans l'enfance et s'accentue avec l'âge. Il doit tenir alors à une conformation des résonateurs et seule l'orthophonie peut l'atténuer.

---

(1) Voir : Lermoyez. *Annales des maladies de l'oreille et du larynx*, mars 1892, et Castex. *Ibid.*, mai 1893.

X. *Troubles nerveux divers.* — *L'aphonie hystérique* présente cette particularité, que j'ai constatée bien souvent, de cesser dans l'examen laryngoscopique. Le malade était sans voix depuis de longues années, on lui demande de dire le É de la laryngoscopie et la voyelle sort sonore. Pourquoi ? parce que, a-t-on dit, le miroir mis en place sert d'appui aux muscles périlaryngiens (!) ; je pense plutôt que ce résultat tient à l'appui plus grand que le malade donne à sa voix en accroissant, dans un effort inconscient, sa pression thoracique qui parvient à faire vibrer le bord libre des cordes.

Melle X... vient me consulter pour une aphonie complète qui est venue compliquer une attaque récente d'influenza légère. Dans son enfance elle a eu la chorée. Quatre fois déjà elle a été prise de ces aphonies qui apparaissent et cessent sans motif. Pourtant elle a remarqué qu'elles prennent fin au moment où apparaissent ses règles. Elle a de la toux nerveuse. « Une toux de chien », dit-elle, c'est-à-dire une toux aboyante. Même en période d'aphonie, quand elle fait effort, elle parvient à faire entendre deux ou trois mots, puis sa voix retombe à l'aphonie, comme si l'effort thoracique était épuisé.

On a signalé parfois l'extinction complète de la voix parlée avec conservation de la voix chantée. Harrison Griffin (1) en a observé deux cas, l'un chez un homme, l'autre chez une femme ; celle-ci pouvait prononcer toutes les notes en chantant, mais il lui était impossible de les nommer en parlant. C'étaient deux hystériques qui guérirent par le traitement de la névrose, suggestion, etc., aidés d'exercices phonétiques.

---

(1) Harrison Griffin. *New-York med. Journal,* 20 mai 1893.

Chez quelques femmes, le mutisme hystérique apparaît périodiquement au moment des règles (1).

L'aphonie hystérique peut être heureusement traitée par des exercices de gymnastique vocale. Bach (2) cherche d'abord à rendre à la colonne d'air expiré la tension qu'elle a perdue. Dans ce but, il prescrit des inspirations profondes et lentes, suivies d'expirations brusques en tenant la pointe de la langue appuyée contre les dents incisives supérieures. Puis le malade essaye de tousser en donnant à sa toux le timbre des diverses voyelles. Il a cité cinq cas d'amélioration rapide par cette méthode.

Spasme phonique de la glotte. — Dans le groupe des maladies vocales d'ordre nerveux figure cette variété très particulière que vient d'étudier spécialement Hasslauer (3). On n'en compte jusqu'à présent qu'une quarantaine de cas dans la littérature médicale où elle est souvent désignée sous le nom de dysphonie spatique, selon l'expression de Schech.

Au moment où le malade veut parler, la voix s'enroue et devient saccadée. S'il veut *forcer*, l'aphonie complète se déclare. Alors il fait appel à tous les muscles du cou et de la poitrine pour vaincre ce spasme glottique, mais c'est en vain ; le seul résultat de son effort est une lassitude générale qui le contraint d'y renoncer. Ce spasme n'est pas sans analogie avec la crampe des écrivains, des télégraphistes, pianistes, etc. Les personnes exposées à ce spasme

(1) Liviesato. *Gaz. degli ospit*, 12 août 1893.

(2) Bach. Traitement de l'aphonie hystérique. *New-York med. Journ.*, 22 octobre 1892.

(3) Hasslauer. Aphonia spastica. *Deutsche militärärztliche Zeitschrift*, septembre 1900.

peuvent parfois l'éviter en se servant seulement de la voix chuchotée, mais d'un autre côté tout mouvement glottique, la toux, le rire, etc., peut le faire apparaître.

Ce spasme phonique peut se compliquer de spasme respiratoire. Dans ce cas, le malade est atteint d'oppression et sa face devient violacée.

Avec le laryngoscope on constate que les cordes vocales s'accolent fortement, peuvent même chevaucher l'une sur l'autre, tandis qu'un des cartilages aryténoïdes se place au-devant de l'autre. Même, dans les cas graves, les bandes ventriculaires viennent au contact, au point de cacher les vraies cordes.

Ce spasme s'observe souvent chez les sujets hystériques, neurasthéniques; mais on le rencontre aussi chez les professionnels de la voix, surtout quand ils sont contraints de la faire fonctionner au cours d'une pharyngite ou d'une laryngo-bronchite. Il peut s'expliquer encore par la présence de polypes laryngiens ou nasaux agissant selon le mécanisme des réflexes.

L'affection est d'un assez fâcheux pronostic parce que le traitement reste souvent inefficace.

Les moyens thérapeutiques généralement employés sont le repos vocal, les courants galvaniques ou faradiques appliqués à l'extérieur du larynx, les inhalations d'éther ou de chloroforme, les pulvérisations de cocaïne, l'hydrothérapie.

Cette infirmité a quelquefois cédé à un entraînement méthodique dirigé par un professeur de chant ou de diction et qui consiste à utiliser la voix chuchotée d'abord, pour passer ensuite à la voix haute.

Au moment même de la crise, un exercice violent (marche, course) peut enrayer l'accès.

C'est un cas analogue que communiquait Roth à la Société viennoise de laryngologie (1er février 1900), sous ce titre : « Aphonie hystérique avec occlusion de la glotte fausse et vraie, au moment de la phona-tion. » Il obtint un assez bon résultat de la sugges-tion, mais la faradisation réussit mieux encore.

Certaines altérations du système nerveux s'accom-pagnent d'un tremblement des cordes vocales qui rend la parole inintelligible et saccadée. Ce trouble a été signalé dans la chorée et l'intoxication satur-nine (H. Krause) (1), dans les tumeurs du cervelet (2); le Pr Jaccoud et Luys ont depuis longtemps signalé les troubles de l'articulation dans les maladies du cervelet, dans la sclérose en plaques (3).

Dans la syringomyélie, des troubles vocaux ont été signalés (4) : enrouements, dysphonies diverses. La raucité peut même se déclarer brusquement. Ces troubles sont sous la dépendance d'une paralysie, complète ou non, du récurrent, d'où résulte une atro-phie des muscles, spécialement de ceux qui sont inclus dans la corde vocale.

Il y a des aphasies d'articulation et des aphasies d'intonation (5).

Charcot, Gerhardt, Westphal ont fait connaître les

---

(1) Hermann KRAUSE. *Journal of Laryngology*, juillet 1888.

(2) Herbert SPENCER. *Lancet*, 9 octobre 1886.

(3) J. COLLET. *Annales des maladies de l'oreille et du larynx*, 1894, p. 123.

(4) CARTAZ. Troubles laryngés dans la syringomyélie. *Société française de laryngologie*, mai 1895.

(5) Voir BRISSAUD. Clinique des maladies nerveuses. *Semaine méd.*, 1er août 1894.

troubles de la voix et de la parole dans la *paralysie agitante*. Mais nous devons à Rosenberg (1) l'examen laryngoscopique. Il a observé un homme de 62 ans, malade de cette affection depuis 30 ans. La parole difficile à comprendre était hachée, bégayée et ressemblait « à la voix d'un cavalier dont le cheval est lancé au galop ».

L'examen laryngoscopique particulièrement difficile montra que les cordes étaient secouées de mouvements d'adduction isochrones à ceux de la tête. L'épiglotte prenait quelquefois part à ces tremblements, plus rarement le voile du palais.

J'ai pu récemment vérifier sur un malade l'exactitude de cette description.

Ce trouble phonique se distingue de ceux des scléroses cérébrale, médullaire, du tabes, de l'ataxie des cordes vocales, de l'atrophie musculaire progressive, de la chorée du larynx, etc.

Voici un cas d'aphasie temporaire cérébrale que j'ai pu observer :

M. X..., 32 ans, a eu dans son enfance les diverses maladies fréquentes à cet âge : rougeole, scarlatine. Il avait alors une assez jolie voix, mais ne pouvait pas chanter longtemps sans qu'elle s'éteignît presque complètement. Il a ordinairement de la difficulté pour prolonger un travail cérébral et manque de mémoire. Il est au contraire très adroit de ses mains. Depuis huit jours, il a eu quatre fois le trouble suivant. Il devient rouge, éprouve une sensation de congestion dans la tête et perd l'usage de la parole pendant trois ou quatre heures de suite. Je l'examine pendant une de ces crises. Je le vois remuer la langue et les lèvres d'une façon irrégulière, mais sans faire entendre aucun son. On ne pourrait même pas lire sur ses lèvres. Je ne constate pourtant

(1) *Société de laryngologie de Berlin*, 20 mai 1892.

rien dans son larynx et même pendant l'examen il fait bien entendre le É usuel. Le sujet n'est pas syphilitique, pas névropathe. Il n'a ni alexie, ni agraphie. Mais ses artères temporales sont déjà sinueuses. Il entend bien, mais se plaint de bourdonnements, uniquement quand il est étendu dans son lit. Nous admettons, avec son médecin habituel, qu'il s'agit de congestions temporaires au niveau de la 3e circonvolution de Broca et nous le traitons selon cette idée.

On rencontre quelques exemples d'*entendants-muets*. Je suis depuis quelques années un infirme de cette catégorie.

Cet homme a cinquante-quatre ans. Il a toujours bien entendu, mais n'a jamais pu parler. Il dit seulement avec peine et mal : *oui* et *non*. Pas de maladies antérieures. Il a été successivement employé comme manœuvre et ouvrier corroyeur. Il a eu deux frères, plus âgés, tout à fait indemnes, mais lui-même est né après que son père était devenu hémiplégique gauche et ne pouvait plus parler. Il manque surtout de mémoire : quand on lui demande les métiers qu'il a exercés, il est obligé de lire ses certificats.

En général, les entendants-muets sont des dégénérés, parfois même des gâteux (L. de La Charrière). On ne les reçoit pas volontiers dans les institutions des sourds-muets, tant on redoute l'inutilité de l'instruction. C'est principalement la mémoire qui leur fait défaut.

L'histoire de ce malade engage à chercher l'infirmité dans une lésion congénitale des centres phonateurs.

XI. *Altérations de la voix dans les maladies mentales.* — Les affections mentales font subir à la voix humaine diverses altérations qu'il nous importe de connaître.

On les trouve particulièrement bien analysées dans une étude du Pr Morselli (1), directeur de la clinique des maladies mentales à l'Université de Gênes.

---

(1) Henri Morselli. Journal *La Voix*, 1894, p. 21.

Il y a lieu d'analyser séparément, chez les fous, l'intonation et l'articulation, car la première trahit plus spécialement l'état de leur sentiment et l'autre l'état de leur intelligence. Les altérations de la voix seront quantitatives ou qualitatives, selon la division que nous avons adoptée déjà.

Chez les idiots microcéphales l'articulation est faible, de même que la gamme des sons émis est pauvre.

Dans les folies chroniques, telles que les démences séniles, la voix est inarticulée, il y a des cris, des grognements comme chez les peuples inférieurs ; l'intonation devient monotone, décolorée.

Chez le maniaque, chez le paralytique général en état d'exaltation, chez l'hystérique irritée, la voix est très forte (hyperphonie). Il y a des fous hyperphonisants qui peuvent émettre des sons d'une intensité inouïe.

Chez le mélancolique, au contraire, le fou apathique, le paralytique avancé, la voix peut être affaiblie au point de devenir inintelligible (hypophonie). Le mutisme hystérique décrit par Charcot se range dans cette catégorie. Ces hystériques peuvent encore chuchoter et par là se distinguent des aphasiques. Leur aphonie peut être, dans quelques cas, temporaire ou même périodique.

Les altérations qualitatives peuvent porter sur la hauteur, le timbre, la justesse des sons (paraphonies).

La hauteur du son peut monter d'une ou même de deux octaves, par exemple dans les clameurs des maniaques ou des folles hystériques.

On a noté parfois une inversion des caractères

sexuels ; des folles parleront sur un registre de ténor ou baryton et des aliénés auront une vocalisation de soprano ou contralto.

Il peut y avoir dans le langage de quelques fous deux voix, d'homme et de femme, l'une naturelle et l'autre contrefaite. Les aliénistes soupçonnent alors le délire des persécutions ou la manie des grandeurs. Le malade se croit envahi par des personnages invisibles.

La voix de tête est plus habituelle aux excités et la voix de poitrine aux déprimés.

Dans certains cas de paralysie générale progressive, un des premiers symptômes est le changement du timbre par suite de l'altération des centres d'innervation laryngienne qui sont dans le bulbe rachidien. La voix devient caverneuse d'abord, puis tremblée, fausse, égophonique (Ducheck).

L'agilité de la voix augmente dans la manie, chez le paralytique exalté qui chante avec tant de plaisir.

L'intonation présente aussi quelques particularités chez les fous. Des excités exagèrent les modulations habituelles du discours ; accentuent avec excès certains mots, déclament sur un ton dramatique ; des déprimés, au contraire, s'expriment sur un ton monotone.

Enfin l'excité abuse des voyelles ouvertes A, E, de l'R vibrant ; il emploie les mots monosyllabiques ; le déprimé choisit les voyelles sombres, O, U, les mots longs et compliqués.

On pourrait encore étudier la *dismusie,* c'est-à-dire les altérations de la faculté musicale chez les fous. Mais j'en ai dit assez pour montrer que, suivant la conclusion du Pʳ Morselli : « L'aliéniste peut utiliser, pour le diagnostic de la folie, des faits qui, à première vue, paraissaient n'avoir aucune importance.

XII. *Troubles de la parole.* — A côté des maladies de la voix parlée doivent figurer certains troubles de la prononciation. Je les exposerai très sommairement, d'après les études de mon confrère et ami le Dʳ Chervin (1).

I. C'est d'abord le **bégaiement** dont les caractères essentiels sont :

1° Le début pendant l'enfance ;

2° Les troubles respiratoires plus ou moins accentués ;

3° L'intermittence du trouble ;

4° Sa disparition complète dans le chant.

Par ces quatre caractères il se sépare bien de troubles analogues que Chervin propose d'appeler pselliformes (de ψελλισμὸς, bégaiement).

Le bégaiement peut être causé par toutes les émotions violentes, peur, etc., ou bien il peut se déclarer par hérédité, par imitation involontaire, par convulsions dans le jeune âge, par nervosisme excessif.

Il apparaît entre 3 et 7 ans, mais presque jamais après la puberté ; beaucoup plus souvent chez les garçons que chez les filles, dans la proportion de dix pour un. C'est peu à peu qu'il se déclare en général. Chez le bègue, le rythme respiratoire normal est déréglé. Les uns parlent pendant l'inspiration, comme les ventriloques (*bégaiement inspiré*), d'autres pendant l'expiration seulement (*bégaiement expiré*) ; d'autres

---

(1) Chervin. Bégaiement et autres défauts de prononciation. Paris, 1896.

encore aux deux temps de la respiration (*bégaiement mixte*). Ce trouble est intermittent et s'accuse plus avec les consonnes qu'avec les voyelles.

Je ne m'arrêterai pas au traitement du bégaiement. C'est l'œuvre des orthophonistes. Je rappellerai seulement l'inutilité des tentatives chirurgicales qui ont été dirigées contre lui.

II. **Blésités diverses**. — On entend par blésités les défauts de prononciation caractérisés par la substitution, la déformation ou la suppression d'une ou de plusieurs consonnes (Chervin). A l'inverse du bégaiement elles sont plus fréquentes dans le sexe féminin.

Ces défauts portent :

1° Sur les consonnes *z, s, j, ch* ;

2° Sur d'autres consonnes ;

3° Sur les voyelles.

La blésité sur Z, S, J, CH est de beaucoup la plus fréquente.

Ce trouble s'explique par une simple négligence, ou par une maladresse de la langue, ou encore par une insuffisance d'oreille qui ne permet pas de faire la différence entre une prononciation correcte et incorrecte.

La guérison n'en est pas difficile à moins qu'il ne s'agisse d'une insuffisance de l'oreille.

Les principales blésités sont :

a) Le zézaiement, lorsque le défaut porte sur C, S, X, Z. Le sujet dit zouzou pour joujou. Une jeune fille de 16 ans, que j'ai pu observer, avait une sœur et un neveu qui zézayaient comme elle. Le défaut existait depuis l'enfance. Un sifflement précédait C et Z (che, gède) et suivait S et X (eche, icche).

Les dames romaines zézayaient par genre, comme

les duchesses au XVIII° siècle pour se rajeunir, comme nos incroyables de la Révolution qui, à l'imitation de Garat, supprimaient les R; « ma paole d'honneu ».

b) Le clichement, quand le défaut porte sur *j, ch.*

Exemple :

Chauchichon pour saucisson.

c) La déformation, où la consonne est accompagnée d'un sifflement qui rappelle *ll* mouillée.

Exemple :

Zllouzllou pour joujou.

d) L'élision, où les consonnes disparaissent.

Exemple :

O.i...on pour saucisson.

e) La substitution, où une lettre est remplacée par une autre.

Exemple :

Tartassonne pour Carcassonne.

J'ai examiné et montré au Dr Chervin une jeune fille de ma clinique qui remplaçait :

$$C \text{ par } T$$
$$G \quad\text{—}\quad Gle$$
$$J \quad\text{—}\quad Gli$$
$$R \quad\text{—}\quad Lre$$
$$S \quad\text{—}\quad Eche$$
$$X \quad\text{—}\quad Iche$$
$$Y \quad\text{—}\quad Iglec$$
$$Z \quad\text{—}\quad Ledle.$$

Il y a iotacisme, lorsque l'I vient se substituer à une autre lettre :

Iénéral pour général.

f) On dit lambdacisme ou lallation lorsque L intervient mal à propos, ou est altérée.

J'ai vu ce défaut chez une fillette dont le frère s'appelait Claude. Elle prononçait Cnaude. Il y a des gens qui disent : mon pèle pour mon père.

g) Le grasseyement ou parler gras (du latin *crassus,* gras) consiste à prononcer la lettre R du fond de la gorge avec un caractère guttural, tandis que normalement elle doit être prononcée du bout de la langue, être *vibrée* selon l'expression technique.

D'après les recherches spéciales de Donders, l'R normal correspond à un nombre de vibrations simples, variant de 60 à 70 par seconde ; tandis que l'R du grasseyement correspond à un nombre allant de 38 à 56 vibrations.

On grasseye faiblement à Paris, beaucoup dans le Sud-Est de la France, aucunement dans le Sud-Ouest.

Comme il n'est pas de défaut plus intolérable au théâtre, tous les professeurs s'appliquent à le combattre par les méthodes de Talma ou autres.

Voici un cas assez particulier pour la prononciation de l'R. Un homme de 35 ans s'est présenté, il y a quelque temps, à la clinique de l'Institution nationale des Sourds-Muets, parce qu'ayant toujours eu de la peine à prononcer les R, il remarque que cette difficulté grandit, tout en le grattant péniblement dans la gorge.

Aucune lésion au pharynx, ni au larynx.

A noter que lorsqu'il prononce l'R, il la prononce comme la J espagnole, à moins qu'il n'y ait une consonne d'appui devant.

Ainsi il dit *ja, je, ji, jo, ju* (avec la J), mais il dit bien *tra, tre, tri, tro, tru.*

Il dit *trois,* mais il dit *Jroi* pour *Roi*

Il est singulier de voir un Français ne pouvoir prononcer parfois que comme un Espagnol, inconsciemment.

Tous ces troubles sont justiciables d'un traitement orthophonique bien entendu.

On aurait grand tort de ne pas les combattre dès qu'ils apparaissent chez l'enfant, sous prétexte « que c'est gentil », car, plus tard, le défaut sera peut-être indéracinable.

Signalons enfin le *bredouillement professionnel* rencontré souvent chez les ecclésiastiques, peut-être à cause de l'habitude du bréviaire dont la récitation doit être articulée, et les *phobies verbales* qui sont une crainte de prononcer certaines lettres ou mots souvent suivie de leur prononciation défectueuse. On voit les personnes qui en sont atteintes changer plutôt leur phrase que de se risquer au mot redouté. Par des encouragements et des exercices progressifs le professeur en vient à bout.

SIXIÈME PARTIE

MALADIES DE LA VOIX CHANTANTE

CONSIDÉRATIONS TECHNIQUES

Le chant, « cette seconde voix donnée à l'homme » (J.-J. Rousseau), prête à des considérations de technique qu'il y a lieu d'envisager d'abord.

Le chanteur doit avant tout s'exercer à bien respirer, largement et silencieusement, en faisant le plus possible entrer l'air par les fosses nasales où il perd sa sécheresse et ses impuretés. Il doit s'appliquer surtout à bien conduire son mouvement d'expiration qui lui est le plus utile, car c'est par exception que l'inspiration est sonore comme dans le hoquet dramatique. Quand il sera maître de ses mouvements inspiratoires, il les accomplira sans qu'on les puisse voir.

L'expiration aphone dépense plus d'air que l'expiration sonore ; c'est pourquoi l'emploi de la voix chuchotée fatigue plus que la parole à voix haute.

La voix pleine dépense aussi moins d'air que la demi-voix, parce que la glotte y est plus serrée.

De même, d'après Guillet, auteur de recherches sur le chant (1857), il sort plus de vent avec les notes graves qu'avec les notes aiguës, avec les consonnes qu'avec les voyelles. Les langues riches en voyelles, comme la langue italienne, se montrent ainsi très favorables à l'émission vocale.

L'artiste dépensera son souffle avec uniformité et lenteur, à ce point qu'une bougie présentée devant ses lèvres ne doit pas vaciller. C'est chanter « l'archet à la corde », selon l'expression consacrée. On ne doit quitter le son que pour articuler, imiter le graveur qui suit son trait sans hacher. La voix imite alors la continuité des instruments à cordes qui est un effet d'art si puissant. « Les instruments les plus dociles de l'harmonie, a écrit Laugel, seront toujours les cordes vibrantes. Avec quelques violons, Mozart, Beethoven portent l'âme humaine aux plus hauts sommets de l'émotion musicale. »

Chez des sujets qui se plaignaient de troubles de la voix, sans présenter des lésions de l'appareil, l'Abbé Rousselot a pu, à l'aide de tracés pris sur le thorax, découvrir les défauts de l'acte respiratoire. Ces troubles disparaissent par le perfectionnement de la respiration, par la gymnastique pulmonaire.

Même dans le cours de la vie on peut avoir besoin d'apprendre à respirer.

L'expiration brusque (*coup de poitrine*) est nuisible si on y a recours trop souvent, comme serait nuisible le *coup de glotte* si on l'employait exclusivement.

Le chanteur doit éviter de faire monter trop haut sa voix. Au fur et à mesure qu'elle s'élève, il faut la sombrer, « lui faire un chapeau », disent les artistes ; mais chanter *sombré* habituellement serait un danger, car si on veut ensuite chanter fort, on est astreint à des efforts nuisibles. On ne doit jamais exagérer l'intensité de sa voix, afin de se faire mieux entendre. Ce qui importe surtout c'est la *percepti-bilité*, c'est-à-dire la qualité de se faire entendre, de porter.

Dans certaines salles l'artiste n'entend pas l'intensité réelle de sa voix. D'autres trop vastes, l'obligent à ouvrir les notes élevées.

La voix devra être dirigée sur les parties des cavités résonatrices qui favorisent le mieux sa répercussion au dehors. Elle est alors bien *appuyée*. Les appuis habituels de la voix sont le pharynx, le palais et les fosses nasales. Les artistes désignent ce dernier procédé en disant qu'ils « portent la voix dans le masque ». Le larynx doit fonctionner avec ses seuls muscles intrinsèques; les muscles extrinsèques qui l'enveloppent doivent rester souples. Ils le seront si aucune contraction ne se voit sur le visage, si on chante le « corps abandonné ».

Tout exercice d'art vrai est conforme à la physiologie. « Je réclame pour la science, a écrit Morell-Machenzie, le droit de veto à l'égard des méthodes nuisibles au point de vue physique ». Et, comme le dit Curtis (1), c'est moins le surmenage qu'une émission et une respiration vicieuse qui font périr une voix.

Il va sans dire que, dans le chant, les imperfections paraissent davantage que dans la parole. « Le chant, a écrit le P' Brissaud (2), est un acte *discipliné*, tandis que la parole est simplement un acte automatique. » Les infractions à cette discipline se remarquent aisément.

Les altérations de la voix diffèrent un peu chez

---

(1) Curtis. *Revue internationale de laryngologie*, n° 24, 1893.
(2) Brissaud. *Archives de laryngologie*, 1890.

l'homme et chez la femme, surtout quand elles tiennent à la décadence vocale.

Chez l'homme : c'est d'abord l'altération du timbre, puis la voix perd sa résonance et son charme. Disparaît ensuite la possibilité de chanter en demi-voix qui est comme la preuve de la santé vocale. Puis se montre de la difficulté pour *sombrer*.

Chez la femme : c'est la disparition des notes inférieures de la voix de tête. Elle les remplace par la voix de poitrine qui monte ainsi plus haut qu'il ne faudrait. La voix prend un caractère flûté, a de la peine à monter aux notes élevées qui se perdent peu à peu. Le médium devient voilé et tremblotant.

Même, d'après M. Laget (1), la décadence vocale n'a pas les mêmes symptômes chez les chanteurs des deux écoles française et italienne. Chez les premiers la voix perd son timbre, se parchemine ; chez les autres, c'est le souffle (*fiato*), la respiration qui manque tout d'abord. Simple question de méthode.

Chanter sur un rhume, voilà qui est particulièrement pernicieux. Les artistes de province sont les plus exposés à ce danger, car ils doivent chanter sans relâche, tandis que leurs camarades des grandes villes peuvent aisément se faire remplacer. L'absence des excès vocaux nous explique que les amateurs conservent souvent leur voix plus longtemps que les artistes de théâtre.

C'est surtout l'*articulation* qu'il importe d'exercer, et, pour assouplir la langue et les lèvres, il n'est rien tel que de parler ou chanter les dents serrées, car

______

(1) LAGET. *La Voix*, 1891, p. 59.

les efforts que font alors les lèvres et la langue, pour réaliser l'articulation, perfectionnent leur fonctionnement. J'ai pu entendre chanter G. Duprez, à l'âge de 86 ans. La sonorité avait disparu et pourtant on ne perdait pas une syllabe, parce que l'articulation restait entière.

Il faut arriver à l'homogénéité de la voix, sinon il semble que les notes hautes sont chantées par une personne et les notes basses par une autre (Labus).

L'artiste qui se sera rendu maître de ses résonateurs pourra *chanter sur le timbre,* ce qui consiste à faire travailler surtout les organes sus-laryngiens. Les méridionaux ont naturellement cette émission. Le procédé inverse, qui fatigue les parties actives de l'appareil, s'appelle : *chanter sur le souffle.*

On peut s'inspirer de la manière bien connue de Rubini qui ne chantait à pleine voix qu'une partie de ses rôles, celle qu'il voulait mettre en lumière.

La durée des exercices sera modérée pour éviter le surmenage de la voix. *En moyenne* il suffit d'une heure de travail par jour, répartie en quatre séances d'un quart d'heure chacune.

Chaque année l'artiste devra s'assurer un ou deux mois de vacances pour laisser reposer complètement sa voix.

De leur côté les compositeurs doivent, à l'exemple d'Haendel et Rossini, bien écrire pour la voix, mettre les notes sur les voyelles qui conviennent le mieux à leur émission ; bien *syllaber,* en un mot ; éviter d'imposer des pages de douceur après des phrases de force.

D'ailleurs on est « une voix » ou « un chanteur ». Plus une voix est belle *naturellement,* plus elle est fragile ; les voix fabriquées sont bien moins exposées.

Quand elle a pris tout son développement, une voix doit fonctionner dans la proportion voulue. Combien finissent vite parce que, n'ayant pas trouvé à s'employer au théâtre, elles vont s'user dans l'enseignement !

MALADIES DE LA VOIX CHANTANTE

La répartition en catégories des maladies du chant est assez difficile ; d'abord parce qu'elles sont très différentes les unes des autres, puis parce qu'elles sont complexes. Dans beaucoup de cas, comme on le verra en lisant les observations, plusieurs troubles coexistent et se combinent chez un même sujet. La maladie de tel contralto ou de tel ténor comprend des modifications que j'ai disjointes en chapitres distincts, pour les exposer plus méthodiquement. Lors de mes premières recherches j'avais classé mes fiches d'observations d'après le *trouble*, le *symptôme majeur* de la maladie, celui pour lequel on vient consulter et dont on parle tout d'abord au laryngologiste comme étant de beaucoup le plus nuisible. Ces fiches, ainsi distribuées, m'ont donné des tas bien inégaux, ce qui revient à dire que certaines maladies sont fréquentes et d'autres rares.

Je viens de refaire la critique de cette classification en tenant compte des cas nouveaux que j'ai pu recueillir et je ne vois pas qu'une autre lui soit préférable. Elle a d'ailleurs l'avantage de réserver une place à tous les faits, si exceptionnels soient-ils.

Le son ayant pour caractères le timbre, la hauteur,

l'intensité et, pour quelques physiciens, la durée, j'ai essayé de classer d'après les troubles de ces caractères, mais la pathologie ne se modèle pas ainsi sur la physique, et j'eusse été, de la sorte, plus symétrique que véridique. Je m'en tiens donc au trouble dominant comme base de ma classification.

En général la maladie atteint soit la quantité, soit la qualité de la voix; mais je suivrai l'ordre de fréquence. C'est ainsi que j'étudierai successivement les maladies du timbre, du médium, de la solidité (chevrotement, etc.), de l'intensité, de l'étendue, de l'agilité, de la résonance, de la netteté, je terminerai par les maladies purement nerveuses.

MÉTHODE D'EXAMEN

Quand un artiste lyrique vient vous consulter, commencez par lui demander quel est son genre de voix: baryton? ténor? mezzo? contralto? etc., puis posez-lui la question suivante :

Quels troubles avez-vous à la voix?

Vous serez souvent obligé de diriger un peu votre client dans ses réponses, d'user de périphrases ou d'explications, afin de vous entendre exactement avec lui en l'amenant sur les jeux principaux du chant qu'il connaît bien mais ne désigne pas toujours par l'expression propre. Ne le dirigez pas trop cependant, car de lui-même il peut appeler votre attention sur telle particularité exceptionnelle à laquelle vous n'auriez pas songé.

Demandez encore : « Est-ce le grave, le médium ou l'aigu qui sont atteints? » Bien souvent ce sera le médium, car c'est la partie du clavier qui fatigue le plus.

Puis : « Est-ce la voix de poitrine ou la voix de tête qui est altérée ?

Interrogez encore sur le timbre, la puissance, l'endurance à chanter plus ou moins longtemps, sur l'étendue de la voix.

Comment se font les sons posés et filés ? Comment les passages ? Comment la demi-teinte ? Le sujet est-il incommodé par des chats ou graillons ?

Son affection est-elle ancienne ? à quelles causes l'attribue-t-il lui-même ?

Tâchez d'avoir des notions suffisantes sur l'art du chant pour vous rendre compte par vous-même des troubles qu'accuse votre client. Quelques arpèges, quelques sons filés ou en demi-teinte vous suffiront si vous êtes entraîné à ce genre de critique que le théâtre vous donne aisément l'occasion d'exercer. Cette audition me paraît indispensable pour établir un diagnostic solide. Faute d'y avoir eu recours, j'ai le regret de n'avoir pu utiliser un certain nombre de mes premières observations. De bonne foi, un artiste peut vous induire en erreur en indiquant un trouble qui n'est pas le vrai, comme l'épreuve du chant vous le montre bien.

Vous passez ensuite à l'examen local des diverses parties de l'appareil : pharynx, larynx, fosses nasales, poumons ; puis à l'examen d'ensemble de l'état général ; vous vous enquérez de l'estomac, de l'utérus, des conditions d'hérédité, etc.

Il faudrait vraiment de la malchance pour qu'après cet examen le trouble, ou les troubles, vous échappent, et vous pourrez établir votre diagnostic, d'où découlera un traitement rationnel.

I. — MALADIES DU TIMBRE

Elles sont les plus nombreuses, dans la proportion de 39 pour 100 (d'après mes fiches). Disons, en chiffres ronds, 4 fois sur 10, ou environ dans près de la moitié des cas.

Voici ce que dit un artiste dont le timbre est malade :

« Depuis quelque temps déjà, ma voix est voilée surtout en parlant, ou elle se voile presque immédiatement quand je me mets à chanter. Cette raucité se montre sur toute l'étendue de ma voix (grave, médium, aigu). J'ai perdu deux ou trois de mes notes les plus élevées et je constate des trous dans mon registre aigu » (ce qui signifie que certaines notes ne sortent pas, ne se font pas entendre dans le déroulement des gammes montantes). « J'ai même conscience que mes sons baissent tandis que je les émets, sans qu'il me soit possible de les maintenir à la hauteur voulue ; ma voix n'a plus son velours. Je ne peux plus chanter en demi-teinte (à demi-voix ou piano) et, si je l'essaie, ma voix grince comme du cuir neuf. » L'artiste peut avoir en chantant cette sensation que ses notes seraient bonnes sans le trouble qui les couvre. « Le dessous de la note est bon, me disait un artiste, mais le dessus est humide. » Impossible de faire les sons filés (notes qu'on commence piano, qu'on enfle ensuite et qu'on termine piano). La voix vacille au commencement et à la fin de ces sons filés, ou elle accroche au milieu, c'est-à-dire qu'au lieu d'être continue elle a des secousses, des interruptions courtes. « Au début, ces raucités n'étaient qu'intermittentes, mais elles ont fini par s'installer de manière continue. Quelques minutes après que j'ai commencé à chanter, j'ai des sensations de douleur, brûlure ou picotements, généralement dans la gorge et le larynx, dont je sens l'existence, mais parfois aussi dans la trachée et le creux de l'estomac, dans les poumons dont je sens la présence » : « ça me fait drôle dans la gorge et le nez », me disait une jeune artiste parisienne. Les douleurs n'accompagnent parfois que le travail sur le médium.

Pour peu que le sujet soit nerveux, ces sensations de fatigue produisent des troubles variés : impossibilité d'avaler, courbature générale, transpirations, etc., etc. Chez les femmes ces troubles vocaux sont plus marqués au commencement de leur époque menstruelle.

A certaines périodes d'une maladie vocale, qui est en marche vers la guérison ou l'aggravation, on peut faire chanter sur les voyelles, principalement sur les voyelles fermées E, I, et quelquefois sur la voyelle ouverte A, mais on ne peut le faire sur les consonnes et à plus forte raison sur les syllabes. Je viens de donner des soins à un mezzo qui au début de l'amélioration a pu chanter sans enrouement sur A, mais pas sur les autres voyelles qui se sont dévoilées consécutivement.

Il est bien entendu que le tableau ci-dessus est composé. Tous les malades du timbre, qui se plaindront d'un voile sur la voix, ne le reproduiront pas en entier, mais afin d'éviter des omissions, j'y ai mis la plupart des troubles qu'ils accuseront, entièrement ou non.

Le médecin qui place son laryngoscope au-dessus de ces larynx n'y trouve pas des altérations bien accusées. Tantôt un peu de congestion, plus accentuée sur les cordes vocales inférieures ou sur la muqueuse des cartilages aryténoïdes. Chez les barytons et les basses il existe une congestion professionnelle, qu'il est plus rare de constater dans les larynx des ténors ou des femmes (Botey.) Tantôt les cordes seront un peu émoussées sur leur bord libre, un peu infiltrées, ce qui leur donnera l'aspect gélatineux, ou simplement relâchées. Sur d'autres sujets la lésion consistera surtout en un épaississement circonscrit, conique, du bord libre des deux cordes et s'y faisant vis-à-vis (nodules vocaux). Encore ce nodule peut-il être à peine visible, et n'étaient les mucosités qu'il arrête à sa surface, il passerait inaperçu. La muqueuse peut être flaccide sur les cordes, ou épaissie et comme frippée à la partie postérieure du larynx entre les aryténoïdes. Elle peut être atrophiée et sèche, couverte de petites croûtelles par places. Dans quelques cas très rares un petit polype se montrera sur l'une des cordes; chez un de ces malades j'ai constaté un chapelet de tout petits polypes muqueux sur le bord d'une corde dans sa moitié antérieure. Leur ablation améliora beaucoup la voix. Mais bien souvent aussi l'examen le plus méticuleux ne pourra que constater l'état normal. De toutes les parties du larynx, le bord libre des cordes est la plus utile à l'intégrité de la voix. J'ai vu des aphonies complètes chez des tuberculeux qui n'avaient d'autres lésions qu'une altération s'étendant à tout ce bord libre.

Pour mieux voir ces lésions qui pourraient

échapper à un examen unique, il est bon de faire fonctionner le larynx pendant dix minutes ou un quart d'heure ; quand l'enrouement arrive, c'est le moment de revoir les cordes où se révèleront des caractères anormaux restés latents d'abord. Souvent alors une pression exercée avec le pouce sur l'espace qui sépare l'os thyroïde du cartilage thyroïde provoquera l'apparition d'une douleur sourde.

A titre de particularité singulière, je citerai ce fait dont parle Botey (1) d'un ténor qui présentait une petite hémorragie sous-muqueuse. Dans les notes aiguës, ce petit hématome se déplaçait en avant, « comme la bulle d'air dans le niveau d'eau ».

Les *causes* que j'ai pu relever dans mes observations sont très variées.

L'altération du timbre peut tenir :

1° A ces laryngites légères, mais plus ou moins durables, qu'engendrent l'influenza, les fièvres éruptives (rougeole, scarlatine), la fièvre typhoïde, la syphilis à sa période secondaire.

2° A des propagations congestives, inflammatoires ou trophiques, venant des autres parties de l'appareil vocal (pharyngites granuleuses, hypertrophies amygdaliennes ou tumeurs adénoïdes avec leurs poussées inflammatoires). L'hypertrophie des amygdales peut n'occuper que leur moitié inférieure et se dissimuler derrière la base de la langue. La sortie de la voix exige alors plus d'efforts et ces efforts réitérés peuvent amener des nodules. J'en ai fait disparaître par la simple ablation de cette partie en contre-

---

(1) R. Botey. Les maladies de la voix chez les chanteurs (1899).

bas des amygdales hypertrophiées. A signaler encore :
les rhinites hypertrophiques qui obligent à pousser,
les rhinites atrophiques (ozènes), les catarrhes chroniques de l'arrière-nez. Les personnes atteintes de
pharyngo-laryngite atrophique perdent jeunes leur
voix.

3° Un séjour à la mer est souvent nuisible, sans
doute à cause des congestions qu'entraînent les
variations de température ou l'air irritant des pla-
ges. Les artistes sont souvent originaires du Midi;
ils viennent se former à Paris, puis parfois suivent
leur carrière dans les climats variables du Nord.
Cette condition suffit pour en enrouer quelques-uns de
façon durable.

4° Très souvent il y a simplement *fatigue laryngée*.
L'organe et la phonation arrivent à se fatiguer de
mille manières différentes, qu'il y ait surmenage
ou plus souvent malmenage laryngé. On a très sagement organisé à Paris une commission de sur-
veillance de l'enseignement de la musique vocale
dans les Écoles communales de la ville. Nombre de
professeurs au Conservatoire en font partie. Voilà
certes une mesure des plus utiles pour la sauvegarde
des voix naissantes. Au début des leçons de chant il
se produit, par la fatigue, un enrouement qui se
dissipe à la 3ᵉ ou 4ᵉ leçon. Mais si cet enrouement
durait et s'aggravait au fur et à mesure, il devrait
faire craindre une tuberculose latente. On surmène
encore sa voix par la mauvaise habitude de *chan-
tonner* constamment, ce qui se fait du reste habituellement avec une émission défectueuse.

Le mauvais fonctionnement du larynx peut être
attribuable à l'élève qui a mal compris l'enseigne-

ment du maître, ou aux systèmes fantaisistes de ce dernier. Rien n'est plus utile à l'élève et plus difficile pour le professeur que de bien classer la voix. Si le soprano chante le répertoire du mezzo, la fatigue viendra, à plus forte raison s'il travaille les contralti. Cette erreur est assez souvent commise parce que des professeurs sans expérience, s'en laissant imposer par le *timbre* seul d'une voix, méconnaissent sa place naturelle sur l'échelle des sons. Les voix du Midi et les voix d'Amérique, m'a dit M. Giraudet, offrent une difficulté particulière pour le classement, parce que leur *sonorité* naturelle masque leur *étendue* réelle.

L'enseignement du chant a ses empiriques comme l'art de guérir. J'ai dans mes notes un imprimé qui me fut mis un jour dans la main, au coin d'une rue où on le distribuait. J'y lis : « Les élèves chanteurs ou orateurs qui suivront ma méthode n'auront plus besoin de ces longues vocalises ou d'autres épreuves très fatigantes pour la santé. En un temps variant de 15 à 50 secondes au plus, ils obtiendront une voix plus vibrante et plus timbrée. »

Quand un professeur se trompe sur le classement d'une voix, non seulement il fait travailler outre mesure le grave ou l'aigu, selon le sens de son erreur, mais il empêche le travail sur le médium qui est la vraie base d'opération. Une voix ainsi déclassée ne revient à la santé que lorsqu'elle rencontre un professeur avisé.

J'ai examiné une jeune fille de 17 ans qui, contralto par le timbre, était soprano par l'étendue de sa voix, (de l'*ut*³ à l'*ut*⁵),

Un médecin avait craint un début de tuberculose

laryngée à cause de cette raucité, mais l'organe était absolument sain. Cette jeune fille était accompagnée de sa sœur ; je les faisais parler ensemble, le timbre grave de la plus jeune se montrait ainsi d'une manière saisissante.

Si, par un travail mal compris, on cherche à développer sa voix dans un sens erroné, c'est surtout la tessiture qui s'altère. J'ai donné des soins à une artiste qui avait été classée chanteuse légère par les meilleurs professeurs, mais l'âge venant elle avait, de son propre gré, chanté les mezzi, et même les contralti en imitant le genre de Thérésa. Il en était résulté un épaississement de ses deux cordes vocales qui conservaient néanmoins les proportions des cordes de soprano. Elle n'avait éprouvé de fatigue qu'en chantant les contralti et cependant sa voix n'était voilée que sur l'aigu, comme si un déplacement artificiel de la voix n'altérait que le registre naturel de l'organe.

Il faut dire encore qu'avec les années la hauteur d'une voix et sa tessiture peuvent changer. Le soprano peut devenir mezzo ; le baryton, tenor, etc.

L'artiste doit se soumettre à cette évolution naturelle sous peine de fatiguer beaucoup son larynx. Chez une dame de province que j'ai soignée, je n'ai pu m'expliquer la fatigue vocale, caractérisée par un voile sur la voix, qu'en apprenant qu'elle avait pris, dans le temps, des leçons à Paris et n'avait rien changé depuis à ses exercices ni à son répertoire habituel, bien qu'elle eût senti que sa voix baissait notablement. Que l'artiste se méfie encore de laisser prendre à sa voix parlée un caractère aigu : sa voix chantée en souffrirait à la longue.

On le voit, le diagnostic d'une voix est des plus délicats. Le maître doit voir et prévoir. Sinon son élève est menacé de ces fâcheux résultats que la laryngologiste constate.

Les professeurs peuvent être longtemps hésitants devant une voix qui ne se décide pas à se fixer.

Il n'y a pas deux voix exactement semblables, dit très bien le Pr Krause, et le devoir du professeur est d'adapter son enseignement aux dispositions et aux nécessités de chacun. Quelques notions anatomiques et physiologiques sur l'appareil vocal leur seraient très utiles. Déjà quelques-uns savent manier très convenablement le laryngoscope pour le plus grand bien des larynx qui se confient à leur direction.

Un classement de voix se fait surtout d'après sa tessiture et son timbre ; l'étendue seule serait un mauvais criterium.

J'ai vu des malades qui avaient chanté sans même savoir quelle était leur voix. Ils étaient embarrassés pour me répondre quand je le leur demandais ; c'est dire qu'ils avaient chanté inconsidérément sur tel ou tel autre registre, au plus grand détriment de leur larynx.

D'autres, privés de tout enseignement, s'étaient procuré des airs de grand opéra qu'ils chantaient sans entraînement méthodique préalable.

Leur histoire est pourtant moins comique que celle de ces amateurs se présentant chez un professeur et lui disant : « J'hésite encore sur la catégorie de voix que je vous prierai de me donner. »

D'autres chantaient de la gorge, selon l'expression vulgaire, c'est-à-dire qu'ils contractaient fortement tous les muscles du pharynx, contraignant ainsi le larynx à des efforts nuisibles.

Les artistes disent très justement qu'ils peuvent *forcer* leur voix sans s'enrouer à la condition de *ne pas serrer*. Forcer, c'est contracter énergiquement les muscles de la poitrine. Serrer, c'est contracter violemment son larynx, car peu importe l'effort thoracique pourvu que le larynx se réserve et ne violente pas ses cordes. Encore faut-il que la pression sous-glottique soit modérée. Cavaillé-Coll a fait la remarque qu'en exagérant la pression dans un tuyau d'orgue on l'enroue ou on le fait *octavier*. Un beau son de voix, a constaté Piltan, est en raison inverse de la vitesse de l'air au manomètre. Et, du reste, pourquoi crier ? Comme l'a dit un maître éminent : « Les forte, on les entend ; les piano, on les écoute. »

J'ai vu deux garçons marchands de vin qui, doués d'un peu de voix, chantaient le soir pour divertir le client. C'était par excellence la voix dite de gorge et les romances qu'on chante avec le cou roide et gonflé, avec la face congestionnée, puis, de temps en temps, avec ces cris, ces *engueulées,* disait Berlioz, que les Italiens reprochaient de son temps à quelques-uns de nos artistes, critiquant *l'urlo francese*. Il y avait malmenage par ignorance ; le larynx s'était un peu congestionné et la voix couverte. On m'objectera le milieu d'alcool et de tabac où fonctionnaient ces larynx. Soit, et je l'admets pour ma part, mais croyez bien que si dans ce même milieu eût chanté un de ces artistes habiles, consommés dans leur art, son larynx ne se fût pas, à beaucoup près, enroué à ce degré.

Comme exemple de ce que peut une bonne émission sur la santé d'un larynx, je rapporterai le fait suivant que je tiens d'un des professeurs les plus autorisés de Paris.

Une de ses élèves, morte depuis quelques années, arrivait du Midi et avait toujours la voix enrouée. Elle ne parvenait pas à ouvrir le son, faisant entendre « mon pire » quand elle voulait chanter « mon père ». Pour corriger ce défaut, le maître lui conseilla de dire « mon pare », d'ouvrir à l'excès par conséquent. Six semaines après, le défaut était corrigé et la raucité vocale avait disparu.

Une cause fréquente d'irritation pour l'appareil vocal est la mauvaise habitude de tousser sans besoin, de faire « hem » par exemple, avant de prendre la parole ou de chanter. Si on n'y prend garde, le toussotement passe à l'état de tic et va à l'encontre du but.

« La toux *sèche*, qui n'a pas pour effet d'expulser des mucosités, est une *toux inutile*, écrit le Dr Lalesque (1). Plus on tousse de la sorte et plus on a envie de tousser. »

Si le chatouillement laryngé vient à se produire, on doit fermer la bouche doucement et aspirer l'air lentement par le nez. Ce moyen arrive souvent à supprimer le besoin de tousser à sec.

On se fatigue en respirant mal, par saccades, en chantant dès qu'on sort de table, en fredonnant dans la rue, en chantant en plein air, etc. Que dire de ceux qui en sont réduits à travailler pour phonographes !

Je n'ai jamais observé la rupture d'une corde vocale que quelques auteurs ont signalée dans les

---

(1) Dr LALESQUE (d'Arcachon). *Journal de médecine de Bordeaux*, 10 mars 1901.

violents efforts de chant, mais j'ai vu, chez un chanteur des rues, âgé de 32 ans, et devenu subitement aphone, une infiltration sanguine de la corde vocale gauche.

Une autre cause d'altération du timbre réside dans les *hémorragies des cordes* sur lesquelles M. Poyet appelait l'attention à la Société française de laryngologie en 1894. On les observe surtout chez les cantatrices à la période de leurs règles. Pendant un effort vocal, elles éprouvent une sensation de craquement dans leur larynx suivie d'enrouement marqué et persistant. Au laryngoscope l'une des cordes inférieures se montre d'un rouge ecchymotique avec tuméfaction ; parfois un vaisseau variqueux se voit sur la corde, mais l'hémorragie peut être rigoureusement sous-muqueuse. Les récidives sont fréquentes. Avec du repos et quelques attouchements à la glycérine contenant de l'acide tannique, le trouble cesse après huit ou quinze jours. Le cas a été signalé également chez des hémophyles, accompagné de quelques crachements de sang.

Fatiguent aussi beaucoup la voix certains mécanismes d'un emploi assez rare. Je fais allusion principalement à la *tyrolienne* qui secoue le larynx entre les voix de poitrine et de tête. On en peut dire autant de tout procédé vocal inusité.

Le laryngoscope peut montrer de *visu* si le larynx fonctionne ou non selon les règles, notamment par l'observation du coup de glotte.

La fatigue, les excès sont malheureusement obligatoires dans certaines spécialités. Une jeune artiste me disait s'être beaucoup fatiguée en disant le *poème* de l'opérette. Il y faut faire des écarts de voix éreintants, rire aux éclats, imiter des Normands, des Marseillais, pousser des cris d'animaux.

Naturellement on se fatigue aussi beaucoup à vouloir chanter de grands airs d'opéra (*airs de facture*) lorsqu'on n'est doué que d'une voix restreinte.

Un professeur est soumis à cette dure nécessité : chanter sur tous les registres, soit pour montrer à l'élève, soit pour lui donner la réplique, ce qui est particulièrement fatigant si la nature a placé sa voix à l'une des extrémités du clavier vocal (contralto ou basse, soprano ou ténor). Je ne parle pas de l'obligation de parler beaucoup dans le courant de la leçon.

L'abus de la voix sombrée, quand on la prend trop bas sur la gamme, fatigue beaucoup la voix des hommes, si d'ailleurs ils l'appuient tout en la sombrant. Il semble au contraire que la voix des femmes soit fatiguée par l'abus du timbre clair. Les premiers arrivent par là à chanter bas et les autres à chanter trop haut.

A mesure que le répertoire wagnerien remplace le répertoire italien, les artistes vont ouvrant de plus en plus leur note et délaissent la méthode de Desprez qui sombrait beaucoup.

La fatigue, surtout quand elle est le résultat d'une mauvaise méthode qui entraîne des contractions laryngées excessives, finit par déterminer sur le bord libre des cordes ces nodules dont j'ai déjà parlé. L'exact accolement des cordes n'est plus alors possible, et, tandis que le son se produit, une partie de l'air contenu dans la poitrine s'échappe à travers la glotte, en produisant un petit sifflement qui accompagne la note. Ce trouble est désigné sous le nom de *coulage*.

Quand un artiste, dit Botey, est obligé de fermer les notes avant le passage de la voix ou de sombrer les voyelles, on peut supposer qu'il s'agit de nodules.

Les nodules compromettent surtout la partie moyenne du médium. Le coulage qu'ils entraînent n'est quelquefois perceptible que pour l'artiste ; le public ne l'entend pas.

Comme les durillons, ces nodules sont hygrométriques et la voix devient plus mauvaise lorsque le temps tourne à l'humidité.

La conduite à tenir vis-à-vis des nodules est très discutable. Faut-il les toucher au galvano-cautère ? les enlever à la pince coupante ? Jusqu'ici, je n'ai été que peu satisfait de mes interventions directes sur ces parasites, parce que souvent le larynx n'en reste pas moins un organe usé.

Un baryton vient me consulter pour une gêne vocale qui remonte à plusieurs années. Les notes du passage sont surtout voilées ; le grave est un peu mieux et l'aigu bon ; la demi-teinte n'est pas mauvaise ; mais un tas de troubles apparaissent lorsque le larynx a fonctionné pendant quelque temps. Il y avait deux gros nodules : je les enlevai à la pince. Aphonie pendant plusieurs semaines. La voix a fini par reparaître, mais sans aucune amélioration. Certaines notes du médium se sont dévoilées, mais d'autres restent éteintes. Le larynx paraît normal.

Le Pr Krause cite comme curiosité le cas d'un jeune ténor de Kœnigsberg qui présentait à la place des cordes vocales deux tumeurs en bourrelets rouges charnus. Et pourtant, ajoute-t-il, il était impossible d'entendre une voix plus douce et plus insinuante.

C'est qu'avec de l'art et du talent on arrive à surmonter les plus grandes difficultés !

Pour ma part je soigne des larynx nodulés qui donnent néanmoins des sons parfaits.

Je signalerai aux artistes un danger dont j'ai pu plusieurs fois constater les fâcheux effets.

Quand ils sont *chercheurs,* ils se livrent à des expériences avec leur larynx, poursuivant des émissions, des résonances inédites. Qu'ils se méfient. Ces exercices n'étant, ni selon la nature, ni selon l'habitude, peuvent fatiguer pour longtemps leur organe.

Des artistes ont eu leur voix compromise parce qu'ils avaient accepté d'être engagés avec d'autres à voix plus intense et qu'ils s'efforçaient d'égaler.

Un entraînement trop rapide peut détériorer gravement la voix. C'est ce qui arrive à ces artistes découverts par quelque dilettante. Obligés de faire leur éducation un peu sur le tard, se surmenant pour rattraper le temps perdu et dans l'espoir des fortes sommes qu'on leur a fait entrevoir. Chez un jeune étranger, qui était dans ces conditions, les exercices de *l'appui,* dont il n'avait pas l'habitude, se montraient particulièrement nuisibles au point d'entraîner de petits crachements de sang, bien que le sujet ne fût aucunement tuberculeux.

5° Je trouve encore dans mes observations certaines causes dont je ne puis m'expliquer le mécanisme qu'en invoquant l'action réflexe si réelle en pathologie. C'est ainsi, jusqu'à preuve du contraire, que doivent agir, pour voiler une voix, les affections de l'estomac, celles de l'utérus, l'âge critique chez les femmes, la grossesse.

J'ai soigné des femmes qui avaient conservé longtemps un voile sur la voix pour ne s'être pas abste-
nues de chanter le premier jour de leurs régles, quand
la voix est lourde à faire sortir.

L'opération chirurgicale qui a pour but d'enlever
les ovaires (castration des femmes) n'a pas d'influence
fâcheuse sur la voix ; tout au plus la masculinise-t-
elle un peu dans quelques rares cas.

6° En dernier lieu, les maladies du timbre peuvent
tenir à un état constitutionnel. Le cas est même fréquent.

Le plus ordinairement il s'agit de sujets tuberculeux ou candidats à la tuberculose. Si des pleurésies
ne se sont pas encore déclarées, si les sommets des
poumons restent indemnes, du moins l'extérieur des
malades, leur facies, leur chevelure rousse — ce sont
des Vénitiens, a-t-on dit — fait redouter pour eux
cette dangereuse affection. A défaut de signes personnels, on trouvera parfois chez les ascendants ou
les collatéraux des indices significatifs.

L'emploi des rayons X permet aujourd'hui de
constater, en ce cas, l'état indemne ou maladif des
poumons.

Que se passe-t-il exactement dans ces larynx,
alors que le laryngoscope n'y révèle rien ?

Sont-ce des infiltrations latentes ? ou des troubles
réflexes émanés d'un sommet suspect, de ganglions
cachés dans le cou ou le thorax ? Je crois plutôt à
l'insuffisance de l'expiration phonatrice.

Toujours est il que le voile sur la voix peut annon-
cer longtemps à l'avance le danger qui menace le
sujet. Plus je vois de ces cas et plus je me persuade
qu'il y a là un indice important. L'examen de la

poitrine et des autres parties du corps est négatif, le larynx même se montre normal, le sujet ne tousse pas, ne maigrit pas, mais le voile sur la voix donne l'alarme, et c'est ainsi que le laryngologiste peut être le premier à voir venir le danger et à organiser le secours. Quand, au contraire, l'enroûment est produit par des congestions arthritiques du larynx, il se dissipe par l'exercice.

Le trouble vocal peut avoir son origine dans l'état névropathique du malade, mais cette catégorie de dysphonie est rare, comparée aux aphonies nerveuses si fréquentes.

A signaler encore la fréquence des enroûments chez les herpétiques, surtout si leur régime ne tient pas compte de leur constitution spéciale.

Diagnostic. — Reconnaître cet enroûment n'est pas malaisé dans la majorité des cas. Il suffit d'entendre chanter le sujet.

Encore ne faudrait-il pas penser qu'il y a voile sur la voix lorsqu'il s'agit simplement d'un timbre naturellement grave. Les femmes qui se classent contralti, sitôt après la puberté, pourraient exposer à cette grossière méprise. J'ai mentionné ci-dessus un cas de ce genre.

Ne pas confondre non plus avec la faiblesse de la voix tenant à quelque insuffisance thoracique ou autre.

En outre, il faut parfois déceler cette raucité qui ne se fait pas entendre constamment. Qu'on ait alors recours au procédé des trois registres que j'ai indiqué pour la voix parlée.

Faites chanter le malade successivement sur le grave, le médium et l'aigu, le voile se montrera bien vite sur l'un des trois et sur l'un des deux derniers plus habituellement.

Traitement. — Sur ce chapitre, je ne serai pas long, car il est implicitement exposé dans l'article *Causes*. Trouver cette cause, c'est guérir le malade (mis à part les cas incurables de leur nature). Une fois fixé sur ce point important, le médecin saura bien choisir tel moyen thérapeutique utile. Je me borne à signaler les procédés indiqués.

1° Contre les laryngites : le repos absolu de la voix, les diverses pulvérisations chaudes intra-laryngées, la révulsion sur le devant du cou. Celle-ci doit être employée avec circonspection, car sur quelques sujets elle est plutôt nuisible.

Les bains de vapeur sont utiles contre les enroûments par laryngites légères.

2° Contre les propagations morbides venant du voisinage, traiter le point de départ, détruire au galvano-cautère les granulations, diminuer les amygdales par le morcellement, opérer les tumeurs adénoïdes, traiter les rhinites, etc. M. Lermoyez nous a dit avoir vu disparaître des nodules vocaux après l'ablation d'éperons nasaux qui entraînaient des efforts laryngés démesurés (Société parisienne de laryngologie, 12 novembre 1897).

Qu'on ne se fasse pas illusion sur l'efficacité des gargarismes. Il résulte des expériences du Dr Sänger que, règle générale, le liquide du gargarisme ne vient toucher ni le pharynx, ni même les amygdales. Au besoin, il faut recourir aux irrigations qui atteignent bien l'arrière-bouche.

3° Contre la fatigue laryngée : quelques semaines de repos vocal avant tout ; puis, changer de méthode.

C'est ici qu'un bon professeur sera plus utile encore qu'un médecin. J'ai vu des voix se dévoiler en quelques semaines, après des années d'état maladif,

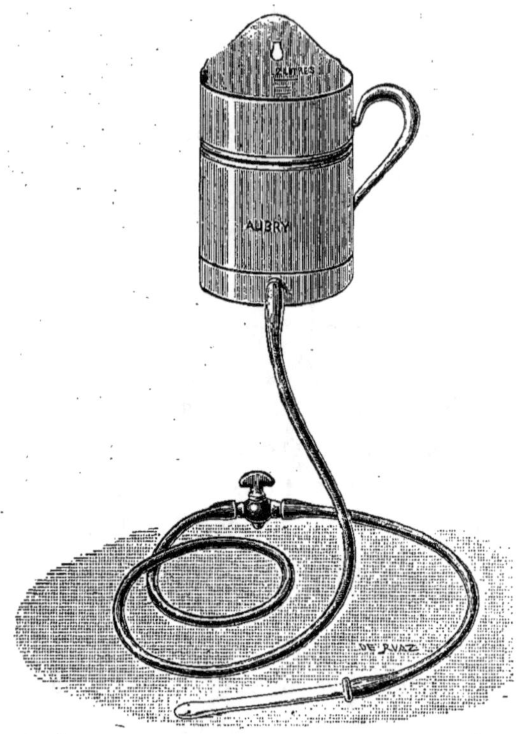

FIG. 40. — Bock à injections pour l'arrière-bouche.

lorsqu'un fonctionnement rationnel se substituait à un système défectueux sous la direction d'un maître expérimenté. Autant je crois à l'importance de la direction technique, *orthodoxe*, dirais-je presque, quand les lésions laryngiennes sont minimes, autant le médecin s'impose si les organes sont matériellement altérés. Si l'artiste a des nodules bien caractérisés, il aura beau mettre sa voix « dans la tête, dans le masque », sa voix restera enrouée.

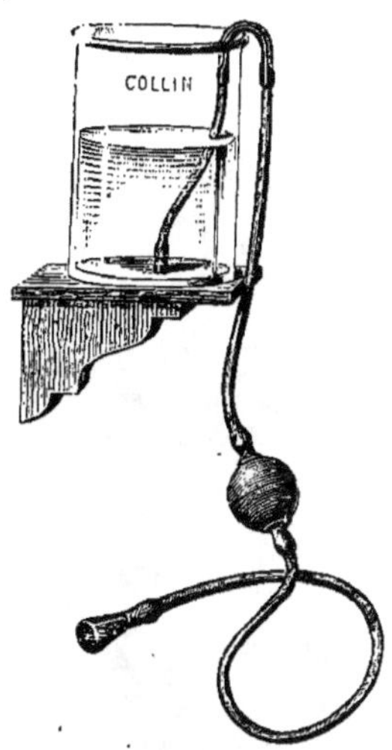

Fig. 41. — Siphon de Weber pour les fosses nasales L'injection doit être pratiquée sous une pression très faible, dans une position horizontale et tout en respirant par la bouche.

Quelques professeurs ont la bonne inspiration de faire examiner médicalement l'appareil vocal de leurs élèves avant de les soumettre à l'entraînement. Des artistes prennent sagement la même précaution avant de signer un engagement à forfait avec un professeur. Il est très prudent de suspendre les exercices du chant pendant la mue et durant les époques menstruelles.

Je crois très utile de transcrire ici l'observation d'une maladie de voix et de sa cure par la seule technique. Je l'emprunte à M. Algier (1).

Une jeune femme est exercée comme contralto pendant une année environ par un premier professeur. Voyant sa voix dépérir, elle s'adresse à un autre maître qui la déclare soprano léger. Ce nouveau

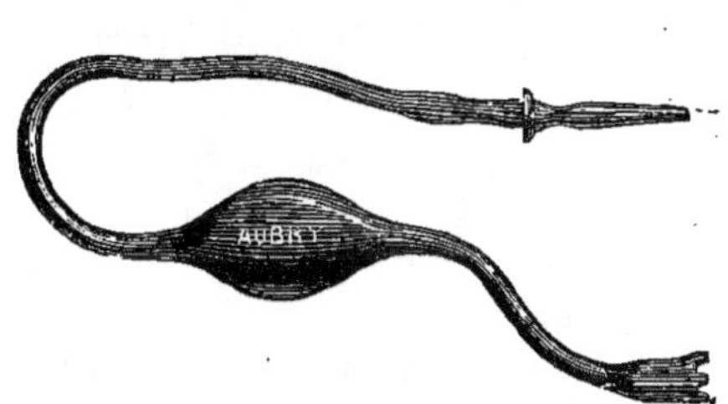

Fig. 42. — Enéma, appareil anglais pour les injections.

(1) Algier. De l'équilibre de la voix. Journal *La Voix*, 1897, p. 353.

genre d'exercices ne lui réussit pas mieux: De cette
double épreuve elle sortit avec un chevrotement sur

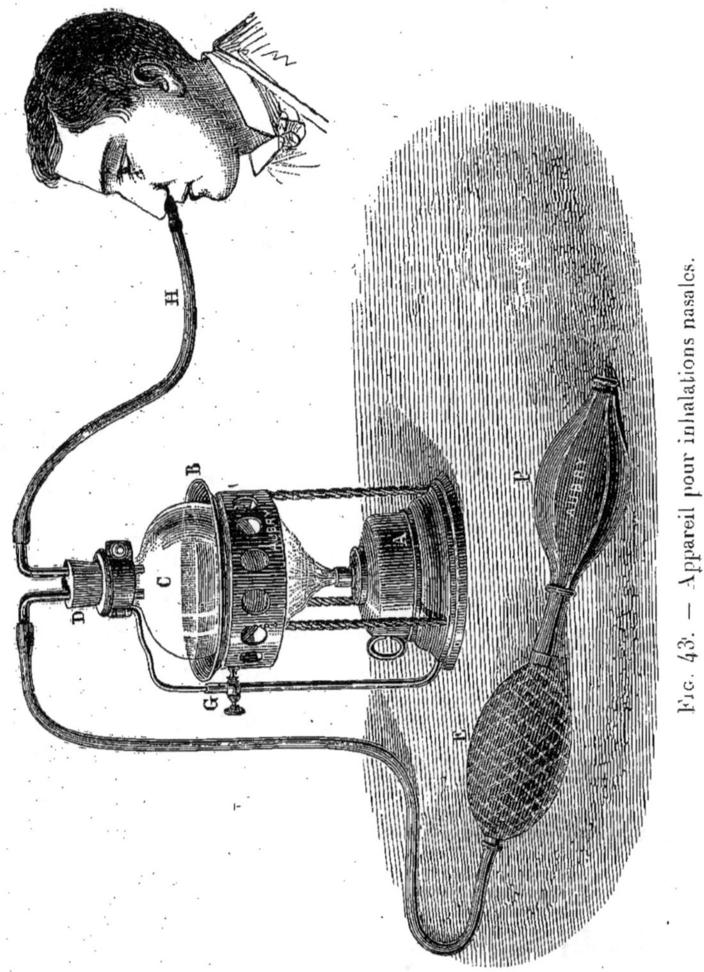

FIG. 43. — Appareil pour inhalations nasales.

tout le médium, une vocalisation pénible avec de la
difficulté pour produire les sons aigus.

Voici par quels moyens cette voix fut *remise en
équilibre*.

D'abord, pendant deux mois, le maître s'attacha à

obtenir l'émission naturelle des notes de médium,

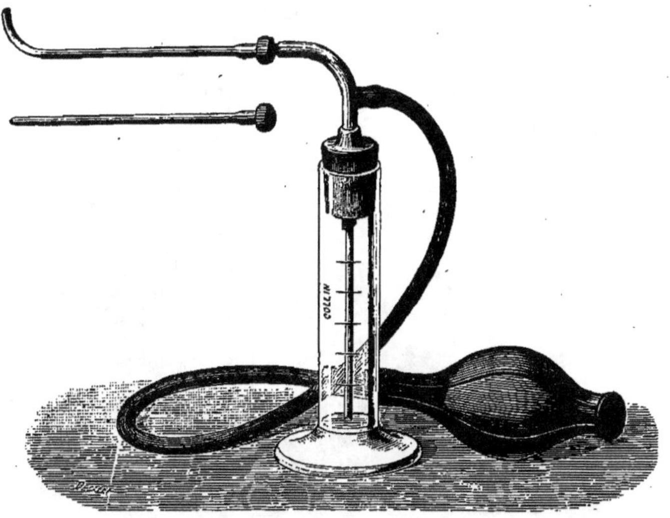

Fig. 44. — Pulvérisateur intra-nasal.

puis la voix fut conduite progressivement vers l'aigu,

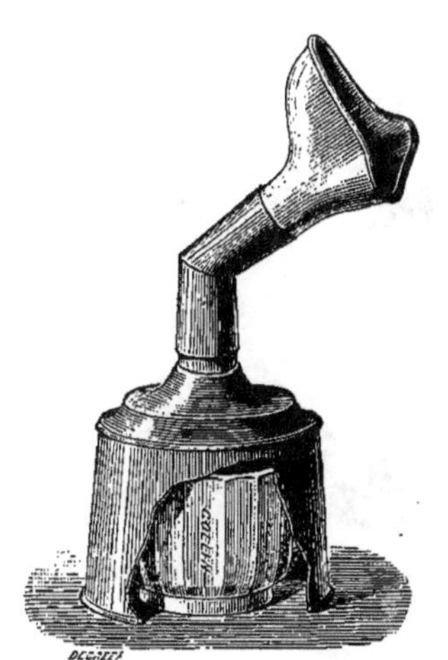

Fig. 45. — Inhaleur du Dr Moura, pour le nez et la gorge (Bocal Rhine).

non sans différer quand l'échelon se montrait trop difficile à franchir. Trois mois après on la descend vers le grave (registre de poitrine). En six mois cette voix était entièrement équilibrée et se classait indubitablement soprano demi-caractère. La recherche de sa tessiture naturelle l'avait sauvée.

4° Les massages locaux, simples ou vibratoires, les électrisations extérieures sont ici des plus utiles pour redonner de la vigueur à

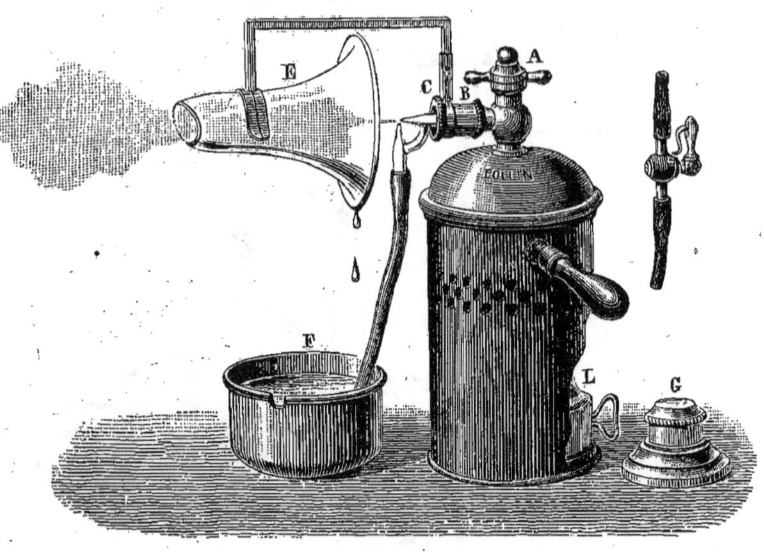

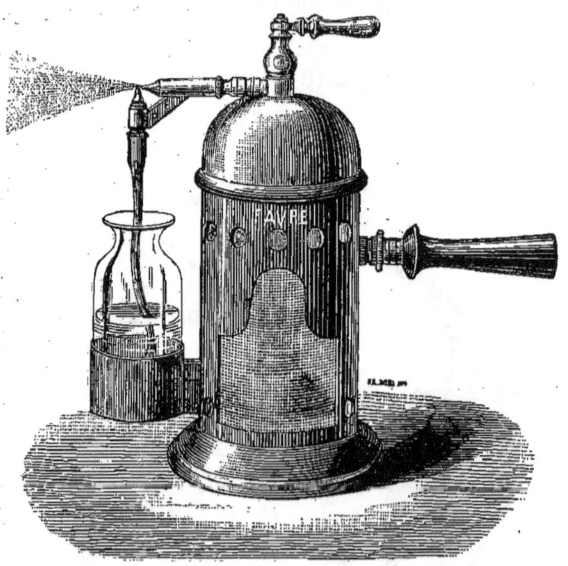

FIG. 46. — Appareils pour pulvérisations dans la gorge.

l'appareil musculaire du larynx. Qu'on soigne l'estomac, l'utérus ou tel autre organe s'il est seul en cause.

5° Enfin que l'on s'adresse surtout à l'état général s'il tient sous sa dépendance cette raucité vocale, si la tuberculose menace. Le malade prendra de l'huile de foie de morue, des phosphates, de l'arsenic, du cacodylate, du gaïacol et de la créosote ; il se soumettra au régime voulu (suralimentation, air des champs, pas de saisons de mer), mais surtout il mettra son larynx au repos le plus absolu. Ne pas chanter et parler le moins possible sont une indispensable condition. Au début de ma pratique, j'hésitais en présence de ces larynx guettés par la tuberculose. Les laisser chanter offrait l'inconvénient de fatiguer l'organe, mais comme compensation n'y avait-il pas les avantages de la ventilation pulmonaire si utile à ces malades ? Je n'hésite plus aujourd'hui, ayant reconnu l'inconvénient bien plus grand que l'avantage. Je condamne ces larynx au repos complet. Toute infraction à cette règle expose à des rechutes et son observation rigoureuse peut amener la guérison. N'agissons-nous pas ainsi pour toutes les autres tuberculoses locales ? Quand il s'agit de tuberculose à la hanche, au genou, l'immobilisation dans du plâtre n'est-elle pas la clause primordiale de la cure ? Cette conviction de mettre le larynx au repos va jusqu'à m'abstenir des simples pulvérisations intra-laryngées quand les lésions sont à peine indiquées. J'ai eu à me repentir de les avoir employées par routine. Elles faisaient tousser et aggravaient la situation.

Les troubles nerveux (neurasthénie laryngée) sont justiciables des bromures, des douches générales, des massages et de l'électrisation localisés.

Luciano Barajas (1) s'élève contre la *révulsion cutanée au-devant du larynx*. Il cite deux cas, l'un d'une
femme de 38 ans, qui, prise d'une laryngite légère,
applique elle-même sur le devant de son cou plusieurs
couches de teinture d'iode et détermine par répercussion une fluxion telle de la muqueuse laryngée que
la trachéotomie seule peut la sauver de la mort. Une
autre fois c'est un chanteur de 32 ans qui portait un
petit papillome du larynx. Dans le but de dévoiler sa
voix il pratique une forte application d'huile de cro-
ton sur les téguments prélaryngés. Rapidement, infiltration de tout le vestibule du larynx avec menace
d'asphyxie. Barajas admet que la révulsion cutanée
ne congestionne pas seulement les capillaires mais
aussi l'artère thyro-hyoïdienne et l'arc anastomotique
des deux artères crico-thyroïdiennes qui sont immédiatement sous-cutanées. De la sorte se trouve acti-
vée la circulation des artères qui vont au larynx. La
muqueuse du larynx étant aisément infiltrable, la cavité se trouve très diminuée et l'asphyxie menace.

J'ai bien souvent ordonné des révulsions sur le devant du larynx, moins énergiques, il est vrai, que celles
dont parle Barajas, car je me borne à des applications
réitérées d'une flanelle chaude. Habituellement le
procédé m'a paru utile; quelquefois cependant j'ai
compris que la congestion laryngée en avait été
augmentée. Concluons que les révulsions prélaryn-
gées ne doivent être employées qu'avec modéra-
tion.

L'électrisation est un des moyens les plus puissants

---

(1) L. BARAJAS. *Archivos intern. de laringologia*, novembre 1892, p. 328.

dont nous disposions pour rendre aux muscles de l'appareil vocal l'énergie que la pratique professionnelle ou l'âge leur enlève.

Il y a quatre modes d'électrisation : les étincelles, les effluves de l'électricité statique (franklinisation), les courants continus (galvanisation), les courants interrompus ou induits (faradisation). Ces derniers sont particulièrement efficaces. Les deux électrodes sont appliquées sur la peau du cou pendant des séances d'un quart d'heure, répétées journellement. Ces courants agissent sur les muscles intrinsèques et extrinsèques du larynx, sans qu'il soit nécessaire d'introduire un des pôles dans la cavité de l'organe, ce qui serait désagréable et nuisible. En quelques séances la voix peut retrouver toutes ses qualités. J'ai vu en particulier des professeurs de chant se soumettre deux fois par an à des électrisations et récupérer pour un temps leurs moyens défaillants.

L'électrisation peut modifier heureusement le timbre et la force d'une voix.

Deux observateurs allemands, Toboldt et Gottstein disent avoir obtenu une grande amélioration vocale, quand même les cordes ne retrouvaient pas leur tension normale.

Le P' Fränkel (de Berlin) (1) donne la préférence aux courants continus qu'il considère comme seuls capables de provoquer l'occlusion glottique, tandis que les courants induits détermineraient seulement des mouvements d'abduction et d'adduction des

---

(1) FRAENKEL. L'application par la voie cutanée de l'électricité dans les affections laryngiennes. *Annales des maladies de l'oreille et du larynx,* 1899, p. 393.

cordes. Les points sur lesquels il convient le mieux d'appliquer les électrodes sont les parties latérales du cartilage cricoïde ou le bord externe du muscle sterno-mastoïdien qui répond au nerf récurrent. Fränkel emploie dans ce but une électrode double qu'on peut tenir d'une seule main. Il n'y a pas lieu de dépasser six milliampères.

Je dissuade les artistes de s'électriser eux-mêmes ; ils le feraient sans utilité ne connaissant pas assez l'anatomie de la région, mais non sans danger, car ils en abuseraient.

Le Dr Moutier et M. J. Granier, accompagnateur au Conservatoire (1), ont noté les bons effets des étincelles électriques (franklinisation). Le sujet, assis sur un tabouret isolant, est relié au pôle négatif d'une machine statique à grand débit. On lui fait respirer les effluves que l'on dégage au moyen d'un balai de chiendent. La séance dure de 10 à 30 minutes et a lieu trois fois par semaine.

Les résultats suivants ont été notés pour l'intensité, la hauteur et le timbre :

1° La voix est plus ample, le son renforcé, les inspirations plus profondes et les expirations plus prolongées. L'appui est plus solide et l'essoufflement diminué ;

2° Le registre aigu a ses notes plus faciles et plus puissantes ;

3° Le timbre acquiert du mordant, comme au début d'un coryza. Le passage est facilité.

Le massage vibratoire est assez semblable à l'élec-

---

(1) Moutier et Granier. *Bulletin de la Société franç. d'électrothérapie*, 1897.

trisation. Il consiste en secousses données sur le devant du cou avec un appareil spécial mû par un moteur électrique.

Le massage avec les mains sur la région du larynx donne aussi de très bons résultats appliqué par un spécialiste expert.

Le Dr Rosenblith (de Royat), qui pratique avec distinction le massage thérapeutique, a bien voulu me remettre sur les *effets du massage dans l'aphonie* les notes suivantes que je transcris ici :

« C'est dans le courant de l'année 1893 que j'ai lu quelque part (Semaine Médicale ou Wiener méd. Wochenschrift) un article d'un médecin viennois dont le nom m'échappe, sur le traitement de l'aphonie par le massage. Les bons effets obtenus dans ces cas, l'auteur les attribue à la suggestion. »

« Au mois de décembre de la même année, une de mes clientes après avoir passé par un rhumatisme polyarticulaire généralisé, avec des complications cardiaques, pleurétiques, néphrétiques, etc., a eu une extinction de la voix vers le milieu de la convalescence. Comme la voix ne revenait pas, j'ai essayé le massage de la région laryngée. Au bout de quelques jours une amélioration sensible s'est produite ; en même temps les règles, qui étaient en retard, semblaient revenir. La malade se contentant de l'amélioration obtenue et, attribuant le retour de la voix au retour des règles, le massage fut cessé. Avec la cessation du massage l'amélioration persista. Quant aux règles elles ne vinrent réellement que quinze jours plus tard. »

« Au mois de janvier 1898, au cours d'une cure de massage pour une affection du genou, Mme X..., âgée de 48 ans, est prise d'une extinction complète de la voix. Après la séance de massage que je faisais au genou malade, je propose à la malade de masser son larynx. Trois minutes après, la voix était presque normale, à la stupéfaction du mari et des employés, qui avaient de la peine à l'entendre quelque temps avant. »

« L'amélioration ne s'est pas maintenue complète le jour suivant, mais chaque massage remettait les choses en l'état et 4 ou 5 jours après la voix est redevenue définitivement normale. »

« Au mois d'août dernier à Royat, un malade goutteux que je massais, était pris d'une congestion du pharynx et du larynx avec enroûment, à la suite de quelques gargarismes à l'eau Eugénie ou peut-être ayant pris froid. Son désespoir était d'autant plus grand qu'il devait chanter cinq jours après, à une grand'messe à l'église. En 5 jours je lui fais six massages, combinés aux mouvements décongestionnants de la partie supérieure du corps. L'amélioration a été ressentie presque après la première séance, et 3 jours après le malade possédait pleinement sa belle voix de baryton. »

« La suggestiom par lequel le médecin viennois explique l'effet du massage est trop commode. »

« A mon avis l'explication de l'effet réel du massage sur certaines aphonies est plus simple. Il ne s'agit que de se rappeler que la voix est produite par la vibration des cordes vocales, muscles ayant leurs points d'attaches sur des cartilages qui à leur tour sont unis entre eux au moyen d'articulations. Il suffirait alors qu'une partie quelconque de cet appareil vocal — muscles, articulations ou muqueuse — soit atteint, par exemple par ce qu'on appelle le rhumatisme, pour que les vibrations sonores sortent entravées. Le massage dans ce cas n'agirait pas autrement que par exemple dans le torticolis, en décongestionnant la muqueuse et assouplissant les muscles, en mobilisant les articulations, bien qu'on agisse sur ces organes de façon médiate. »

« *Modus faciendi* : Effleurage et friction de la partie antérieure du cou ; friction isolée, avec le bout des doigts des cartilages, vibrations de l'ensemble du larynx et des parties isolément. »

Mais rien, pour ma part, ne me paraît préférable aux courants induits (faradisation).

Combien ces moyens mécaniques et physiques sont préférables à tous ces spécifiques phonophiles variés que la réclame lance de temps à autre.

C'est une variété de massage vibratoire qu'emploie Malioutine (1) quand pour guérir l'aphonie il applique contre la poitrine du sujet un fort diapason dont la tonalité reproduit à peu près celle de la voix naturelle du malade. Il en résulte des vibrations dans les cordes vocales.

Des professeurs de chant disent avoir guéri certains enrouements par l'entraînement du larynx. Il s'agit alors, suivant la remarque d'Holbrook Curtis, de congestions laryngées sur lesquelles l'exercice fonctionnel opère une sorte de massage.

Botey recommande contre les lésions purement catarrhales le colophonage des cordes au moyen d'inhalations avec la pulvérisation suivante formulée par le Dr Sandras :

---

(1) Malioutine. *Médicinskoïe Obosrénié,* avril 1897.

Colophane de violon. 15gr
Teinture de benjoin.   20
Goudron de Norwège   5
Essence de térébenthine. . . .   60
Alcool à 40°   100

Une heure avant d'entrer en scène, le malade peut prendre 5 granules, d'un milligrammes chaque, de sulfate de strychnine.

II. — MALADIES DU MÉDIUM DE LA VOIX

Quand les altérations s'accusent sur la partie moyenne de l'échelle vocale, ce qui est fréquent, le malade a une « maladie du médium ».

L'altération existe principalement sur la voix parlante et lorsque l'artiste a parlé longtemps. Dans le chant, ce trouble est particulièrement sensible sur deux ou trois notes du médium toujours les mêmes pour chaque sujet. Elles manquent de sonorité. L'artiste dit qu'elles se sont détimbrées. Elles sont sèches et quelquefois grinçantes. On a nettement l'impression de manquer de souffle, de force ou de tenue dans l'expiration phonatrice, aussi la note ne peut être prolongée comme avant. Elle baisse de tonalité en dépit des efforts, je dirai même en proportion des efforts. Une de mes clientes avait au cours d'un son posé des forte et des piano involontaires et qu'elle ne pouvait éviter. A mesure que la voix s'échauffe par l'exercice, quelques-uns de ces obstacles s'atténuent, mais le lendemain il y a aggravation. Ces modifications vocales peuvent ne se révéler qu'après un quart d'heure ou une demi-heure d'exercice ;

l'artiste s'arrête et huit ou dix jours se passeront avant qu'il ait retrouvé sa puissance laryngée complète. Il chante à nouveau. Nouvel arrêt, et pour huit ou dix jours encore. Ces suspensions de fonction qu'on retrouve dans l'odorat, dans l'ouïe, portent ici le nom de *laryngocoposé* (épuisement laryngé temporaire).

Or le changement qui a paru d'abord sur le médium s'étend peu à peu à l'aigu et au grave. L'artiste a perdu confiance en ses moyens. On lui retire son rôle. Il faut s'arrêter, bon gré mal gré. Si, à la suite d'un traitement, la voix se remet, c'est le médium qui se dévoile le dernier après l'aigu ou le grave, de même qu'il avait été le premier à se voiler. C'est donc bien sur le médium que se manifestent surtout les troubles de la voix. Alors aussi le passage redevient facile. Il n'y a plus de solution de continuité entre les deux registres. La voix est *ressoudée*, comme me disait un artiste.

Causes. — Comme les cas que je décris séparément, pour la méthode, ne sont pas absolument distincts, nous retrouverons ici les principales causes des maladies du timbre : granulations au pharynx, nodules sur les cordes, diathèse tuberculeuse. Quelques malades reconnaissent avoir malmené leur voix, en la laissant monter trop haut en voix de poitrine ou en abusant de la voix sombrée ; mais, en se pénétrant bien de l'enseignement qui découle des observations, on arrive à penser que la cause de ce trouble spécial gît dans la poitrine. En effet il se montre surtout quand l'âge mûr arrive, entraînant un peu d'emphysème aux poumons. Les chanteurs ont le souffle écourté, ils l'éprouvent eux-mêmes ; leur capacité

respiratoire, prise au spiromètre, emmagasine à peine
1 ou 2 titres au lieu de 2 et 3 comme à l'état normal.
J'ai souvent constaté que ces malades spéciaux étaient
nés de parents asthmatiques. Je conclurai volontiers :
dans les troubles sur le médium cherchez à la
poitrine, dans la soufflerie de l'appareil vocal. E. Nicaise
a bien étudié la dilatation de la trachée et des bronches
chez les chanteurs (1). Je dois pourtant avouer que,
dans quelques faits, malgré toutes mes investigations,
je n'ai pu déceler la cause de ce trouble particulier.

En ce qui concerne plus particulièrement la demi-
teinte, je l'ai vue compromise surtout quand la lésion
était laryngée ; alors, au contraire, la pleine voix est
possible. Si l'altération est thoracique, la demi-voix
est possible, mais impossible la pleine voix.

Mlle X...., soprano, travaille le chant depuis six ans. Elle a eu
dans le temps quelques granulations du pharynx que j'ai cauté-
risées, puis elle a fourni quatre années de carrière sans inci-
dents.

Actuellement elle vient se plaindre d'un voile sur le médium
qui s'accentue surtout quand elle dit le poème. Elle s'enroue en
chantant au bout d'un quart d'heure et son professeur a remarqué qu'elle perd de l'air entre les notes. Le larynx et les poumons sont indemnes, mais elle est fatiguée et a maigri. On peut
incriminer la faiblesse générale.

En somme, le diagnostic : *maladie sur le médium,*
pourra être porté toutes les fois que l'artiste se plain-
dra de divers troubles sur cette partie de son clavier
vocal, coïncidant avec un manque de souffle. Le cas
est assez caractéristique pour n'être pas confondu

---

(1) **E. Nicaise.** *Revue de chirurgie,* août 1891.

avec d'autres. Une erreur qu'il importe d'éviter est celle qui ferait prendre pour une maladie vocale un défaut naturel. C'est ainsi que j'ai examiné, à ma clinique, un jeune mezzo qui avait un trou sur deux notes, immédiatement au-dessus du passage. L'appareil vocal était indemne. Il ne s'agissait que d'un défaut à corriger par le travail.

Le traitement comporte avant tout un repos prolongé de deux ou trois mois environ. En même temps, on s'adressera à la cause à l'aide des divers moyens indiqués déjà pour les altérations du timbre. En l'espèce, je me suis bien trouvé des diverses pratiques de la « gymnastique respiratoire » qui donnent à la soufflerie pulmonaire la force ou l'ampleur disparues.

III. — MALADIES SUR LA SOLIDITÉ

Le mot « solidité », que j'emploie pour grouper les observations qui suivent, ne me satisfait pas entièrement, mais je n'en trouve pas de meilleur. J'espère me faire comprendre avec les détails.

Il s'agit de ces voix dont le timbre et les registres sont intacts, mais qui ne peuvent plus chanter longtemps sans se troubler diversement. Elles sont sans durée ou mieux sans *endurance*. J'aurais mis volontiers « maladies sur l'endurance » en titre de ce chapitre, si je n'avais pas craint que, sans explications, ce titre parût inintelligible et bizarre.

La description de ce trouble peut être faite en quelques lignes, je dirai même en quelques mots. C'est l'impossibilité de chanter longtemps. Les altérations de la voix, consistant surtout dans une raucité, se montrent à bref délai, en particulier si l'artiste parle ; quelquefois même le chant reste bon quand la parole est voilée. La possibilité de chanter est encore promptement limitée, si la voix est conduite dans les registres aigu ou grave. L'artiste qui veut lutter, persévérer, éprouve bientôt un chatouillement ou de la sécheresse dans la gorge, et, pour peu qu'il soit de tempérament nerveux, il aura la sensation d'une boule montant du creux de l'estomac au pharynx et l'étouffant. Sa voix d'ailleurs est alors défectueuse, rauque, nasillarde, etc. Les professeurs de chant connaissent bien ce trouble particulier. « Mon élève, m'écrivait l'un d'eux, donne l'effort, mais elle ne le soutient pas. » Après l'exercice, la voix parlée surtout est comme épuisée, ne porte pas, se fait à peine entendre. Chez quelques artistes tout va bien quand ils s'en tiennent aux vocalises, mais s'ils veulent mettre des consonnes M, N, etc., des syllabes et des mots sur les notes, leur voix vient à craquer ou des chats montent au larynx. Que de fois j'ai retrouvé dans mes notes cette plainte formulée par toutes les variétés de voix, soprani, mezzi, barytons, etc. !

Causes. — Toutes celles que nous avons déjà passées en revue peuvent intervenir : notamment la pharyngo-laryngite sèche, les nodules des cordes, la diathèse tuberculeuse, déclarée ou latente. Les conditions qui m'ont paru particulièrement influentes sont :

1° L'hypertrophie du système amygdalien, qu'il s'agisse des amygdales palatines ou de la 3° amygdale qui siège à la voûte du pharynx (tumeurs adénoïdes) ou de la 4° qui est à la base de la langue sur sa partie la plus reculée. J'ai vu souvent l'hypertrophie des amygdales se compliquer de nodules vocaux. Cette influence s'explique par l'obligation où sont les sujets de *pousser* pour faire résonner leur voix.

2° L'entraînement trop précipité des voix, soit qu'on les fasse chanter trop vite après la puberté et la mue, soit que les exercices ayant été commencés trop tard, on veuille rattraper le temps perdu en rapprochant trop les leçons et les heures de travail.

3° Enfin *et surtout*, j'ai trouvé ce manque d'endurance pour la voix chantée chez ceux qui abusent de la voix parlée, soit par mauvaise habitude, soit par profession. Il semble que la parole consomme largement les réserves de force laryngée que le chant aurait utilisée. La preuve en est chez ces artistes qui, tout en ayant une jolie voix chantée, optent pour la carrière dramatique et voient peu à peu s'éteindre leur voix chantée, à mesure que leur voix parlée se développe.

Une de mes clientes avait remarqué que depuis deux ans son registre aigu manquait de tenue, c'est-à-dire que ses notes baissaient d'un ton au moins. Elle n'avait rien au larynx, mais ses amygdales étaient hypertrophiées.

M. X..., ténor, accuse depuis un an une faiblesse du médium, sa voix est très belle, mais fait entendre des battements, sorte de rinforzandi. Il éprouve moins de force pour *pousser*. Le timbre n'est aucunement altéré. Le malade est nerveux, neurasthénique. On voit vers la partie postérieure de la corde gauche un léger prolapsus de la muqueuse qui semble détachée du corps de la corde. Le malade a bien guéri par le repos, l'électrisation et le traitement général.

Mme X..., contralto, astreinte à un service vocal assez dur, a remarqué depuis plusieurs années que sa voix est fatiguée. Les notes de l'aigu à peine émises baissent sensiblement, comme je m'en rends compte en l'écoutant. Le sujet est nerveux, neurasthénique même. L'examen montre des cordes roses, épaissies, mais sans nodules.

Mme X..., soprano dramatique, s'enroue facilement en chantant, au point que la voix devient aphone. Ce trouble a toujours existé mais il s'accroît avec les années. L'examen du larynx montre la présence de deux nodules sur chaque corde vocale. Elle a bien la sensation que des mucosités s'arrêtent sur la face supérieure de ses cordes qui en deviennent moins souples, comme alourdies. Elle éprouve encore de la gêne pour la sonorité nasale. Or une adhérence (synéchie) existe d'un côté entre le cornet inférieur et la cloison nasale et quand elle chante en bouchant la narine opposée, le timbre de la voix devient nazillard.

M. X..., ténor, peut chanter pendant un quart d'heure, mais ensuite il s'enroue pour une quinzaine de jours environ. Il retrouve alors sa voix, mais elle ne tient pas plus d'un quart d'heure ou vingt minutes. A l'examen, cordes suspectes de tuberculose.

Mlle X... a commencé par être mezzo, puis est devenue soprano dramatique. Elle se plaint que, malgré elle, sa voix change involontairement de mode d'émission au cours d'une même note. Il lui semble qu'elle passe du nez dans l'arrière-gorge, etc. Alors elle éprouve une douleur au larynx et sent que son thorax se vide tout d'un coup. A l'examen on constate une parésie des muscles adducteurs de la glotte où persiste un espace losangique au moment de l'intonation. J'ai raisonné comme suit : chloro-anémie d'où parésie musculaire, d'où évacuation brusque de l'air thoracique. La guérison m'a montré, quelques mois après, que mon interprétation était fondée.

Traitement. — Le médecin s'appliquera d'abord à remettre en état l'appareil vocal, par des soins locaux et généraux. Il traitera amygdales et adénoïdes, etc. Le chanteur usera modérément de sa voix, au début principalement. Mais surtout il se surveillera du côté de la parole. C'est en parlant peu, en n'étant pas bavard, qu'il fera des économies de voix. Force sera à l'artiste de choisir entre la carrière lyrique ou dramatique. Les moyens vocaux ne se développent bien que dans un sens, voyez si les exemples de ce cumul ne sont pas rares au théâtre.

Chevrotement. — Cette altération vocale se range tout naturellement dans les maladies de la solidité. Elle tend à disparaître depuis que l'art a donné ses préférences à la déclamation lyrique. La génération qui nous a précédé connaissait mieux encore le chevrotement qui florissait au temps de la romance. C'était « la fausse monnaie du sentiment » (Faure). Il consiste en une série de secousses sur la note émise. C'est comme une trémulation, ou ce que les physiciens appellent un battement, ou un tremolo d'orgue à ne pas confondre avec le trille qui est le passage alternatif d'une note à la note voisine. On l'entend dans le bêlement de la chèvre, d'où son nom.

Certains instruments le réalisent aussi : l'orgue, le violoncelle quand le doigt de l'artiste secoue la corde. J'ai entendu le regretté Saint-Yves Bax, professeur au Conservatoire de Paris, le comparer aux secousses qui agitent les jambes d'un vieux cheval quand il s'arrête après avoir couru.

Pour Bataille c'était comme le frémissement d'un bras qui a porté un poids trop lourd.

De mes observations il semble résulter qu'il peut être d'origine laryngée lorsque les cordes vocales affaiblies ne soutiennent plus régulièrement la poussée de l'expiration phonatrice, ou d'origine thoracique lorsque les muscles expirateurs ont perdu leur tenue nécessaire. Les secousses cependant ne se limitent pas à ces deux régions. Elles se propagent notamment à la base de la langue, aux lèvres et au menton, quelquefois même cette trémulation du menton présente et annonce un chevrotement encore imperceptible à l'audition.

Le trouble se montre d'abord dans la pleine voix, puis apparaît dans la demi-teinte. Au début on ne le perçoit qu'à une certaine distance de l'artiste, parce qu'à côté de lui on ne perd rien des sons interposés aux battements qui sont le propre du chevrotement.

On lui reconnaît des causes variées.

1° Certains artistes l'ont naturellement dès le commencement de leur carrière et ne s'en débarrassent jamais, volontairement ou en dépit de leurs efforts.

2° L'imitation inconsciente d'un maître conduit au chevrotement. Il y a eu des générations d'élèves qui chevrotaient par cette cause unique.

3° Les excès de voix, l'abus des notes élevées en sont la cause ordinaire. On le rencontre notamment chez les femmes qui montent trop en voix de poitrine. Je ne crois pas qu'on puisse en incriminer la musique wagnérienne, ainsi que je l'ai entendu dire, car depuis qu'elle domine dans l'art, le chevrotement tend plutôt à disparaître.

Ce trouble indique sûrement le dépérissement d'une voix. Exception faite de ces cas où un débutant chevrote, par inexpérience, par émotion, car chez lui la note reprend vite sa tenue. Contre cette maladie vocale le médecin peut être utile en prescrivant le repos de l'organe et en appliquant les diverses ressources de l'électrisation et de massages locaux. Mais il y a aussi les moyens proposés par les maîtres de chant.

Attaquer la note en coup de glotte sur la voyelle O,

prolonger ensuite le son jusqu'à ce que la secousse
se produise, s'arrêter alors. Pratiquer ces exercices
devant une glace pour surveiller et supprimer les
mouvements de la bouche et du menton (J. Faure).
Quelques professeurs préfèrent la voyelle I qui tend
l'appareil vocal. Il faut chanter en appliquant la
pointe de la langue contre les dents incisives de la
mâchoire inférieure (A. Patti). Abandonner la pleine
voix pour ne chanter qu'en demi-teinte (Segond).

Mme X..., mezzo, chevrote, sur l'aigu principalement. Ces
secousses ne se transmettent pas à la poitrine. C'est donc uniquement un chevrotement laryngien. L'examen des cordes ne révèle
pas de lésions. Le sujet se fatigue beaucoup en prenant et donnant
en même temps des leçons.

L'abbé X..., âgé de 50 ans, se plaint de ce que, depuis deux
ans, sa voix chevrote de plus en plus. Les secousses se communiquent aux muscles du cou. Pas de lésions, mais il y a eu malmenage de la voix, car il était ténor et a poussé sa voix vers le
registre de baryton pour pouvoir mieux conduire les chants de
ses paroissiens.

L'abbé X..., 45 ans, se plaint de ce que sa voix chantée
s'enroue rapidement et chevrote depuis 2 ou 3 ans. Il éprouve
cette autre particularité que sa voix monte malgré lui. La voix
parlée est restée assez bonne. Or, il a forcé sa voix, car au séminaire on lui trouvait une belle voix de ténor, et il chantait
beaucoup, sans technique, n'ayant jamais pris de leçons. Je
constate de l'emphysème pulmonaire très marqué. Le chevrotement était ici d'origine thoracique.

J'ai fait des recherches sur le chevrotement dans le
laboratoire de physiologie, à la Faculté de médecine,
avec le concours de plusieurs artistes des deux
sexes ; trois pneumographes étaient appliqués l'un
sur le larynx, l'autre sur le haut de la poitrine et le
troisième sur l'ombilic pour voir les effets sur la respiration diaphragmatique.

L'ensemble des tracés montre que les secousses se font sentir principalement au nombril qui est la région la moins contractée, la moins tenue, et qu'elles sont le moins accusées au niveau de la poitrine. Le larynx se range entre les deux.

Les tracés ci-dessous que j'ai choisis parmi les plus réussis sont ceux d'un jeune ténor qui poursuit une brillante carrière. Bien entendu il s'agit de chevro-

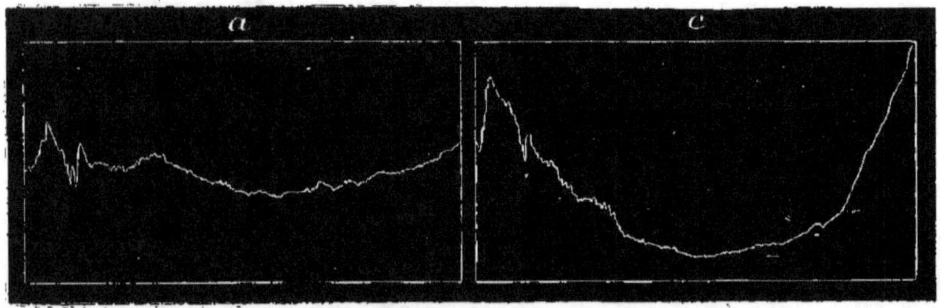

Fig. 47. — Tracés du chevrotement.
a. — Tracé abdominal ; b. — Tracé costal.

tements voulus. Mes sujets n'avaient pas ce défaut.

Comparativement j'ai étudié le trille avec les tracés, mais ceux-ci ne diffèrent pas de ce qu'ils sont pour le chevrotement. C'est donc l'oreille, aidée de la vue, qui peut noter la différence.

IV. — MALADIES DE L'INTENSITÉ

Une catégorie de malades se plaint surtout que leur voix manque de *force*, de *puissance*, qu'elle *s'entend peu*, paraît grêle et faible. Elle a perdu son *métal*, disait Carl Michel. Eux-mêmes sentent bien qu'ils manquent de souffle, les autres qualités de la voix étant indemnes.

Je fais allusion à des sujets jeunes chez lesquels

l'âge n'explique pas cet affaiblissement vocal. N'arrivera-t-on pas quelque jour à chiffrer cet affaiblissement ? Peut-être, si l'on parvenait à fixer une *unité de voix*.

Enfin j'ai vu cet amoindrissement chez des artistes, du sexe féminin principalement, dont tout l'appareil vocal se montrait de faibles proportions ; petit le pharynx, petit le larynx et ses cordes, petite la cage thoracique. Ces sujets ne peuvent pas espérer beaucoup de puissance, malgré un travail assidu.

J'ai constaté cette particularité chez des lymphatiques ou des tuberculeux, au début de leur maladie, alors que le larynx ne présentait aucune lésion ; chez des artistes qui avaient de grosses amygdales, des adénoïdes. W. Meyer a parlé de la « voix morte » des adénoïdiens ; chez d'autres, qui relevaient d'influenza, unique ou à retours, chez des jeunes filles anémiques. J'ai notamment le souvenir d'un soprano dont la voix perdait de sa puissance et de son étendue sans s'enrouer jamais. Le larynx était normal, mais le sujet anémique. Les choses s'arrangèrent par un traitement général fortifiant. Chez les sujets qui engraissent par trop, l'obésité entrave notablement la poussée thoracique.

Le Pr Krause insiste sur la fâcheuse influence du corset pour la voix des femmes, parce qu'il empêche l'entier fonctionnement du thorax. Il voudrait le voir remplacé par une brassière qui ne comprimerait pas la poitrine.

Dans ces cas de « faiblesse vocale », quelle que soit la cause, il y a difficulté de monter et de soutenir les notes aiguës, tandis que le médium devient mat, sec, détimbré.

La voix a peu d'intensité chez les chanteurs dont les fosses nasales manquent de capacité pour une cause ou l'autre. Divers auteurs ont appelé l'attention sur cette particularité : Joal (du Mont-Dore) (1), Trasher (de Cincinnati) (2) et autres. Non seulement ces voix manquent de puissance, mais leur timbre s'altère, notamment sur le médium et l'aigu. Par des cautérisations de la muqueuse au galvano-cautère, ou, si le cas est plus important, par des interventions chirurgicales sur les cornets ou les éperons de la cloison, on réussit à donner à ces voix les qualités qui leur font défaut. Botey (de Barcelone) a constaté, avec le contrôle du spiromètre, qu'après ces opérations, la capacité pulmonaire peut monter de 3 000 à 4 000 centimètres cubes. Je rappellerai pourtant qu'un léger degré de coryza favorise l'émission vocale, mais non cependant l'émission de la voix ouverte.

L'affaiblissement des moyens vocaux coïncide souvent avec le début d'un affaiblissement général (neurasthénie, etc.). Chez ces sujets on trouve simplement la muqueuse laryngée anémiée. La voix devient faible, détimbrée, un peu nasale, sourde en un mot, chez les personnes atteintes d'une affection chronique de l'oreille (scléroses tympaniques surtout), soit parce qu'elles perdent conscience du degré de force qu'il faudrait donner, soit parce que l'induration, les épaississements des régions otiques assourdissent d'autant l'appareil de résonance. La fréquentation des sourds montre que le proverbe « crier comme un sourd » est sujet à caution.

---

(1) Joal, *Revue hébdom. de laryngol.*, avril et mai 1890.
(2) A.-B. Trasher. *Lancet Clinic*, 8 octobre 1892.

Au fur et à mesure que les années viennent, il faut économiser sa voix. Mais malheureusement c'est souvent alors que, son talent ayant grandi, l'artiste se dépense davantage, bien que ses notes restent les mêmes ou s'amoindrissent. C'est au manque d'intensité qu'on sent venir la sénilité de la voix. L'agilité existe bien encore, mais l'organe est sans résonance, détimbré.

Il est à remarquer que l'immobilisation d'une corde vocale en adduction n'empêche pas la sonorité de la voix. On peut voir des tabétiques chanter, malgré une paralysie des deux cordes (Krause).

X..., ténor, remarque que, depuis quelques mois, sa voix perd sa puissance. surtout vers le *mi* et le *fa* de son médium. Détail particulier : s'il vient à forcer sa voix, on entend deux notes séparées d'une quinte. L'examen général révèle qu'il s'agit d'un arthritique. Le pharynx est variqueux, la luette allongée. Le larynx congestionné porte sur le bord libre de la corde gauche un petit paquet variqueux qui oscille avec les mouvements respiratoires.

X..., basse, a perdu l'intensité habituelle de sa voix. Rien d'autre qu'une gastrite chronique avec dilatation de l'estomac.

Traitement. — A moins que la tuberculose ou l'hypertrophie amygdalienne n'indiquent un traitement spécial, c'est par le fer, les douches, l'air de la campagne, etc., qu'on guérit ces malades. Pour les chloro-anémiques seules, le repos vocal n'est pas utile, elles peuvent continuer à chanter ; l'aération de leurs poumons est une condition de leur guérison. Il est inutile aussi chez les obèses qui n'ont qu'à se mettre au régime de l'amaigrissement.

V. — MALADIES DE L'ÉTENDUE

Sans que la voix se soit déplacée, le baryton restant bien baryton, le soprano restant bien soprano, etc., deux ou trois notes périclitent plus ou moins à l'une des extrémités de l'étendue vocale. J'ai trouvé ce trouble en général chez les soprani et ténors, à l'extrémité supérieure de leur *aigu*. Ce registre perd donc de son étendue par le haut. Deux ou trois notes sont altérées. L'artiste ne peut absolument plus les faire sortir, ou elles sortent sans intensité ni timbre et, s'il cherche à forcer, à pousser pour leur communiquer ces deux qualités disparues, ces notes craquent. Cet effort particulier peut même être douloureux.

Ces larynx m'ont souvent montré au laryngoscope un épaississement du bord libre des cordes. Soit dit en passant, toute altération qui respecte ce bord libre reste sans influence marquée sur la voix. La physiologie nous l'explique puisque le bord des cordes est la seule partie essentielle à la vibration vocale.

Les causes étaient tantôt de grosses amygdales ou une rhinite hypertrophique, tantôt une méthode défectueuse, ou bien l'imprudence d'avoir « chanté sur un rhume », comme disent les artistes, voulant indiquer qu'ils ont chanté avant d'être complètement guéris d'une laryngite catarrhale simple. C'était encore une constitution arthritique, herpétique, lymphatique. En résumé, les larynx me paraissent conduits à ce trouble par l'effort inconscient ou voulu qu'ils développent.

Le repos est donc la première condition de la cure. La modification des lésions locales par les procédés ordinaires, le massage et l'électricité, enfin la médication générale sont de mise pour rendre à la fonction l'étendue qu'elle a perdue.

VI. — MALADIES DE L'AGILITÉ

Quelques artistes sentent que leur voix devient *lourde*. Les vocalises leur sont difficiles, de même les passages qui ne dissimulent plus aussi bien la soudure des voix de poitrine et de tête, de même les faux passages qui deviennent perceptibles et gênants. Se méfier en ce cas d'une tuberculose latente, se reposer et faire un traitement général. Souvent néanmoins il ne s'agit que d'une maladresse dont le professeur finit par avoir raison. Il serait absurde par exemple de prendre pour une maladie vocale la difficulté de certains élèves pour exécuter les passages.

Je viens d'observer cette perte de l'agilité chez une femme de 31 ans qui avait en outre perdu les trois notes les plus hautes de son registre aigu. Elle avait constamment une sensation de gonflement dans son pharynx. Pas de lésions au larynx, mais le cœur était malade (arythmie, gonflement aux chevilles, etc.). J'admis que les troubles vocaux tenaient à une gêne de la circulation dans l'appareil phonateur. Cette femme avait eu 13 enfants, et, à chacune de ses grossesses, des troubles analogues avaient paru sur la voix vers le 4ᵉ mois, pour disparaître deux mois après la délivrance.

Chez un soprano dramatique, le manque d'agilité

ne pouvait s'expliquer que par de l'emphysème pulmonaire. Elle avait remarqué, depuis trois ans, que les sons sortaient bien, mais qu'il lui était difficile de les filer, de les développer. Le trouble se montrait principalement sur l'aigu. Or les fosses nasales et le pharynx étaient indemnes ; le larynx était très sain, si bien que plusieurs laryngologistes avaient pensé qu'elle exagérait son cas. Mais elle avait un peu d'emphysème pulmonaire et avait d'ailleurs engraissé sensiblement. Ses notes n'étaient encore belles que si elle pouvait prendre un grand élan respiratoire.

VII. — MALADIES DE LA RÉSONANCE

Quelques-uns ont un trouble de *résonance*. Quand ils chantent sans parole, tout est régulier, la vocalisation en particulier est excellente, mais s'ils font la syllabation, s'ils chantent sur des paroles ou simplement sur des voyelles, celles-ci se font entendre avec une résonance défectueuse qui est le plus ordinairement nasale, nasonnée, nasillarde (rhinolalie). Cette particularité tient justement à ce que les voyelles nasales an, en, in, on, un, ne peuvent résonner normalement dans le nez qui est, comme on sait, la cavité la plus importante des résonateurs de la voix humaine. Au lieu de dire : « charmant enfant », l'artiste fera entendre : « charma afa » et « mama » au lieu de « maman » ; plus ou moins, cela va sans dire. Chez d'autres, certaines consonnes sont spécialement laborieuses, parce que la gorge ou le nez ne sont pas libres. Ces voix ne sortent pas, *ne portent pas.* Elles

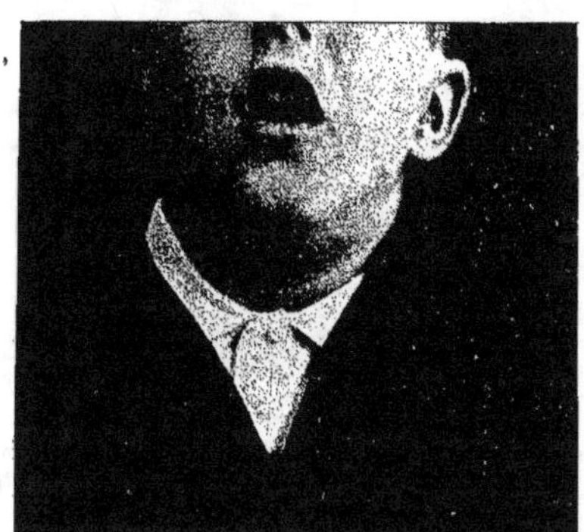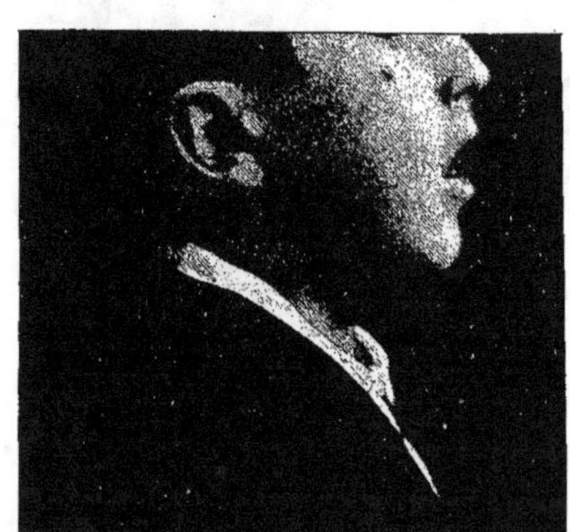

Fig. 48. — Face et profil d'un adénoïdien.

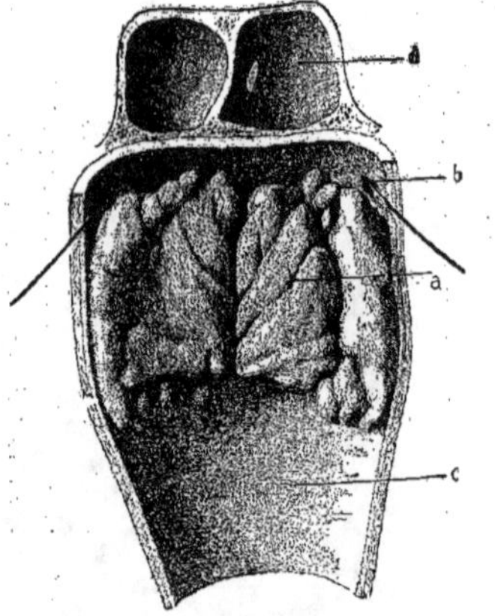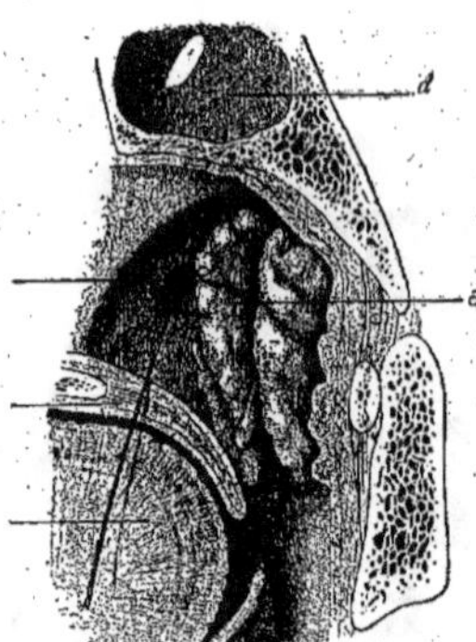

Fig. 49. — Végétations adénoïdes (de face et de profil). Ces végétations gênent particulièrement la résonance de la voix.

ont une difficulté toute spéciale à laisser sortir par le nez l'air vibrant d'une note, ce qui lui communiquerait du charme, de l'*affectuosité*.

Ce trouble s'observe assez fréquemment. Dernièrement, un baryton à la voix déclinante, atteint de bronchite chronique et d'emphysème pulmonaire, me disait : « J'éprouve surtout de la difficulté pour faire des sons de résonance nasale, pour mettre ma voix dans le nez. »

Il est à remarquer d'autre part qu'un coryza aigu, mais peu intense, facilite l'émission vocale. Tous les artistes s'en sont rendu compte. Est-ce par le fait d'une révulsion nasale qui décongestionne le larynx ? ou par l'appui plus facile que la voix trouve dans les fosses nasales à muqueuse tuméfiée ? Je n'oserais me prononcer.

Le trouble en question est sous la dépendance d'une obstruction nasale, qu'il soit dû à des végétations adénoïdes, à des éperons ou déviations de la cloison, ou à des rhinoses hypertrophiques. Celles-ci peuvent occuper spécialement l'extrémité postérieure ou l'extrémité antérieure du cornet inférieur (queues et têtes de cornet). Une simple accumulation de mucus sur la muqueuse du nez peut momentanément rendre nasonnée la résonance vocale. Le chanteur se mouche et le trouble disparaît.

Je viens d'examiner un contralto de voix excellente et volumineuse chez laquelle je constatai de la rhinite hypertrophique avec accumulation de mucus desséché. Quand je lui demandai le trouble exact de sa voix, elle me répondit sans hésiter : « Je me plains de manquer de résonance. » D'ailleurs ses cordes étaient de longueur moyenne, ce qui prouve une fois de plus qu'elles ne sont pas forcément longues dans les larynx à voix grave.

Trasher (de Cincinnati)(1) a étudié cette fâcheuse influence des obstructions nasales sur la voix chantante.

Il est digne de remarque que diverses lésions, sans grande importance par elles-mêmes, sont révélées par les premières leçons de chant. Si le sujet ne s'était pas mis à chanter rien n'aurait décelé ces lésions qui, en dehors du chant, n'avaient aucun inconvénient pour lui; mais il commence les exercices, son professeur trouve que tout n'est pas au mieux, que la résonance est trop nasale, que la voix ne sort pas, qu'elle manque d'endurance, etc., etc. Un médecin spécialiste est consulté pour découvrir le corps du délit. C'est dans ces circonstances que j'ai trouvé des adénoïdes, des rhinites hypertrophiques.

La guérison est facilement obtenue, s'il s'agit d'altérations nasales (curettage des adénoïdes, résection des queues de cornet et des éperons, galvano-cautérisations de la muqueuse). Mais le professeur a souvent, le traitement médical terminé, à soigner la diction pour corriger son élève de cette prononciation nasale par des exercices voulus, car la mauvaise habitude pourrait survivre assez longtemps à la disparition des lésions.

Mlle X... se plaint de sentir « comme quelque chose de bouché » dans ses fosses nasales, surtout pour ses notes aiguës. Si elle force, elle a des bourdonnements et du vide à la tête, c'est-à-dire un commencement de vertige. La nuit, elle a des accès d'asthme

______

(1) *Lancet Clinic*, 8 octobre 1892.

nasal. L'examen m'a montré dans une de ses fosses nasales une déviation marquée de la cloison. Je l'ai opérée et ces troubles ont disparu.

Je pourrais consigner ici un bon nombre d'observations où la désobstruction des fosses nasales par une intervention chirurgicale intérieure a fait disparaître des troubles vocaux rebelles.

VIII. — TROUBLES DE LA NETTETÉ DE LA VOIX

1° *Chats, graillons.* — Ces termes, usités dans le langage des chanteurs, désignent les mucosités (crachats) qui viennent se placer sur le bord des cordes vocales ou qui occupent l'intérieur de la trachée, au-dessous des cordes. On dit encore que la voix est sale.

C'est une grande gêne pour l'artiste. Il commence à peine, que les mucosités, se mettant en mouvement sous les inspirations et expirations plus amples du chant, montent de la trachée (graillons), s'accrochent aux cordes (chats); ou arrivent dans l'arrière-bouche au moment où ces divers organes ont bien d'autres occupations que de les expulser. L'artiste est paralysé dans ses moyens par la crainte que ce chat malencontreux arrive sur ses cordes à l'instant le plus important pour l'exécution de son morceau ; la voix craquerait infailliblement, peu ou prou.

Avec de l'habilité on parvient bien, soit à les empêcher de monter au mauvais moment, soit à les rejeter dans un coin de la bouche, sinon à les rejeter en crachant, mais ce n'est pas toujours possible.

Le laryngoscope montre quelquefois les chats

arrêtés sur les cordes. Les débutants de la spécialité les prennent pour des nodules, quand ils ne sont pas prévenus.

Chats et graillons sont occasionnés par tout état catarrheux des premières voies respiratoires (larynx, trachée, bronches), que le sujet soit lymphatique, arthritique, emphysémateux, tuberculeux. Quelques-unes de ces mucosités semblent descendre de l'arrière-nez ou du pharynx, mais, en ce cas, elles ne gênent pour le chant que dans l'arrière-bouche.

A ce mal spécial conviennent : le traitement général anti-scrofuleux ou anti-arthritique, La Bourboule, le Mont-Dore, Cauterets, etc., les pulvérisations au benzoate de soude, les inhalations de menthol, les injections intratrachéales d'huile mentholée, etc. Mais il ne faut pas s'obstiner à calmer ces toux : elles sont le meilleur moyen de débarrasser les bronches.

Les artistes qui sont incommodés de ce trouble ne manquent pas de s'exercer pendant quelques minutes avant de paraître en scène, pour débarrasser leur appareil vocal, pour faire la « toilette de leur voix ».

2° *Hémorragies des cordes vocales.* — Cet accident intéresse les artistes parce que dans certaines circonstances il peut provenir d'excès vocaux. Le Dr Garel (de Lyon) nous en a donné une bonne étude (1) MM. Poyet, Moure, Ruault, Langmard, Carroll, Pleskoff ont aussi publié des observations.

Elles se produisent chez les chanteurs des deux sexes à la suite d'efforts vocaux ou du fait d'une mauvaise méthode, si par exemple on chante dans

(1) J. GAREL. *Annales des maladies de l'oreille et du larynx*, octobre 1898.

un registre autre que le sien, mais elles sont souvent préparées par un léger degré de laryngite, ou par la période menstruelle chez la femme.

On les a vues sous deux types : ou bien une hémorragie sous-muqueuse, en nappe diffuse, sur une ou deux cordes vocales, ou bien une petite collection sanguine (kyste) formant une tumeur d'un rouge foncé sur le bord libre d'une corde et s'affaissant sous la pince.

Généralement cet accident est sans gravité, mais il peut se reproduire à diverses reprises.

On peut voir, par les deux observations suivantes du Dr Garel (de Lyon), comment, l'accident se présente dans la pratique.

Mme X…, cantatrice, vient me trouver au sujet de troubles de la voix, survenus brusquement la veille au moment où elle faisait une vocalise. A l'examen, je trouve la corde vocale droite complètement rouge, d'une teinte assez foncée. La teinte hémorragique se prolonge vers la face inférieure de la corde. Je prescris le repos et une médication astringente. Deux jours après, la voix est déjà meilleure et la corde moins rouge. Treize jours après, comme la malade faisait une inhalation chaude d'eucalyptus, sa voix s'altère subitement. Je pratique un nouvel examen du larynx et je vois que l'hémorragie s'est reproduite, la corde est pour la seconde fois d'un rouge intense.

L'année suivante, la malade revient me voir pour une nouvelle hémorragie survenue pendant un exercice de chant. Elle a ressenti dans la gorge un chatouillement qui a provoqué une quinte de toux suivie de la perte de la voix. L'accident était survenu à la fin d'une période menstruelle.

M. X…, première basse, ressent de la faiblesse vocale surtout à l'aigu et au grave de son clavier vocal. Les sons sont légèrement voilés. Ces troubles sont consécutifs à des efforts répétés exigés par l'emploi qu'il remplit. A l'examen du larynx, je constate que la corde droite est d'un rouge assez vif, mais seulement dans sa moitié qui confine au bord libre. Je conseille de cesser le chant pour quelques jours, et, moins d'une semaine après, l'artiste pouvait reprendre ses fonctions.

3° **Cracs et Couacs.** — Le *crac* consiste dans un silence brusque interrompant la note qui reprend immédiatement après. C'est comme un faux pas de la note.

Sur un baryton qui relevait de laryngite suraiguë *à frigore,* et dont la voix craquait surtout dans l'aigu, j'ai pu constater, laryngoscope en main, que le trouble était dû à de petites mucosités filantes qu'on voyait passer rapidement sur les cordes. Cet accident se produit surtout sur les notes élevées et quand on est obligé de forcer ou pousser. Je l'ai observé aussi chez des débutants au moment où ils faisaient avec difficulté leur passage en voix de tête. Le travail fait disparaître ce défaut.

Chez une basse, chantre d'église, le craquement se montrait dans le médium. Aucune lésion laryngée. Les électrisations à travers la peau (courants induits) eurent raison de ce trouble.

Chez une femme de 43 ans, qui présentait une procidence de la muqueuse au niveau du bord libre des cordes, le crac se produisait dans la voix parlée, elle avait même des *trous* de la voix et seulement pour cette émission.

Dans le *couac* la voix se dérobe involontairement vers le grave, ou plus souvent vers l'aigu. Le trouble rappelle le cri d'un canard et l'artiste dit : « un tel canarde » ou « telle de mes notes canarde »; « fare una stecca », disent les Italiens.

Nous l'avons dernièrement entendu très nettement

à la clinique de la Faculté chez une femme atteinte de voix eunuchoïde. Le son couaquait toutes les fois qu'elle faisait le E de l'examen laryngoscopique.

Mme X..., professeur de chant, soprano, a remarqué depuis quelques mois que deux ou trois notes de son médium, surtout le sol, cassent en parlant ou chantant. Je me rends compte en effet que la note cesse brusquement, puis un silence, puis une ou deux notes très inférieures émises involontairement. C'est comme un couac vers le grave. D'ailleurs, dans le cours d'un morceau, elle pourra refaire la même note sans accident.

A l'examen, petit nodule hémisphérique sur la face supérieure du milieu de la corde gauche. La malade est un peu emphysémateuse et fatigue beaucoup sa voix en donnant des leçons.

4° *La roulette* est un trouble très caractéristique mais assez rarement observé. On en parle pourtant beaucoup, sans doute parce que son nom frappe le souvenir.

L'artiste laisse entendre, sur une ou plusieurs notes, un roulement ou grelottement rappelant assez l'association littérale *frrr*.

Segond explique la roulette par le relâchement d'une portion quelconque de la muqueuse au-dessus des cordes, dû aux excès vocaux, et qui vient frôler les cordes dans la phonation. Les élèves de Duprez avaient facilement la roulette.

Je choisis dans mes observations, prises sur des cas de roulette, celles qui feront le mieux comprendre cette altération spéciale.

I. — Mlle X..., mezzo, a perdu depuis deux ans l'endurance vocale. Quand elle chante, elle éprouve dans le pharynx une chaleur cuisante. Sur les premières notes de son médium, immédiatement au-dessus de son passage, la roulette se fait entendre, les notes sont entrecoupées, saccadées, grelottantes. Habituellement le trouble n'existe que sur la première note du médium, mais pour peu que Mlle X... se fatigue, le roulement se fait entendre sur les trois ou quatre notes immédiatement supérieures.

Or, je constate un peu de pharyngite granuleuse, mais surtout un épaississement rougeâtre sur le bord libre de la corde gauche où les mucosités s'arrêtent. Je ne trouvai pas d'ailleurs de cause certaine. L'artiste ne paraissait pas avoir abusé de sa voix.

II. — Mme Y..., contralto, a dû beaucoup fatiguer sa voix, depuis deux ans environ, pour des lectures à haute voix. Actuellement tous les registres sont voilés ; sa voix est principalement fatiguée le soir de ses jours de réception, lorsqu'elle a eu à causer beaucoup. Elle vient me consulter surtout pour un trouble vocal qui s'est montré d'abord sur la voix chantée, il y a un an environ, qui va sans cesse en augmentant et a fini par se montrer sur la voix parlée. Lorsque, en montant, la malade arrive à son médium, la note s'accompagne d'un raclement, « produisant un bruit « comme si on déchirait une étoffe, » me dit la malade. Je la fais chanter et reconnais la roulette, le grelottement de la note. L'examen direct me révèle du catarrhe naso-pharyngien et bronchique, mais le trouble est surtout explicable par un petit nodule très acuminé, à sommet dirigé en avant et qui arrête les mucosités au passage.

La roulette ne doit pas être confondue avec les chats.

Mme X..., se plaint d'avoir la roulette principalement sur deux ou trois notes de son médium. Je l'écoute et je reconnais plutôt le grelottement que produisent les chats. L'examen montre des mucosités à moitié séchées sur le bord et la face supérieure des deux cordes. Le trouble paraissait surtout à la partie moyenne, renforcée, du son filé. Après quelques essais de chant, trouble et mucosités ont disparu. La voix se fait entendre pure et forte.

Le traitement consiste dans un repos complet de la voix pendant deux ou trois mois, dans les pulvérisations, chacune de dix minutes, matin et soir, au benzoate de soude par exemple, dans les révulsions sur le devant du cou, dans l'électrisation extérieure vers la fin, tandis qu'une médication appropriée agit sur l'état général du sujet. L'intervention intralaryngée ne sera employée qu'avec beaucoup de discernement et de réserve, seulement en présence d'une indication catégorique.

Comme autres troubles, je mentionnerai encore la *bobèche*. Les artistes disent : « un tel a la bobèche » lorsque sa voix fait entendre en même temps que la note un bruit qui rappelle celui de la bobèche vibrant autour des bougies du piano. Elle est le résultat d'une résonance nasale excessive, d'une surabondance d'harmoniques nasales. Elle est surtout particulière aux voix bien ouvertes.

Je viens d'observer la bobèche ou *frisottement* chez une basse chantante atteinte de laryngite catarrhale subaiguë.

Il y a encore le « *fil dans la voix* ». C'est une sorte de grincement de la voix analogue à celui des vieux pianos fêlés. Il se révèle surtout dans les notes aiguës.

IX. — TROUBLES NERVEUX DIVERS

Je consigne d'abord ici un trouble très spécial que je n'ai rencontré jusqu'ici qu'une fois et qui me paraît d'ordre nerveux. Voici en quoi il consiste. L'artiste — c'était une femme — avait une voix très régulière, mais lorsque, montant la gamme, elle arrivait au *ré* de son médium (*ré*⁴, faux passage), tous les muscles de son cou se convulsaient et la note se dérobait vers le bas, baissait involontairement. Dans les notes au-dessus tout était normal et le phénomène ne se reproduisait pas quand la gamme redescendait. Aucune affection dans le larynx ou ailleurs : c'était une variété de tic vocal. En rencontrant ultérieurement des cas analogues, sinon semblables, j'espère pouvoir classer ces troubles mieux que je ne fais ici.

Chez d'autres il s'agit de troubles par suggestion.

Voici ce que j'ai rencontré de plus bizarre en fait de trouble vocal. La première fois qu'il me fut donné d'observer le cas, je n'y prêtai pas l'attention voulue parce que je doutais de sa réalité. Ayant vu le fait deux autres fois, je ne pus m'abstenir de les rapprocher entre eux.

Deux dames, la mère et sa fille, viennent me consulter pour des troubles vocaux de celle-ci. C'étaient ceux qui se trouvent exposés dans les pages précédentes. Comme j'étudiais le cas, la mère me dit : « son enrouement est tellement pénible à entendre quand elle chante, que j'en suis moi-même toute fatiguée, j'éprouve comme elle une sensation pénible dans la gorge et finalement *je m'enroue comme elle.* » Je ne vis dans ces mots qu'une exagération de l'intérêt d'une mère pour son enfant et ne cherchai pas à approfondir.

A quelques mois de là, une femme très intelligente venait à ma consultation, accompagnée de son médecin, pour avoir mon opinion sur divers troubles qu'expliquait bien du reste une laryngite chronique simple. L'exercice de la parole ou du chant exagérait beaucoup la raucité de sa voix. Elle ajouta : « Si mentalement je suis le chant de ma fille, je m'enroue. » Je me souvins alors du cas précédent. Néanmoins j'objectai à cette dame qu'elle devait fredonner tout bas, sans s'en apercevoir, en écoutant sa fille et que sa fatigue laryngée s'expliquait ainsi de reste. Voici quelle fut la réponse : « Non, je suis bien certaine de ne pas fredonner. Si je vais à l'Opéra, j'en sors fatiguée, *enrouée* d'avoir entendu chanter les artistes. » Ma cliente, d'ailleurs, pouvait bien être classée dans la catégorie des nerveuses.

Une troisième fois, même observation, bien plus persuasive encore. Une dame d'un certain âge que j'avais soignée uniquement pour une affection aiguë des oreilles vient, une dernière fois, à ma consultation pour me faire juger l'état de son ouïe. Cette dame n'avait aucun attribut du tempérament nerveux, ce qui est très important en l'espèce. « Par la même occasion, docteur, me dit-elle, je voudrais vous parler d'un trouble singulier que j'ai au larynx. Non seulement il se fatigue assez vite quand je parle un peu longuement, mais entendre parler les autres me fatigue la voix ; c'est ce qui arrive quand je suis avec mes enfants. » Je hasardai l'explication que, sans s'en apercevoir, elle fatiguait sa voix à réprimander sa petite famille. Dénégation formelle, suivie de cette phrase topique : « Je m'abstiens de me fatiguer avec mes enfants, mais ils ont bien remarqué eux-mêmes que leurs excès de voix fatiguent la mienne, puisqu'ils se disent : Ne crions pas si fort, nous allons enrouer maman ! » Je le répète, il ne s'agissait pas d'une nerveuse, préoccupée outre mesure de sa voix puisqu'elle ne m'en parlait qu'incidemment. Par deux fois cette dame m'a bien dit que les choses se passaient comme je viens de les exposer.

J'ai soigné un pianiste de grand talent qui, pendant plusieurs années, avait des enrouements spontanés quand il exécutait un morceau important. Cet artiste n'avait aucun antécédent nerveux, héréditaire ou personnel. Sa nature était des mieux équilibrées et il affirmait n'avoir pas l'habitude de fredonner en touchant du piano. Ces enrouements étaient transitoires, ne duraient guère plus de cinq minutes. Ils se montraient particulièrement après l'exécution d'une œuvre de Beethoven ou de Chopin, quand l'exécutant y mettait beaucoup d'activité cérébrale, « quand il était bien empoigné » et « jouait avec ses nerfs », lorsqu'en somme il avait particulièrement bien joué.

N'est-ce pas un nouvel exemple d'inhibition laryngée ?

Le larynx était indemne. Ce trouble spécial a notablement diminué depuis l'amélioration d'un catarrhe naso-pharyngien, dont souffrait cet artiste.

Où classer ce trouble suggestif?

J'en causais un jour avec un neurologiste des plus distingués, professeur agrégé à la Faculté de Paris. Il n'eut pas de sourire sceptique pour ma communication. Il appela même mon attention sur la fatigue que l'on éprouve parfois soi-même après avoir *pensé* à des notes suraiguës et sur celle que procure l'audition d'une voix fatiguée. Dans cet ordre de faits, j'ai vu des sujets qui ne pouvaient pas voir badigeonner la gorge d'un autre sans être pris d'envies de vomir ou qui se mettaient à tousser rien qu'à penser à un accès de toux.

Jusqu'à preuve du contraire, je crois que ces faits rentrent dans le chapitre de la suggestion. Ils sont un exemple de l'influence exercée par l'oreille sur le larynx, par l'ouïe sur la voix, influence que j'ai signalée déjà dans ce livre.

L'amusie (1) est un trouble nerveux qui trouve naturellement ici sa place. Avec la plupart des neurologistes et psychologues, Charcot en tête, on peut décomposer la note musicale en divers éléments. En effet elle peut être entendue, lue, chantée, écrite. Il y a même des représentations mentales correspondant au jeu des divers instruments ; ce qui revient à dire qu'il y a pour la musique des images *auditives, visuelles, motrices, graphiques, instrumentales.* Chaque espèce d'image peut disparaître par perturbation nerveuse et on constatera alors autant de formes simples d'amusie. Ou, si ces diverses images sont supprimées toutes ensemble, il y a *amusie totale* ou *complexe.*

C'est ainsi qu'on a pu observer :

1° *L'amusie auditive* (2) ou perte de la faculté d'apprécier les sons musicaux ;

2° *L'alexie musicale* ou perte de la faculté de lire la musique ;

3° *L'amusie motrice* ou impossibilité de chanter ;

4° *L'agraphie musicale* ou impossibilité d'écrire les notes de musique ;

5° *L'amimie musicale* ou l'impossibilité de jouer d'un instrument.

Des troubles correspondants s'observent dans la faculté du langage. Ils sont catalogués sous le titre : *aphasie.*

---

(1) Dr Paul Blocq. *Revue de clinique et de thérap.*, 10 mars 1893.
(2) Voir Bronislawski. L'amusie. *Thèse* de la Faculté de Bordeaux, 1900.

ARTISTES ET DIRECTEURS

En ce qui concerne la médecine légale, le *Droit du larynx*, bien des cas particuliers pourraient être examinés. N'a-t-on pas vu des artistes plaider et obtenir gain de cause contre des directeurs qui entendaient mettre leurs moyens vocaux à trop rude épreuve ? Le cas s'est présenté pour toute une troupe lyrique qui refusa d'interpréter une œuvre de Wagner qu'elle jugeait trop périlleuse, trop tendue. J'ai entendu parler d'élèves intentant une action à leur maître sous l'inculpation de leur avoir cassé la voix. Le rôle de l'expert n'est pas alors fort aisé, fût-il laryngologiste et phonologiste consommé.

Il y a des règlements qui fixent les droits et devoirs réciproques entre artistes et directeurs. Ce sont les contrats d'engagements. Je ne parle ici que des principaux théâtres de Paris où les difficultés sont en réalité très rares.

Parfois, l'artiste prévient la veille, ou le jour même de la représentation, avant midi, qu'il sera dans l'impossibilité de jouer le soir. Il joint à sa lettre un certificat d'un médecin, laryngologiste autant que possible. L'Administration pourvoit au remplacement de l'artiste ou change le programme du jour, en acceptant le certificat produit ; mais elle a toujours le droit de faire visiter le malade, si bon lui semble.

L'article 5 du règlement particulier, pour l'Académie nationale de musique de Paris, stipule :

« Aucune indisposition ou maladie ne dispensera du service qu'autant qu'elle aura été justifiée par un certificat d'un des médecins de l'Administration. Ce certificat devra exprimer l'impossibilité absolue de faire le service, à défaut de quoi l'artiste sera considéré comme refusant de jouer et, dès lors, soumis à l'application de l'article 16 (paiement du dédit).

« L'Administration pourra exiger que ce certificat soit renouvelé tous les cinq jours. »

L'Administration peut se trouver en présence d'un artiste qui, à huit heures, dans sa loge, la fait prévenir qu'il ne croit pas pouvoir chanter. Le médecin de service est appelé. S'il est quelque peu musicien il peut faire chanter l'artiste au piano, lui demander une gamme ou quelques passages du rôle et juger ainsi des conditions actuelles de la voix (étendue, intensité, timbre).

Le médecin peut encore avoir à dire quels risques court l'organe si, malgré son état maladif, il fait son service. Dans cette conjoncture, sa responsabilité est grave, car il peut compromettre une voix en la faisant chanter « sur un rhume ». L'examen laryngoscopique lui vient alors en aide pour se prononcer ; mais, en cas douteux, il fera sagement d'accorder à l'artiste le chômage qu'il demande, par cette double considération que la voix humaine est fragile et que l'altération de moyens vocaux représente souvent un dommage considérable. Ainsi, du reste, en est-il dans la pratique, où médecins et directeurs s'en remettent beaucoup à la conscience de l'artiste.

Quelquefois, le spécialiste se contentera de demander un délai. En faisant retarder une première représentation de deux ou trois jours, il donnera à son client le temps nécessaire pour compléter sa guérison.

L'article 7 du règlement déjà cité dit :

« Dans le cas où les facultés vocales d'un artiste viendraient à subir une altération qui ne lui permettrait plus de tenir convenablement l'emploi pour lequel il a été engagé, son engagement pourra être résilié par la direction. L'altération sera constatée par trois experts choisis l'un par la direction, l'autre par l'artiste, le troisième par les deux autres ; ils prononceront à la majorité des voix et sans recours. »

Quelques engagements mentionnent encore ces clauses :

« En cas de maladie, les appointements sont suspendus ; l'artiste s'oblige à renouveler le certificat médical tous les trois jours pendant la durée de sa maladie ».

« Une grossesse donne à la direction le droit de rompre l'engagement de toute dame artiste, même en puissance de mari ».

Je rappelle, pour finir, cette clause de quelques cantatrices, qui se réservent le droit de ne pas chanter pendant les trois ou quatre jours de leur époque menstruelle, leur voix étant alors lourde et sans souplesse.

En somme :

De cet exposé des maladies du chant et de leurs causes principales on peut extraire le *résumé* suivant qui met en regard les unes avec les autres. Il pourra servir à prendre une piste pour le diagnostic, mais il ne faudrait pas s'y tenir à la lettre, car les cas de phonopathies sont plus souvent complexes que simples.

Les altérations physiques, matérielles du larynx, englobées sous le terme de laryngite, qu'elles procèdent d'une maladie véritable ou de fatigue, atteignent généralement le *timbre*.

L'abus de la parole, les entraînements ou éducations trop rapides compromettent plutôt la *solidité*.

Les excès vocaux ou efforts exagérés peuvent diminuer l'*étendue*.

En cas de trouble sur l'*agilité* on peut soupçonner une tuberculose laryngée latente, si surtout les autres symptômes convergent vers cette idée.

Si le *médium* est touché, cherchez d'abord du côté de la poitrine (soufflerie pulmonaire).

Les troubles de *netteté* (chats, graillons, etc.), coïncident ordinairement avec un état catarrhal des premières voies respiratoires.

Les troubles de *résonance* sont presque toujours d'origine nasale.

Quand *l'intensité* faiblit, il faut d'abord en chercher

la cause dans un affaiblissement quelconque de l'état général.

Pour les *troubles nerveux* il va sans dire qu'ils relèvent du tempérament névropathique du sujet.

Ce parallèle m'a servi souvent. C'est pourquoi je le reproduis ici, non sans redire qu'une investigation détaillée pour chaque malade en est le complément nécessaire.

OUVRAGES A CONSULTER

1825 SAVART. — Mémoire sur la voix humaine.

1833 DE BENNATI. — Organes de la voix humaine. Étude physiologique et pathologique. Paris, 1833.

1846 SEGOND. — Hygiène du chanteur (chez Baillière).

1848 SEGOND. — Sur la parole, etc. *Archives de médecine,* 1848-1849.

1855 GARCIA. — Mémoire sur la voix humaine.

1860 CZERMAK. — De l'utilisation de la photographie dans la laryngoscopie et la rhinologie (in Sitzungsberichte der kaiserl. Akad. d. Wissensch., Bd. 44. 7 novembre 1860).

1861 BATAILLE. — Nouvelles recherches sur la phonation.

1861 MANUEL GARCIA. — Observations physiologiques sur la voix humaine. Paris, 1861.

1866 ED. FOURNIÉ. — Physiologie de la voix et de la parole.

1869 ROSSBACH. — Physiologie und Pathologie der menschlichen Stimme. Wurzburg, 1869.

1873 SCHMIDT. — Die Laryngoscopie an Thieren, Tubingen.

1874 Dr MOURA. — Laryngopathies (classification, statistique). Paris, 1874.

1876 KRISHABER. — Du nasillement. *Annales des maladies de l'oreille et du larynx,* p. 199.

1880 BAYER (de Bruxelles). — Influence de l'appareil sexuel de la femme sur l'organe vocal. VIIᵉ *Congrès international* Londres, 1880.

1883 Pr BERGONIÉ (de Bordeaux). — Phénomènes physiques de la phonation. Thèse d'agrégation. Paris.

1884 KUSSMAUL. — Les troubles de la parole. Paris.

1885 RICARDO BOTEY. — Higiene desarrollo y conservacion de la voz (Barcelone, 1885).

1885 Gouguenheim et Lermoyez. — Physiologie de la voix et du chant.

1886 Lermoyez. — Étude expérimentale sur la phonation.

1886 Anatole Piltan. — Études sur la physiologie de la respiration chez les chanteurs. Comptes rendus de l'Académie des sciences, p. 949.

1886 J. Faure. — La voix et le chant, Paris.

1886 Krause. — Troubles fonctionnels laryngés dans les affections du système nerveux central. (*Intern. centralblatt f. laryng.* 1886. p. 56).

1887 Morell-Mackenzie. — *Hygiene of the vocal organs-London*, (traduction française par MM. Brachet et Coupard, 1888.)

1887 Haudmann. — Die menschliche Stimme und Sprache in physiologisch-psychologischer Beziehung (Munster).

1887 Trifiletti, *Arch. italiani di laryng.* Juillet 1887, p. 129.

1888 Moura. — Rôle phonétique de la trachée (Académie de médecine, 20 novembre 1888).

1888 Dr Solis Cohen. — Paralysie du chant (*Medical News.* 6 octobre 1888).

1889 G. Nuvoli. — Physiologie, hygiène et pathologie des organes vocaux (Milan, L. Vallardi, éditeur).

1889 Dr Nuvoli (de Rome). — Influence de la physiologie sur l'enseignement du chant. *Congrès international de laryngologie.* Paris, 1889.

1889 Dr Moura. — *Voix et registres.*

1890 Laget. — Le chevrotement, Journal *La Voix*, 1890., p. 273.

1891 French. — De la glotte dans le chant. Journal *La Voix*, p. 193.

1891 Demeny. — Analyse des mouvements de la parole par la chrono-photographie. *Bulletin médical.* 19 août 1891.

1891 E. Nicaise. — Dilatation de la trachée chez les chanteurs. *Revue de chirurgie*, août 1891.
Journal *La Voix*, 1891.

1892 Victor Maurel. Le chant rénové par la science. Paris (librairie nouvelle).

1892 Bach. — *New-York medical Journal*, 22 octobre 1892.

1892 Goureau. — Maladies de la voix indépendantes de toute affection du larynx. Journal *La Voix*, p. 60.

1893 Lennox Browne et Émile Behnke. — La voix, le chant
    et la parole. Traduction par le D' Garnault.

1893 Joal. — De la respiration dans le chant.

1893 Jules Lefort. — L'émission de la voix chantée.

1893 Holbrook Curtis. — Effets des mauvaises méthodes de chant
    sur les voix. *Congrès Pan-Américain.* Septembre 1893.

1893 Ernest Legouvé (de l'Académie française). — L'art de se
    servir de sa voix. Journal *La Voix.* 1893, p. 193.

1894 D' Drzywicki (de Kœnigsberg). — De la représentation gra-
    phique du mouvement du larynx dans le langage et le
    chant. *La Voix,* 1893, p. 70.

1894 Victor Maurel. — Un problème d'art. (Chez Tresse et
    Stock, éditeurs).

1894 D. Albespy. — Troubles génitaux et affections des voies
    aériennes supérieures chez la femme. *Annales des mala-
    dies de l'oreille et du larynx.* 1894, p. 128.

1894 Riant. — Hygiène des orateurs, chez J.-B. Baillière, 1894.

1894 Castex. — Hygiène de la voix parlée et chantée, 1894.
    (Masson. Gauthier–Villars et fils.)

1894 Paul Raugé. — Sur le rôle normal et pathologique des
    fosses nasales dans la phonation. *Annales des maladies
    de l'oreille et du larynx.* 1894, p. 237.

1894 Cabanès. — *France médicale.* 3o mars 1894.

1894 D' Joal (du Mont Dore). Des odeurs et de leur influence
    sur la voix. *Revue de laryngologie,* 5 février 1894.

1894 Castex. — Neurasthénie du larynx. Société française de
    laryngologie, 3o août 1894.

1894 Brissaud. — Clinique des maladies nerveuses (*Semaine
    médicale.* 1er août 1894).

1895 Fasano. — Troubles laryngiens en rapport avec l'appareil
    sexuel. Société italienne de Laryngologie. Florence,
    24 septembre 1895.

1895 Castex. — La Raucité vocale. *Bulletins et Mémoires de la
    Société française de Laryngologie,* t. XI 1895, et t. XII
    1896.

1895 J. Nissim. — Des troubles de la parole dans les névroses.
    Revue générale. Gazette des Hôpitaux, 13 avril 1895.

1896 Beausoleil. — *Gaz. heb. des Sciences médicales de Bor-
    deaux.*

    Castex.   20

1896 Chervin. — Bégaiement et autres vices de prononciation.

1896 Castex. — Maladies de la voix. Comptes rendus du XIIe *Congrès international de médecine.* Moscou, 1897.

1897 Pr Krause (de Berlin). — Die Erkrankungen der Singstimme ; ihre Ursachen und Behandlung. Communication au *Congrès de Moscou,* 1897.

1898 J. Marey. — L'inscription générale des phénomènes phonétiques. *Revue générale des sciences,* IXe année, n° 11.

1898 Marage. — Étude des voyelles par la photographie. Masson, éditeur.

1898 Bottermund. — Traitement médical des troubles de la voix chantée. *Arch. für Laryngologie,* 1898. Vol. VII, nos 2 et 3, p. 336.

1898 Dr Joal. — Du classement des voix. *La Voix,* 1898, p. 172.

1898 J. Belen. — Classification de la voix. *La Voix,* 1898, p. 337.

1899 G. Avellis. — Fatigue et Hygiène de la voix. (de Francfort). VIIe *Réunion des Laryngologistes allemands.* Heidelberg, 3 avril 1899.

1899 Ricardo Botey. — Maladies de la voix chez les chanteurs. 1899.

1899 Paul Olivier. — Étiologie et traitement de certains troubles vocaux. 1899.

1899 L'abbé Rousselot. — Historique des applications pratiques de la phonétique expérimentale. Paris, 1899.

1899 Dr Maurice Boulay. — De l'enrouement chronique chez les enfants. *La Voix,* p. 74.

1899 J. Garel. — La photographie stéréoscopique du larynx. *Société française de Laryngologie,* mai 1899.

1900 Les nodules vocaux. Rapports par le Pr O. Chiari (de Vienne), le Pr Krause (de Berlin), le Dr Capart (de Bruxelles), XIIIe *Congrès international de médecine.* Paris, 2-9 août 1900.

1900 Ch. Labus (de Milan). — Hygiène vocale. (Aphorismes élémentaires). Journal *La Voix.* Décembre 1900.

1901 Dr Mignon (de Nice). — Examen anatomo-topographique et psychologique du larynx par la radioscopie. *Archives internationales de Laryngologie.* Janvier-février 1901.

1901 Eug. Crosti, professeur au Conservatoire. L'art du chant. *Le Monde artiste.*

1901 Dr Hugo Zwillinger, — Les troubles de la voix chantée. XXXe *Congrès des médecins et naturalistes hongrois.* Journal *La Voix*, Juin 1901, p. 17

TABLE DES MATIÈRES

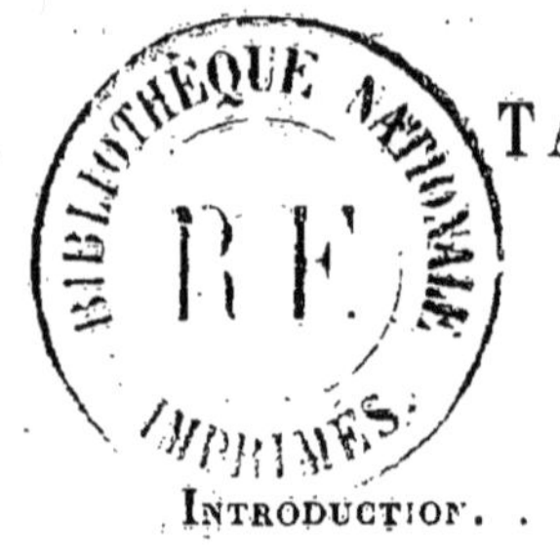

QUATRIÈME PARTIE

Causes des maladies de la voix.

CINQUIÈME PARTIE

Maladies de la voix parlante.

SIXIÈME PARTIE

Maladies de la voix chantante.

CHARTRES. — IMPRIMERIE DURAND, RUE FULBERT.